나는 여자고,
이건 내 몸입니다

나는 여자고,
이건 내 몸입니다

여성의 몸과 건강에 관한
사소하지만 절실한 질문과 답변

마르탱 뱅클레르 · 장한라 옮김

교양인
GYOYANGIN

　프랑스의 만화가 엠마(Emma)는 2017년 자신의 블로그에 올린 만
화 〈물어보지 그랬어(Fallait demander)〉에서 '정신적 부담'이라는 개
념을 소개합니다. 영어로는 감정적 부담(emotional burden) 또는 정
신적 짐(mental load)이라 표현되는 이 용어는 일상의 문제를 책임지
고 계획하고 예측하고 해결하는 일을 짊어지는 여성의 정신적 부담을
가리킵니다. 특히 남성과 부부 관계를 맺고 함께 살면서 아이가 있는
여성들 말입니다. 이들은 집안일과 학교 일, 가정 경영을 도맡으면서
자신의 사회 활동까지 묘기 부리듯이 수행합니다.

　정신적 부담 개념과 더불어 '생리적 부담'이라는 개념도 추가로 고
려해야 한다고 생각합니다. 남성에 비해 여성의 몸으로 살아가는 일
자체가 주는 부담이 있다는 뜻입니다. 남성의 생리적인 생애, 즉 남성
의 자연스럽고 '타고난' 발달 과정에서 주요한 사건은 딱 하나뿐입니
다. 바로 사춘기죠. 물론 아무런 곡절이 없진 않으며(제가 그 증인이라

할 수 있죠) 사춘기의 여파가 있을 수도 있지만 대개는 심각한 결과를 낳지 않습니다. 더구나 사춘기는 일생에 딱 한 번 찾아오는 게 고작입니다. 질병에 걸리는 경우를 제외하면 사춘기 이후 남성은 별다른 격동을 겪지 않고 나이를 먹어 갑니다.

반면에 여성은 생리적으로 훨씬 더 혼란스러운 삶을 살아갑니다. 사춘기에 접어들면서 여성은 여러 우여곡절을 겪습니다. 월경, 임신, 출산, 수유, 유산, 불규칙한 월경 주기, 완경(폐경). 이 모든 일들이 약 13세부터 54세까지 40년 동안 끊임없이 벌어집니다. 이런 생리적인 사건뿐만 아니라 사고를 당하거나 운이 나빠서 또는 사회경제적으로, 정서적으로, 지리적으로 우호적이지 않은 환경 때문에 벌어지는 일들도 있습니다. 원치 않는 임신, 자발적 임신 중단이나 불법 임신 중절 수술, 강간, 가정 폭력, 성적 착취, 여기에 더해 심리적으로나 신체적으로 크나큰 피해를 끼치는 일상적인 성차별적 학대는 말할 것도 없습니다.

제가 말하는 '생리적 부담'이란 이 모든 사건들과 이로 인해 여성이 느끼는 취약함과 자유를 속박하는 무게를 가리킵니다. 월경에는 고통이 따르고 피임 도구와 피임약에 정기적으로 들어가는 비용은 상당합니다. 강제적인 성관계나 원치 않는 임신에 대한 두려움과 불법 임신 중절 수술로 인한 사망의 위험도 여성이 짊어져야 합니다. 불임 원인을 파악하고 치료하는 일은 사실상 여성 혼자서 도맡는 경우가 많고 완경 증상은 상당히 고통스럽습니다. 여기에 유방암이나 난소암 같은 특정 질병의 위험(고환암보다 훨씬 더 위험합니다)까지 고려한다면 여성이 짊어져야 할 생리적 부담은 너무나 분명합니다. 남자들은 절대로 모르는 것들이죠.

세계보건기구는 "건강이란 단순히 질병이나 장애가 없는 것이 아니라 신체적으로, 정신적으로, 사회적으로 양호한 상태"라고 선언합니다. 여성들은 이렇게 '양호'한 상태가 되어 건강을 유지하기가 남성보다 훨씬 어렵습니다.

그러니 여성이 짊어진 생리적 부담의 무게를 더는 일은 모든 의사들의 근본적인 사명입니다.

이 책은 바로 그런 사명을 다룹니다.

제가 대체 뭐라고 여러분 앞에서 여성의 건강을 이야기하는 걸까요?

저는 남자입니다. 제가 무슨 권리로 여성의 몸에 관한 책을 쓰는 걸까요? 누가 이런 권한을 제게 줬을까요? 제가 단 한 번도 겪어보지 않을 상황에 관해서—월경, 임신, 출산, 피임 기구 시술, 완경—무슨 할 말이 있을까요? 답은 꽤나 단순합니다. 저는 가장 중요한 당사자들의 이야기를 들었고, 이들의 경험을 지켜보았습니다. 여성의 몸에 관해 제가 알고 있는 모든 것은 여성들이 가르쳐준 것입니다.

그래서 이 책에서 저는 남성으로서 저 자신을 드러내지도 않고(제 경험은 결코 여성의 경험이 될 수 없으니까요) 의사로서 저를 드러내지도 않으려 합니다(제가 받은 의학 교육은 여성들이 어떤 삶을 살아가는지를 이해하는 데 전혀 도움을 주지 않았습니다). 저는 애정과 관심, 사회 참여 경험, 그리고 의사라는 직업 덕분에 수많은 여성들의 말을 들을 기회가 있었으며 여성들을 돕고 지지했던 돌봄 제공자이자 독학생으로서 이야기하는 것입니다. 다른 전문가들의 글을 읽고 그들을 만나며 많은 것을 배웠습니다. 이 책에서 공유하는 내용이 어떤 책이나 논문, 또는 온라인 게시물에서 나온 것인지는 책에 밝혀 두었습니다.

제가 밟아 온 과정을 소개하겠습니다. 고등학교를 마치고 1972년부터 1973년까지 1년간 미국에서 교환 학생 생활을 한 다음, 1973년부터 1982년까지 프랑스 중서부 도시 투르에서 의학을 공부했습니다. 이렇게 9년을 보내는 동안 방학이면 간호보조사로 일했고, 대학병원 조수로 일했으며, 간호사 업무를 대리하며 18개월의 인턴 과정을 거치고, 또 수많은 일반의 업무를 대리하면서 교육을 마쳤습니다. 1983년부터 1993년까지 프랑스 북서부 도시 주에라베에 진료실을 마련해 의사로 근무했고, 2008년까지 르망병원의 자발적임신중단 및 가족계획센터에서 프리랜서 의사로 일했습니다. 교육받고 수련 과정을 거치며, 저에게 진찰을 받은 여성들에게 피임, 자발적 임신 중단과 유산, 임신 기간 중 추적 진료와 출산, 환경에 대한 처치 등 기본적인 의료 조치를 제공했습니다. 더불어 개인에게 맞춘 구체적인 방법으로 진료를 보기도 했죠. 폭력 피해 여성, 인터섹스와 트랜스젠더, 암으로 고통받는 환자, 인공 수정과 체외 수정 등 의학의 도움을 받아 출산하고자 하는 환자들을 지원하고 삶의 끄트머리에 다다른 사람들을 돕고 농촌 지역에서 가택 치료를 했습니다.

1980년대에는 의학 저널 〈프레스크리르(Prescrire)〉에서 과학 전문

기자로 일했으며, 뒤이어 10년 동안은 잡지 〈건강이 선택하는 것(Que choisir Santé)〉의 자문과 편집을 맡았고, 플라마리옹 출판사와 세계보건기구와 그 외 다양한 의학 저널에서 의료 분야 책과 논문을 번역했습니다. 2002~2003년에는 공영 라디오 방송 '프랑스 앵테르(France Inter)'의 비평가로 활동했습니다. 이후 웹진에 글을 올리면서 온라인 활동을 시작했습니다. 주로 피임 방법과 여성에게 가해지는 의료 폭력을 다룬 수백 편의 글을 올렸는데 지금도 이 사이트에는 하루 평균 8천 명이 방문합니다.

이 모든 경험과 만남과 나눔은 제 소설과 돌봄을 소재로 쓴 에세이에 자양분이 되었습니다.

자, 제가 서 있는 자리는 이렇습니다. 다시 말해 이런 경험은 제게 아무런 '권위'도 주지 않습니다. 이어지는 지면에서 저는 '전문의'나 '전문가'로서 말하는 것이 아니라 타인을 돌보는 한 사람으로서 말할 겁니다. 제 진료실에 들어와 걱정이나 증상을 털어놓는 사람들에게 하듯이 또는 매일같이, 아니, 거의 20년 가까이 피임, 임신, 자궁내막증, 또 온갖 주제에 관한 질문을 담은 메일을 제게 보내는 사람들에게 하듯이 이 책을 집어든 분들께도 똑같이 말을 건넬 것입니다.

왜 이 책을 썼을까요?

미국에서 지내는 동안 일반 대중에게 의학 지식을 소개하는 책들이 넘쳐난다는 사실을 알게 되었습니다. 영어권 국가에서는 의사가 자신이 알고 있는 지식을 실용서—프랑스 사람들이 '통속적'이라고 여기는 책이지요—를 써서 나누는 것이 부끄러운 일이 아닙니다. 그 중에는 《늘 궁금했지만 차마 물을 수 없었던 섹스의 모든 것》(1970)이라는 책이 있었습니다. 저자인 성의학자 데이비드 루번(David Reuben)은 이 책에서 기초적이고 일반적이고 단순한 질문에도 '어리석다'거나 '순진하다'고 단정 짓지 않고 합당하다고 여기며 답변을 해줍니다. 섹스에 관심이 많은 독자였던 저는(17살이었고 이 분야에 경험이 전혀 없었거든요) 이 책에 고마운 마음이 들었습니다. 의지와 무관하게 일어나는 발기, 몽정, 자위, 욕망에 관해 안심을 시켜주었거든요. 왜 제 몸에서 이런 일들이 돌발적으로 벌어지는지 이해할 수 없었고 그저 두렵거나 부끄러웠고, 또는 이 두 감정을 동시에 느꼈습니다. 저는 이렇게 성에 관해 설명하고 명확하게 알려줘서 문제를 필요 이상으로 심각하게 여기지 않도록 해주는 책을 쓰는 것은 사려 깊은 행동이자 공중 보건을 위한 일이라는 결론에 이르렀습니다.

데이비드 루번의 책에 나오는 몇몇 표현은 그가 활동했던 시대가 지닌 한계를 품고 있긴 합니다. 그의 책에는 오늘날에는 받아들일 수 없는 의견이 담겨 있기도 하죠. 예를 들면 동성애는 '치료할 수 있는 것'이라 단언하는 것처럼 게이와 레즈비언에 관한 루번의 견해는 당시 청소년이었던 제가 보기에도 상당히 문제가 있었습니다.

그렇지만 그 책을 읽으며 중요한 교훈을 얻었습니다. 인간의 몸과 관련된 것이라면 어리석거나 몰상식하거나 금기시해야 하는 질문은 없다는 점입니다. 몸의 기능과 감각에 관한 궁금증이 피어난다면 이를 잘 아는 사람에게 답을 구하는 것이 합당합니다. 저는 의사가 되겠다는 뜻을 품었습니다. 폭넓은 지식을 접하게 되리라 생각했거든요. 그 지식을 혼자 독차지하는 것이 아니라 타인과 공유해야 하고, 또 필요하다면 비판해야 한다고 확신했습니다. 마치 루번 박사의 몇몇 주장을 제가 직감적으로 비판했던 것처럼요.

의사 교육을 받는 동안 페미니즘 운동이 저를 붙잡았습니다. 함께 공부하던 동료들의 주장과 병원에서 오며 가며 만난 여성들의 기대를 접했습니다. 그리고 의대생 신분으로 보냈던 연수 기간 초창기에 제가 전혀 몰랐던 현실에 눈을 떴습니다.

1970년대 중반, 한 30대 여성을 진료하고 검사하는 일을 맡았을 때였습니다. 당시 저는 22살이었고 제게 몸을 만지는 것을 허락하지 않는 사람에게는 결코 손대지 않았습니다.(부끄러웠기 때문입니다. 상대방의 허락을 받아야 한다는 원칙을 세우기 한참 전의 일이었죠.) 그 여성은 검사를 받고 싶지 않은 기색이 역력했고, 저는 이를 한눈에 알아볼 수 있었습니다. 그래서 그 여성 곁에 가까이 다가가 앉는 정도에 그쳤죠. 그 여성은 자신이 고립되어 있고, 이해받지 못한다고 느꼈습니다. 저는 이야기를 들어줄 준비가 되어 있었고 여성은 자기 이야기를 풀어놓았습니다.

그 여성은 임신을 하려 했지만 성공하지 못했습니다. 의사는 생식기 결핵이 원인이라고 진단을 내렸습니다. 나팔관(난관)과 난소에 결핵이 생겼다는 뜻이었습니다. 당시 결핵은 발생 빈도가 낮아졌는데도 여전히 수치스러운 질병으로 취급되었습니다. 의사는 치료를 하면서 단정 짓듯이 이렇게 쏘아붙였습니다. "아무튼 지금으로서는 불임입니다." 그 여성은 불임 선고를 받고 무척 괴로워했습니다.

두 달 동안 치료받은 뒤 여성은 다시 임신을 했습니다. 하지만 곧 의사에게 결핵 치료가 기형의 원인을 제공할 수도 있다는 설명을 들었습니다. 태아가 기형으로 태어날 수도 있다는 얘기를 들은 거죠. "낙태를 하셔야 합니다." 가슴이 무너졌지만 여성은 임신 중단을 감내했습니다. '감내했다'고 쓴 이유는 그 여성이 임신 중단에 양가감정을 품고 있었고 완전히 자유롭게 내린 결정도 아니었기 때문입니다. 여성은 자신에게 선택권이 전혀 없다고 느꼈습니다.

이렇게 점점 쌓여만 가는 재앙에 잠식당한 여성은 심각한 우울 상태에 빠져 입원하기에 이르렀습니다. 그 시점에 저를 만났던 것이지요. 그 여성은 생식기 결핵이 어떤 것인지 설명해 달라며 의사들에게 몇 번이고 거듭 부탁했지만 거절당했다고 제게 토로했습니다. 폐에나 걸리는 질환이 어떻게 나팔관이며 난소를 건드릴 수 있는지 말이지요. 저는 제가 할 수 있는 선에서 최선을 다해 답했습니다. 그 여성은 자유롭게 돌아다닐 수 있었으므로 저는 더 자세한 내용을 담고 있는 책들을 찾아볼 수 있도록 대학 도서관에 데려갔습니다. 그리고 책장을 함께 넘겨 보며 결핵균은 감기나 독감처럼 공기를 통해 전파되지만 일단 폐 안으로 들어와 자리를 잡고 나면 폐포의 벽을 뚫고 혈관

속으로 침투해서 신장, 엉덩이, 무릎, 척추, 나팔관, 난소처럼 혈관이 많이 분포해 있는 기관에 들러붙는다는 걸 알게 됐습니다.

그 여성은 2~3주쯤 지나 퇴원했습니다. 의사들은 여성의 우울증이 결핵 치료의 '후유증'일 뿐 나쁜 일이 쌓여서 발생한 것은 아니라고 '진단했습니다'. 그래서 이번에는 경구 피임약을 처방하는 것으로 치료 방향을 틀었습니다. 왜냐면 딱 봐도 알 수 있다시피 그 여성은 불임이 아니었으니까요.

몇 주가 흐르고 그 여성이 병원에 전화를 걸어 저와 얘기를 하고 싶다고 했습니다. 당혹스러워하면서 또 임신을 했다고 저에게 알렸습니다. "피임약도 먹었어요, 약을 건너뛴 적도 없고요!" 여성이 절망하며 말했습니다. 또 다른 약을 복용하고 있는지 물었습니다. "결핵 치료제만 먹고 있어요. 리팜피신이요."

몇 달 전 약리학 수업에서 경구 피임약과 일부 약물, 특히 리팜피신을 같이 복용하면 의도치 않은 상호작용을 일으킬 수도 있다며 교수가 주의를 준 적이 있었습니다. 저는 그저 학생이었지만 이를 꼼꼼히 적어 두고 기억하고 있었습니다. 그런데 현장에서 일하는 의사들이 어떻게 이런 실수를 저지르고 이 여성에게 또다시 고통을 안길 수 있었던 걸까요? 어쩌면 그렇게 무신경할 수 있을까요?

르망병원 가족계획센터에서 일한 25년 동안 저는 이 질문을 끈질기게 되뇌었습니다. 그곳에서 저는 간질 치료를 받는 여성들이 임신을 하고 임신 중절을 사실상 강요받는 일이 되풀이되는 것을 수도 없이 보았습니다. 특정 간질 치료제도 호르몬 피임약을 무력화하며 태아에게 나쁜 영향을 끼치기 때문이지요.

이후 40년이 흘렀습니다. 이제 저는 당시 의사들이 단순히 무신경했다고 생각하지는 않습니다. 정말로 많은 의사들이 같은 잘못을 저질렀기 때문입니다. 그 원인은 의사들이 교육을 받은 방식에 있기도 합니다.(그리고 이는 오늘날에도 여전히 문제입니다. 학생들이 제게 보내온 메시지나 SNS에 올리는 글들을 보면 말이지요.) 프랑스의 수많은 의사들, 즉 환자를 돌보라는 요청에 따라 진료실에 들어서는 이들은 결코 진료실 밖을 생각하지 않습니다. 환자의 과거도, 미래도 생각하지 않습니다. 과거나 미래를 떠올린다 해도 그건 의사가 환상처럼 품고 있거나 환자에게 강요하려는 모습일 뿐, 환자 당사자와는 아무런 상관이 없습니다. 하지만 이렇게 당사자의 뜻을 거슬러 가며 그들을 돌볼수는 없습니다. 그 사람이 어떤 사람이고, 무얼 바라는지 모르는 채로 치료할 수는 없습니다.

누군가를 돌보려면 그 사람이 어떻게 살아가고, 또 무엇을 생각하고, 알고, 느끼고, 두려워하고, 열망하고, 말하는가를 토대로 삼아야 합니다. 더 나아가서 그 사람의 이야기에 귀를 기울이는 데 시간을 들여야 합니다.

2016년 빌뢰르반부모협회에서 저를 학회에 초청한 적이 있습니다. 저는 발표를 준비하며 '여성의 신체적 · 정신적 건강에 관한 잘못된 생각과 어리석은 발언의 목록'을 만들었습니다. 이 목록은 학회를 준비하는 초고 구실을 했습니다. 발표 시간인 두 시간 안에 제가 말하고자 하는 내용을 다 담아내지 못하리라는 걸 금세 깨달았지만요. 그때 대략 윤곽만 잡았던 초고 내용을 책으로 발전시키겠다고 다짐을 했지요.

여성의 건강을 주제로 삼아 여성들이 집필한(그중에는 의사도 몇몇 있었습니다) 최초의 책은 1973년에 출간된《우리 몸 우리 자신(Our Bodies, Ourselves)》이었습니다. 이 책은 '보스턴여성건강서공동체'라는 페미니스트들 덕분에 세상에 나왔습니다. 초판이 나온 뒤로 여러 차례 개정판이 나왔습니다. 저는 초판을 읽었던 독자입니다. 보스턴 공동체와 그들의 저서에 헌정하는 의미로, 또 머잖아 나올 프랑스어 판본을 기다리면서 이 책을 씁니다. 그들의 뜻에 누를 끼치는 일은 없기를 바랄 뿐입니다.

누구를 위해 이 책을 썼을까요?

여성들은 돌봄의 주된 수요자입니다. 여성이 남성보다 더 병약한 것은 아닙니다. 하지만 여성은 남성에 비해 진료를 받으라는 부추김과 권고와 압력을 더 많이 받습니다. 섹슈얼리티와 재생산에 관련된 비합리적인 편견에 따라 여성 신체의 모든 부분이 의료화됩니다. 마치 공공 의료 활동이 여성 건강에 개입하는 유일한 목적이 남성의 성적 만족과 국가의 인구통계학적 안정밖에 없는 양 말이죠. 반대로 여성 당사자가 어떻게 생각하는지 고려하는 사람은 별로 많지 않아 보입니다.

아무리 적게 잡아도 100여 년 동안 프랑스 의학계는(프랑스만 그런 것은 아니지만, 지금은 프랑스에 초점을 두고 있으니까요) 여성의 건강은 월경 주기나 임신, 출산, 완경 같은 재생산 기능에 얽매여 맴도는 것이 '운명'이라 여겼습니다. 원래 모든 여성의 운명이 그런 것인 양 말이지요. '진정한' 여성이라면 28일에 한 번씩 월경을 해야 하고, 22~32세 사이에 두세 명의 아이를 낳아야 하며, 1년에 한 번씩 의사에게 진료를 받아야 한다는 것입니다.

과장된 얘기라고 생각하나요? 맞습니다. 그런데 안타깝게도 이렇게 부풀려진 이야기를 자연의 법칙이라 여기는 이들이 많습니다. 그리고 이를 '타고난' '사명'으로 간주하는 탓에 여성들은 아이들의 건강을 책임져야 하고 또 아이들이 병에 걸리면 큰 죄책감을 느끼게 되었습니다.

성직자, 정치인, 의사들이—오랫동안 남자들이 맡아 온 일이었지요—강요한 이런 시각 때문에 여성들이 받는 돌봄은 여성에게 부과되는 기대를 우선시하여 제공되었습니다. 여성 당사자의 기대, 경험, 감정은 간과되었지요. 의사들은 여성에게만 나타나거나 주로 여성이 걸리는 질병은 등한시하며 내버려 두었습니다. 심지어 이런 질병으로 여성이 괴로워해도 현실을 부정하기까지 했습니다. 오늘날에도 여전히 의학 연구는 사실상 여성을 조직적으로 '망각합니다'. 여성을 대상으로 약물의 효과를 실험하지 않는 것만 보아도 그렇지요. 여성들은 매번 남성을 대상으로 효과를 실험한 고혈압 약, 항생제, 콜레스테롤 저하제를 복용해야 합니다.

더군다나 여성은 돌봄을 결정하고 제공하는 주된 당사자입니다. 여성은 남편, 아이, 부모를 위해 진료실을 찾으며 엘렌 로시노(Hélène Rossinot)가 《보살피는 사람, 그 보이지 않는 존재》에서 얘기한 것처럼 '자연스럽게' '보살피는 사람' 역할을 계속합니다. 이러한 이유로 여성은 의료 광고의 주된 대상입니다. 의료 시장에서 여성의 건강은 가장 수익성이 높은 영역이며 여성은 가장 많이 이용당하는 인구 집단입니다.

이어서 남성들의 오해와 자의적 판단과 부당한 강요로 여성의 건강에서 '정상'과 '비정상'이 만들어지는 경우가 많다는 걸 보여드리려 합니다.

의사가 여성들에게 가하는 폭력에 관해서는 이미 제가 운영하는 온라인 웹진과 《여자들의 합창》, 《흰 가운을 입은 짐승》에서 얘기할 기회가 있었습니다. 이 책은 그러한 폭력이 프랑스 의료 교육의 비합리성이 낳은 필연적인 결과라는 점을 다시 한번 일깨울 것입니다.

저는 이 책에서 가장 일반적으로 받아들여지는 최신 과학 지식을 전달하고자 노력할 겁니다. 하지만 오류나 성급한 판단은 누구나 범할 수 있으니 저는 논평과 비판과 지적을 받아들일 준비가 되어 있습니다.

여기서 아주 완벽한 내용을 보여드리겠다는 포부도 없습니다. 그럴 수가 없거든요. 지식은 끊임없이 진화하며 지금 제가 합리적이고 확실하다고 소개하는 내용도 10년만 지나면 얼마든지 뒤바뀔 수 있습니다. 최근의 예를 들어볼까요. 유방암 검진의 경우를 보죠. 최근 몇 년 전까지만 해도 유방 촬영 검사는 여성들의 조기 사망을 예방하는 가장 좋은 방법이었습니다. 하지만 이제 더는 그렇지 않습니다. 견해가 바뀐 사례는 이것 말고도 많습니다. 제가 의대생이었을 때, 영국 암 전문의들은 유방암 외과 수술을 할 때 보통은 종양을 제거하는 수준에 그쳐야 한다는 것을 알고 있었습니다. 이보다 더한 처치를 하면 환자의 회복이 더뎌질뿐더러 생존율도 떨어지기 때문입니다. 그런데도 같은 시기 프랑스에서는 상당수 외과의들이 '유방 전(全)절제술'을 계속 실시했습니다. 이는 유방 전체와 림프절뿐만 아니라 아래쪽의 가슴 근육까지 제거하여 심각한 훼손을 일으키는 수술이었습니다.

또 다른 사례로는 '기적의 약'이라 불린 디에틸스틸베스트롤이 있습니다. 이 약은 유산을 방지한다며 수많은 여성들에게 처방되었습니다. 하지만 훗날 디에틸스틸베스트롤은 임산부의 체내에서 이 약에 노출되었던 수많은 사람들에게 큰 악영향을 끼친 것으로 밝혀졌습니다. 미국은 1971년부터 이 약을 금지했습니다. 프랑스가 같은 조치를 취하기까지는 6년을 더 기다려야 했습니다.

프랑스에 수준 높은 의료 지식이 자리 잡지 못하도록 가로막은 크나큰 장애물은 의학계가 오랫동안 묵인해 온 근본적인 결함, 즉 거만한 자민족 중심주의였습니다. 아주 오랫동안 프랑스인 의대 교수, 그중에서도 특히 파리의 의대 교수가 말하거나 가르치거나 계승하거나 허가한 것들 외에는 아무런 가치도 지니지 못했습니다. 프랑스 영토 바깥에서 축적된 지식에 귀를 닫은 결과는 참혹했습니다. 지금도 여전히 그렇고요. 여성의 건강은 실제로 세계보건기구의 주요 연구 영역이며 수많은 나라들은 최근 50년 동안 과학 지식을 꾸준히 쌓아 왔습니다. 그렇지만 프랑스 의대에서는 아주 최근까지도 피임법도, 갱년기 처치도, 출산 생리학도—그러니까 일반적인 출산 전개 과정조차—가르치지 않았습니다. 오늘날 과연 모든 의대가 이러한 지식 공백을 메꿨는지도 확신할 수 없습니다. 교육 과정도 분화되어 있어 일반의들은 일반적인 부인과학을 이해하는 데 필수적인 교육을 받지 않고 부인과 전문의만 이 교육을 받습니다. 상당히 비상식적인 처사지요. 상당수의 프랑스 여성들은 평소 전문의가 아니라 일반의에게 진료를 받기 때문입니다.

1990년대 중반, 자발적임신중단 및 가족계획센터에서 일한 지 10여 년이 지난 무렵이었습니다. 수많은 여성들이 궁금해했던 간단한 질문들에 답하며 지내던 중이었습니다. 잡지 두 군데에서 일을 했는데, 하나는 의학 잡지였고 다른 하나는 대중 잡지였습니다. 모든 여성을 대상으로 한 피임법 책을 쓰고 싶다는 마음이 자연스럽게 피어났습니다. 이 주제에 관해서 모든 걸 알고 있다고 순진하게 믿었던 것입니다. 저의 착각이었습니다. 영미권 데이터베이스, 세계보건기구 보고서, 비정부기구 보고서를 찾아보며 좌절감을 느꼈습니다. 제가 호의를 품고 했던 일은 모조리 편견, 결함, 잘못으로 뒤덮여 있었습니다. 제가 배운 모든 지식이 그러했습니다.

1994년 저는 아이를 낳은 적 없는 20살 여성의 요청을 받고 처음으로 피임 기구('IUD' 또는 '자궁 내 장치'라 불러야 하겠지요. 프랑스에서는 '불임 기구'라고도 부르지만 이 말은 적절치 않습니다. 이 장치가 불임을 일으키는 건 아니니까요.)를 시술했습니다. 전혀 위험하지 않은 일이라는 걸 알고 있었지만 이 얘기를 하면 주변 사람들은 매우 놀랐습니다. 영국에서 IUD 시술은 일반적인 피임 방식이었습니다. 하지만 이를 두고 프랑스의 수많은 의사들은 마치 직업인으로서 큰 잘못을 저지른 것처럼 취급했습니다. 제 무분별한 행동 때문에 여성의 임신 가능성이 낮아지거나 어쩌면 건강까지도 해칠 수 있다고 말이죠. 25년이 지난 지금, 당시 시술을 받았던 그 여성은 제게 SNS를 통해 여전히 소식을 보내옵니다. 흠 잡을 데 없이 건강한 아이를 셋 두고 있습니다. 자신이 선택한 시기에 아주 편안한 마음으로 낳은 아이들이지요. 그리고 그들은 아주 잘 지냅니다.

2020년 영국과 북미의 산부인과 의사들은 과학적인 근거를 바탕으로 하여 자궁 내 장치가 젊은 여성들에게 가장 확실하고도 효과적인 피임법이라고 선언했습니다. 하지만 저는 자신을 진료한 부인과 의사가 남녀노소를 불문하고 순전히 독단적인 이유로 IUD 시술을 거부한다는 여성들의 메시지를 끊임없이 받고 있습니다.

수많은 프랑스 의사들의 발언은 선입견, 편견, 금기, 죄책감으로 가득 차 있습니다. 이 책의 목적은 여성들에게 가장 빈번하게 발생하는 상황이 무엇인지 살펴보고, 여성들이 자신의 몸에 관해 던지는 합당한 질문에 충실하게 답하는 것입니다. 여성 당사자를 위한 책이죠. 그와 동시에 여성을 돌보고, 여성의 이야기를 듣고, 여성에게 조언을 건네고, 여성을 지지하는 이들을 위해 쓴 책이기도 합니다. 얼토당토않은 소리를 더는 듣고 싶지도 않고, 참고 싶지도 않은 사람들을 향해 쓴 것이기도 하고요.

그렇지만 이 책에서는 아주 광범위한 주제를 간략하게 소개한 정도의 내용만 접하게 될 겁니다. 여러 정보와 생각할 거리를 얻겠지만 이건 시작에 불과합니다. 지식의 원천이 될 만한 책들은 아주 많으니까요. 자신의 몸에 관해 의견을 가장 많이 낼 수 있는 사람은 언제나 여러분 자신, 이 글을 읽고 계신 여러분입니다. 이 책을 다 읽은 다음에 더 많은 것을 알고 싶은 마음이 들었으면 좋겠습니다.

마지막으로 '시혜적인 태도'로 이 책을 쓴 것이 아니라는 점을 강조하고 싶습니다. 이 책을 쓴 까닭은 모든 개인은 동등하게 존중받을 권리가 있다고 마음속 깊이 믿고 있기 때문입니다. 그리고 자신의 젠더, 지위, 민족적 특성, 교육, 전문 지식 덕분에 특권을 지닌 사람들은 그 특권에 대한 보답으로 특권 없는 사람들을 지지해야 할 도덕적인 의무가 있다고 생각합니다. 특히 자신이 가진 지식을 나눌 의무가 있습니다. 그게 다른 사람들을 더 잘 살도록 돕는 지식이라면요.

당신의 몸은 당신 것입니다. 당신 몸에 관한 의학 지식도 마찬가지고요.

이 책에서 어떤 내용을 만날 수 있을까요?

여기서 여러분은 네 종류의 정보를 접할 수 있습니다.

과학적으로 입증된 지식: 적어도 현재의 지식 수준에서 입증된 지식입니다. 읽다 보면 여러 의문점도 접하게 될 것입니다. 의심이 곧 과학적 사고의 일부이기 때문이지요. 의학계에서는 지식이 빠르게 발전하며 확신을 주었던 지식도 흔들리는 경우가 자주 있습니다. 저는 단지 생물의학, 화학, 물리학, 인류학, 인지신경생리학 분야의 과학 지식을 바탕으로 한 의학적 관점에서 이야기할 뿐이라는 점을 명심하세요. 다른 접근법을 취하는 사람들을 존중합니다만, 여기서는 제가 정통하지 않은 분야인 유사 요법, 침술, 그 밖에 생물의학과 무관한 치료법이나 접근법은 다루지 않을 것입니다.

치료에 관한 조언과 추천: 이는 절대적인 진리도, 마법 주문도 아니지만 상당한 양의 지식과 25년의 노하우, 그리고 지금까지 만난 여성들과 숙련된 간호보조사들 덕분에 얻은 상식이 만들어낸 결과물입니다. 두려움이나 가치 판단을 바탕으로 삼아 의료적 조언을 하는 경우가 많습니다. 이 책을 쓰면서 어느 누구에게도 겁을 주거나 죄책감을 지우거나 상처를 입히지 않게끔 최선을 다했습니다. 요긴하고 실용적이면서 사람들에게 위로를 주고자 쓴 책이니까요. 삶을 수월하게 만들어주는 책이요.

개인적인 의견과 생각: 대체로 프랑스에서 여전히 유효한 관습적인 의료 담론에 관한 제 생각을 담았습니다. 비판적인 의견이고 따라서 논쟁과 토론의 대상이 되지요. 의사와 제약사가 여성들에게 덮어씌우는 허구적인 '질병'과 '치료'에 대한 논평도 담았습니다. 또 주로 남성보다 여성에게 나타나는 탓에 아직까지도 놀라우리만치 잘 다루어지지 않은 몇몇 실질적인 고통에 대해서도 이야기하려고 합니다.

참고 자료: 에세이, 논문, 온라인 사이트, 강연뿐만 아니라 소설, 영화까지 아우릅니다. 소설이 여느 책들 못지않게 유용한 정보를 담고 있기 때문입니다. 이 책은 지식을 향해 열려 있는 문입니다. 접근법, 성찰, 사고방식을 전달하는 것이 주된 목적입니다. 그리고 어디에서 더 많은 지식을 얻을 수 있는지 일러드리기도 합니다. 이 책에서는 의학 전문 잡지인 〈프레스크리르〉를 자주 인용했습니다. 이 저널의 온라인 사이트에는 이용자들이 자유롭게 이용할 수 있는 논문이 많이 실려 있습니다.

이 책은 어떻게 구성되어 있나요?

이 책에는 살아가면서 도무지 해결할 수 없을 것 같은 문제에 직면했거나 돌이킬 수 없는 결정을 강요하는 의사를 만났을 때 여성들이

할 법한 질문을 모아 두었습니다.

여성의 생애 주기 순서대로 구성해야 가장 자연스럽고 확실하겠다는 생각이 들었습니다. 여성들은 살아가는 내내 특정한 문제와 마주치게 됩니다. 모두 또래 여성들과 공유하는 문제이지요. 즉 여성들에게는 각 연령대별로 생겨나는 고유한 질문이 있다는 뜻입니다. 그래서 이 책에서는 사춘기, 월경, 섹슈얼리티, 피임, 아이를 낳고 싶거나 낳고 싶지 않은 경우, 임신, 출산, 수유, 아이의 백신 접종, 완경, 부인과에서 벌어지는 폭력과 정신질환을 차례로 다룰 것입니다. 이 주제들을 거의 이 순서에 맞게 설명하려고 했습니다만 인생이 결코 일직선으로 흘러가지 않는 것처럼 이 책도 마찬가지입니다. 한 장에서 다른 장으로 이리저리 오가는 내용도 있을 겁니다. 각 장에서는 여성이라면 합당하게 던질 만한 질문 몇 가지에 대해 답할 것이며(명심하세요. '어리석은 질문'이란 없습니다. 그렇게 판단하는 상대방이 건방진 것일 뿐입니다.) 여성 건강에 관해 떠도는 주장을 설명할 것입니다.

물론 제가 '전부'를 아우를 수는 없을 겁니다. 그래도 이 책이 세상에 나와서 독자들을 만난다면 여러분이 제게 던지는 질문에 대한 답을 추가해서 두 번째 판을 펴낼 기회가 생길지도 모르지요. 여성의 건강에 관해서는 이야깃거리가 무궁무진하니까요.

인간의 몸에 관한 것이라면
어리석거나 몰상식하거나
금기시해야 하는 질문은 없습니다.
합당한 질문이 있을 뿐입니다.

/

자신의 몸에 관해
의견을 가장 잘 낼 수 있는
사람은 언제나
여러분 자신뿐입니다.

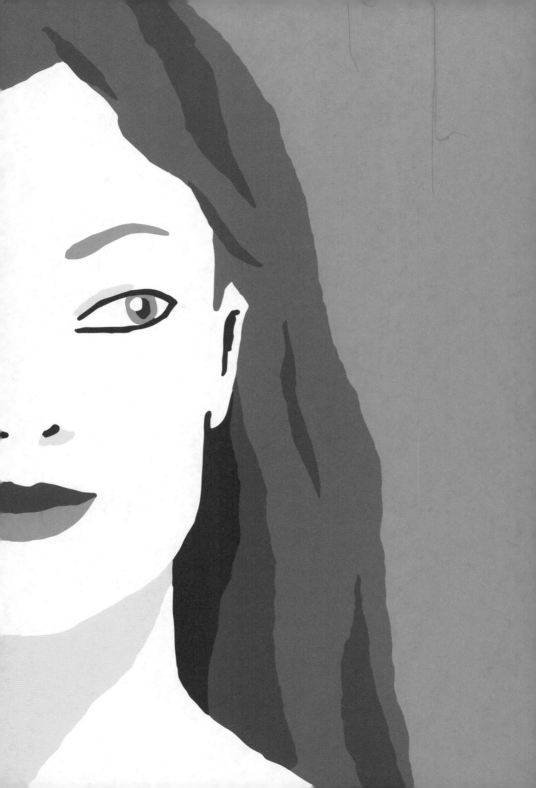

1장

월경, 붉은색이거나
갈색이거나

월경은 '더러운' 것도, '부끄러운' 것도 아닙니다.
월경은 임신 가능성을 판단하는 지표로 삼기에는 불충분하며,
건강에 필수적인 요소도 전혀 아닙니다.
월경을 하고 싶지 않을 때에는
얼마든지 건너뛸 수 있습니다.

월경 주기

1. 젊은 여성들은 왜 월경 전에
   하얀색 분비물을 배출하나요?

하얀색 분비물은 에스트로겐이 질벽을 자극하면 생깁니다. 그러므로 사춘기와 동시에 생기지만 초경 몇 달 전에 먼저 나타날 수도 있습니다(이는 여성마다 다릅니다).

'배출한다'기보다는 '분비한다'고 말하는 편이 낫겠습니다. 질 분비물은 침이나 눈물과 같은 기능을 합니다. 세균, 감염, 마찰에 맞서 질 내부의 벽을 보호하지요. 성행위를 할 때면 질과 외음부를 미끄럽게 만드는 역할도 합니다.

대체로 질 분비물을 만들고 내보내는 본인은 딱히 그 냄새를 맡지 못합니다만 다른 사람은 냄새를 맡을 수도 있습니다. 피부에서 나오는 분비물이 다른 사람에게 좋거나 나쁜 냄새를 풍기는 것과 같은 원리입니다. '청결한지' 아니면 '불결한지'를 나타내는 것이 아닙니다. 그저 개인적인 특성일 뿐입니다. 우리의 감각은 번식 가능성을 염두에 두고 잠재적으로 가장 좋은 파트너를 찾아내도록 설계되었습니다. 냄새는 눈이나 머리카락의 색과 같이 우리가 이용하는 신호의 일종입니다.

질 분비물의 양이나 농도는 여성마다 아주 다릅니다. 며칠 동안 연달아 분비물에 피가 섞여 나오거나 점도가 평소와 달라지는 경우에는 주의를 기울여야 합니다. 보통 이런 변화는 다른 증상 없이 단독으로 나타나지 않습니다. 가려움이나 발열이 있으면 세균성 질증이나 진균증(곰팡이 감염)이 있다는 신호일 수도 있습니다(341쪽을 보세요).

> 분비물의 색이나 냄새만으로는 질환이 있는지 없는지 결론을 내릴 수 없습니다. 만약 질 분비물이 어떤 식으로든 평소와 다르고, 이런 증상이 24시간 이상 지속된다면 진찰을 받아보길 권합니다. 표본을 채취해서 실험실에서 세균 분석을 하면 감염이 일어났는지 아닌지를 판단할 수 있을 겁니다.

2. 여자는 왜 월경을 하나요?

잠시 해부학과 생리학을 소환해볼까요. 해마처럼 예외적인 생물을 제외하면 성별이 구분된 거의 모든 생물 종에서 수컷은 움직이는 생식 세포(정자)를 만들고 암컷은 이보다 크고 움직이지 않는 생식 세포(난모 세포)를 만듭니다. 정자와 난모 세포가 융합하면 배아가 생겨나고, 알을 낳는 오리너구리를 뺀 상당수 포유류의 배아는 일정 기간 동안 암컷의 몸 속에서 성장하다가 세상에 태어납니다.

영장류(침팬지, 보노보, 고릴라, 인간 등)가 정자를 생산하는 기관을 고환이라 부릅니다. 정자는 음경을 거쳐 이동합니다. 요약하자면 전체 번식 과정을 통틀어서 수컷 포유류의 생식 기관이 하는 일은 두 가지뿐입니다. 정자를 만들고 이를 외부로 퍼뜨리는 일이지요.

난모 세포를 만드는 기관은 난소라고 부릅니다. 난소가 맡은 핵심적인 기능 외에도 번식을 하려면 나팔관과 자궁, 질의 협력이 필요합니다. 이 기관들은 서로 연결되어 있어서 정자가 지나가도록 질부터 나팔관까지 길을 이어줍니다. 또 배아가 이동하거나 자궁에서 아홉 달을 머문 태아가 나팔관을 따라 바깥으로 나갈 수 있게 해줍니다. 그러므로 암컷 포유류의 번식 기능은 수컷보다 훨씬 더 복잡하고 섬세하지요.

인간은 태어나면서부터 난소에 난모 세포 1백만~2백만 개를 지니고 있습니다. 사춘기 무렵이 되면 난모 세포의 개수는 40만 개 정도밖에 남지 않습니다. 그렇지만 13~54세 사이에 매년 8~15번 꼴로 배란을 한다는 점을 생각해본다면 그 정도 개수는 여성이 번식하는 데 아주 충분합니다. 안타깝게도 난모 세포는 해를 넘길수록 노화합니다. 이는 나이가 들수록 임신 능력이 감소한다는 점, 그리고 40세 이후에 임신한 아이들 가운데 기형아 비율이 조금 더 높다는 점을 설명해줍니다.

난소와 달리 고환은 태어날 때부터 정자를 지니고 있는 게 아닙니다. 고환은 사춘기 무렵부터 정자를 만들어내기 시작해서 사람이 죽을 때까지 하루에 정자 수백만 개를 계속 생산합니다. 정자는 늘 끊임없이 만들어지기 때문에 항상 '신선'합니다. 다만 이를 만들어내는 몸이 나이가 드는지라 시간이 흐를수록 정자의 질은 떨어집니다. 여성과 마찬가지로 아버지가 50세 이상인 경우 태아에게 염색체 이상이

남성의 생식기

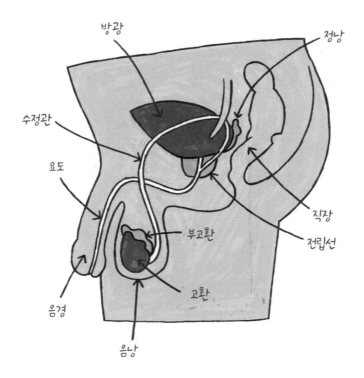

더 빈번하게 나타납니다.

사춘기에서 완경에 이르는 동안 여성의 몸에는 반복될 수도 있고 반복되지 않을 수도 있는 여러 생리적 현상이 나타나면서 어느 정도 규칙적인 리듬이 생깁니다. 배란, 월경, 임신, 출산, 수유라는 현상이지요.

월경 주기에서 벌어지는 중요한 현상 중에 난소 속 난모 세포가 성

여성의 생식기

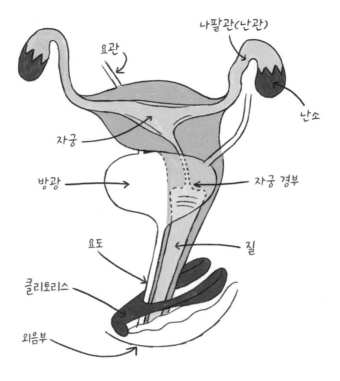

요관
나팔관(난관)
난소
자궁
자궁 경부
방광
요도
질
클리토리스
외음부

숙하고, 난모 세포를 나팔관 안으로 배출하고(배란), 혹시나 생길 수도 있는 배아를 맞이하고자 자궁 내벽이 발달하는 일은 눈에 보이지 않습니다. 지금 우리의 관심 대상인 월경은 주기 가운데서 유일하게 눈에 보이는 지표입니다.

초경에 대해 알아볼까요. 여자아이들은 사춘기가 되면서 배란을 시작합니다. 난소는 대략 한 달에 한 번 난모 세포를 내보냅니다. 바로 이때 난모 세포를 감싸고 있는 덮개(난포)가 황체 호르몬(프로게스테론)을 배출합니다. 말하자면 임신을 준비하기 쉽게 만들어주는 것이죠. 혈관이 많고 자궁 내부를 덮은 벽인 자궁 내막은 혹시나 벌어질지 모르는 임신에 대비해 두꺼워집니다. 이 벽은 특별한 세포로 덮여 있고 반쯤은 이질적인 유기체를 품을 수 있습니다(배아는 절반은 어머니, 절반은 아버지의 염색체로 이뤄져 있으니까요). 이 세포들은 생존할 수 있는 기간이 정해져 있어서 주기적으로 새로 교체됩니다. 배란 후 난모 세포가 며칠 안에 정자를 만나 수정되면 배아는 자궁 내벽에 착상한 후 발달에 필요한 호르몬을 스스로 만들어냅니다. 그러면 임신한 여성은 임신 초기 증상을 재빨리 감지합니다(월경이 늦어지거나 가슴이 부풀어 오르거나 입덧을 합니다). 배아가 착상하지 않으면 황제 호르몬이 자궁 내벽을 더는 자극하지 않아 내벽이 허물어집니다. 이것이 월경입니다.

그러니 월경은 임신을 하지 않았을 때 배란에 맞춰 자궁 내벽이 '허물을 벗는 일'입니다. 혈액만 나오는 것이 아니라 자궁 내막을 덮고 있던 아주 얇은 조직이 혈액과 섞여 나옵니다. 바로 이 때문에 월경을 할 때 '엉긴 핏덩이'가 종종 보이는 것입니다.

보통 이 주기는 월경 첫째 날에 시작해서 그 다음번 월경 첫째 날에 끝난다고 얘기합니다. 월경을 한다는 것은 자궁에 배아가 없다는 의

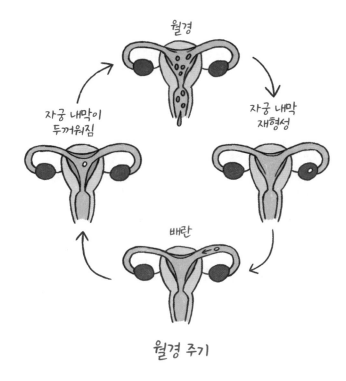

월경 주기

월경: 자궁 내막이 분해되면서 월경혈을 배출합니다.

자궁 내막 재형성: 에스트로겐의 영향으로 자궁 내막이 다시 생겨나며 난소는 난모 세포를 성숙시킵니다.

배란: 난소가 난모 세포를 배출합니다. 난모 세포는 나팔관을 지나 자궁에 이릅니다. 자궁 경부는 위쪽으로 올라가고, 부드러운 상태가 됩니다.

자궁 내막이 두꺼워짐: 난모 세포가 수정될 경우를 대비해 배아를 받아들일 수 있도록 자궁 내막이 더 두꺼워집니다. 임신을 하지 않는 경우, 자궁 내막이 분해되고 월경 주기가 다시 시작됩니다. 이때 월경이 일어납니다.

미입니다. '월경이 지연되는 것'은 이론적으로는 임신이 되었다는 뜻입니다. 여기서 '이론적'이라고 쓴 까닭은, 앞으로 살펴보겠지만 현실이 항상 이론대로만 흘러가는 게 아니기 때문입니다.

3. 초경 시 월경혈은 어떤 모습인가요?

제각각입니다. 선명한 붉은 피나 갈색 피, 혹은 핏덩어리가 보일 수도 있습니다. 월경을 할 때는 피뿐만 아니라 자궁 내벽 세포도 함께 나옵니다. 이 내벽 세포가 꼭 한꺼번에 흘러나오는 건 아니므로 월경의 양상은 며칠에 걸쳐 변할 수 있습니다.

더군다나 피는 공기에 닿는 순간 갈색으로 변합니다. 자궁이 수축해서 월경이 시작됨과 동시에 흘러나온 월경혈은 붉은색을 띱니다. 주로 우리가 깨어 있는 상태에서 활동을 할 때 그렇습니다. 초경이 밤에 일어난다면 아침이 될 때까지는 이를 확인할 수 없을 테니 배출된 월경혈은 갈색을 띠거나 거무튀튀한 경우가 많고 엉긴 핏덩이도 조금씩 섞여 있을 겁니다. 이 모두가 자연스러운 현상이며 별다른 의미는 없습니다. 걱정할 필요도 없고요.

⟶ 혹시 여러분의 딸이 초경을 겪는다면 딸의 질문에 답해줄 수도 있고(아니면 읽을 만한 책을 추천해도 좋지요) 월경 도구를 고르는 것을 도와줄 수도 있습니다(보통 처음에 가장 쓰기 편한 것은 생

리대입니다). 만약 월경통이 있다면 이부프로펜을 줄 수도 있을 겁니다. 다짜고짜 섹슈얼리티와 임신 이야기를 꺼내는 것은 바람 직하지 않습니다. 제 생각도 그러합니다.

4. 십 대 청소년인데 아직도 월경을 안 하면 걱정스러운 건가요?

프랑스 국립인구문제연구소(INED)에 따르면 여자아이들 가운데 90퍼센트는 11살에서 14살 사이에 초경을 하고, 어떤 경우엔 그보다 이른 9살에 하거나 조금 늦는 경우엔 18살에도 합니다. 청소년인 아이가 중학교나 고등학교 친구들과 같은 시기에 월경을 시작하지 않는 다 해도 큰일은 아닙니다. 초경 문제에는 나머지 다른 사안과 마찬가지로 '정상'이란 없으니까요.

발육에 확실히 이상이 있거나 건강 상태가 악화된 것이 아니라면 월경이 늦어진다고 해서 걱정하는 것은 적절하지 않습니다. 더군다나 월경이 늦어지는 게 부담을 주는 일인지 판가름하는 건 본인의 몫입니다. 월경을 하지 않는 상황을 불편해할 수도 있지만(이를테면 자신이 속한 사회 집단에서 압박을 받을 수도 있고요) 전혀 개의치 않을 수도 있습니다. 그러므로 당사자가 문제라고 여기지 않는 상황이라면 섣불리 의료적으로 개입하지 않는 편이 좋습니다.

월경이란 월경 주기가 몸의 외부로 나타나는 것일 뿐이라는 점을 염두에 둔다면 월경 주기에 작용하는 모든 요인이 월경에도 작용한다는 점을 이해할 수 있을 겁니다.

청소년기에 월경이 시작되는 시기는 여러 요인에 따라 달라집니다. 어떤 때는 그 요인이 서로 비슷하게 작용하고 또 어떤 때는 서로 충돌하지요.

- 유전적 요인이 기준이 된다고들 생각하지만 꼭 그런 것은 아닙니다. 딸이 꼭 자신의 어머니와 같은 나이에 초경을 하는 건 아닙니다.

- 체중: 피하 지방 세포가 일정 수준 이하인 경우 배란이 일어나지 않아 월경 주기도 시작되지 않습니다. 이는 아마도 여성이 감당할 수 없는 임신을 하지 않도록 보호하기 위한 오래된 장치일 것입니다. 인류학자들은 농경 시대 이전 선사 시대 여성들은 22~25세 이전에는 임신을 하지 않았다는 사실을 밝혀냈습니다. 22~25세는 여성들이 장기적으로 임신을 하는 데 필요한 칼로리를 제공해줄 충분한 지방 세포를 확보할 수 있는 연령대였죠. 이와 같은 이유로 자발적이든 아니든 몸무게가 많이 줄어들면 일시적으로나 지속적으로 주기가 중단될 수도 있습니다. 성장 속도가 빠른 여자아이라면 청소년기에 발육이 일어나는 동안 월경 주기가 (따라서 초경도) 시작되지 않을 수도 있습니다. 설령 가슴이 발달하고 체모가 나는 것처럼 다른 사춘기 증상이 나타난다 하더라도요. 소아 과체중도 월경 주기의 시작이나 규칙적인 진행을 방해할 수 있습니다. 하지만 의사나 다른 어느 누구라도 여자아이에게 이렇게 말해서는 안 됩니다. "몸무게를 빼야/늘려야 해요.

안 그러면 불임이 된다고요!" 이건 폭력적이고, 죄책감을 불러일으키고, 또 틀린 말입니다.

— 건강 상태: 만성 질환이 있거나 몇 달 동안 움직일 수 없는 정도의 사고를 당하면 월경 주기와 월경이 중단될 수 있습니다.

— 운동: 운동이 초경을 늦출 수도 있습니다. 강도 높은 운동을 하면 초경이 몇 달 또는 몇 년 동안 미뤄질 수도 있습니다.

— 민족적, 지리적 특성: 통계적으로 볼 때 아프리카 출신 여성들은 유럽 출신 여성들보다 월경을 늦게 시작합니다.

— 환경과 생활 조건: 증명하기는 어렵지만, 식생활이 내분비선을 교란해 성적으로 성숙하는 데 영향을 끼치는 게 아주 불가능한 일은 아닙니다. 프랑스 국립인구문제연구소에 따르면 프랑스에서 월경을 시작하는 연령대가 1750년 무렵에는 16세 정도였지만 1850년 즈음에는 15세로 내려갔고, 이후 1950년에는 13세가 되었습니다. 선진국이라 불리는 모든 국가에서는 여자아이들이 예전보다 일찍 사춘기에 접어듭니다.

5. 월경을 시작하면 청소년에서 '여성'으로 거듭나나요?

전혀 아닙니다. 이는 283쪽에서 다시 길게 얘기하겠습니다. 자궁도, 월경도, 가슴도, 어느 날 어머니가 되었다는 사실도 여러분을 '완전한' 여성으로 만들지 않습니다. 해부학이나 생리학이 여성성을 결정하는 필수적인 기준으로 규정된다면 18세가 되어서도 초경을 하지 않는 여성부터 45세가 지나 더는 월경을 하지 않는 여성, 남성의 몸으로 태어난 여성, 자궁절제술을 받은 여성까지 월경을 하지 않는 모든 여성은 여성이 아닐 것입니다. 여러분이 여성인 것은 '스스로 여성이라고 느끼기 때문'이고 그게 전부입니다. 젠더 정체성은 주관적입니다. 이는 하나의 인식이지, 생리학적이거나 해부학적인 특성이 아닙니다.

초경을 하면서부터 접어드는 유일한 '단계'는 바로 생식입니다. 여러분의 몸은 초경을 하는 순간부터 아이를 임신할 수 있습니다. 86쪽에서 다시 설명할 테지만 임신 위험은 피임을 하지 않고 처음으로 이성애 성관계를 맺는 순간부터 발생합니다.

6. 여자들은 월경 때마다 양상이 다르다고 하던데, 이건 어떤 의미인가요?

여러분은 기계가 아니라는 뜻입니다. 자궁 내막의 두께는 월경 주기의 길이, 신체 활동, 피로도, 식생활 등에 따라 발달하는 정도가 달라집니다. 자궁 내막이 발달할수록 월경혈의 양도 많아집니다.

월경혈의 색은 혈액이 얼마나 오랫동안 주변 공기에 닿아 산화했는지와 연관이 있습니다. 이는 코피가 났을 때 확인할 수 있습니다. 갑자기 코피가 났을 때 피는 선명한 붉은빛을 띱니다. 그러다 피가 마르고 나면 어두운 색이 됩니다. 월경의 양이 많아서 빠르게 배출될 때는 양이 적어 자궁과 질에서 몇 시간 동안 머물렀을 때보다 훨씬 선명한 붉은색을 띱니다.

7. 주기가 불규칙하면 규칙적으로 만들어야 하나요?

아니요, 아무 의미 없는 일입니다. 규칙적인 월경 주기는 건강 상태가 좋은지 나쁜지를 보여주는 유일한 지표가 아니며, 임신 능력을 나타내지도 않습니다. 정상적인 월경 주기가 28일이라는 말은 독단적인 신념일 뿐 과학적인 사실이 아닙니다. 이 주기는 20세기 초반에 월경을 달의 주기에 끼워 맞춰 '자연스러운' 현상으로 꾸며내려 했던 의사들이 독단적으로 지어낸 겁니다. 달이 하늘에 모습을 드러내고 그 뒤 '새로운 달'로 접어드는(달이 지구 그림자에 완전히 가려지는 시기) 기간에 걸치게끔 말이지요. 그 의사들에게는 안타까운 소식이지만 달의 주기는 28일이 아니라 사실 29.5일이랍니다! 여성의 월경 주기가 이와 비슷하다면 순전히 우연일 뿐입니다.

대다수 건강한 여성들의 월경 주기는 21일에서 35일 사이이며 개인의 생리적 특성에 따라 다양합니다. 한 여성의 삶을 놓고 보더라도 시기에 따라 주기가 짧아지거나 길어질 수 있고 완전히 불규칙해질 수도 있습니다. 스트레스, 일, 건강 상태, 식생활과 체중 변화, 신체 활동 따위가 원인입니다. 또 모든 여성들은 나이와 무관하게 '무배란 주기'를 겪을 수도 있습니다(50쪽을 참고하세요).

청소년기와 완경을 몇 달 또는 몇 년 앞둔 시기에는 월경 주기와 월경이 불규칙합니다. 청소년기에 주기가 완전히 자리 잡기 전에는 월경을 두세 번 정도 하고 나서 1~2년 동안 전혀 하지 않는 경우도 심심찮게 벌어집니다. 자주 일어나는 일이며, 순전히 생리적인 현상입니다. 따라서 여성 청소년의 월경 주기가 규칙적이지 않아도 그저 가만히 내버려 두는 것이 상식입니다. 주기가 자리 잡을 때까지 몇 년이 걸릴 수도 있거든요. 아예 규칙적인 월경 주기를 평생 경험하지 못하는 여성들도 있고요. 그리고 그렇다 한들 아무 상관도 없습니다.

실제로 주기가 불규칙하다고 해서 임신하기가 어렵다는 뜻은 아닙니다. 주기가 길어도 여러 번씩 임신을 할 수 있습니다. 반대로 꼭 '악보처럼' 규칙적으로 월경을 하는 여성이라도 임신을 하는 것이 어려울 수 있습니다. 임신을 하는 과정에는 난모 세포의 생존력, 정자와 접촉 여부, 두 파트너의 조화, 예측 불가능한 배아의 생존 여부 등 아주 많은 요인이 영향을 끼치기 때문입니다. 여성이 월경을 전혀 하지 않을 경우 주기가 제대로 진행되는지, 즉 난모 세포가 배출되고 있는지 당연히 의문이 들기 마련입니다. 그렇지만 주기가 길거나 불규칙하더라도 월경을 하고 있다면 자신의 임신 능력을 의심할 이유가 없습니다. 월경은 그저 하나의 증상이자 지표일 뿐입니다. 월경 자체만으로는 임신 능력을 나타내는 타당한 증거가 되지 못합니다.

8. 피임약은 월경 주기를 규칙적으로 만드는 데
  도움이 되나요?

전혀요. 오히려 월경 주기를 중단시키는 정반대 효과를 냅니다. 피임약에 든 호르몬은 복용한 사람의 몸이 이미 임신 상태에 있는 것처럼 믿게 만들어서 난소를 쉬게 합니다. 한 달치 피임약을 다 먹고 다음 피임약 복용을 시작하기 전에 출혈이 일어나는 것은 월경이 아니라 '호르몬 결핍으로 인한 출혈'이라 부릅니다. 피임약에 든 호르몬을 며칠 동안 공급받지 못하면 자궁 내막이 떨어져 나옵니다. 이는 인위적인 현상이지 월경 주기가 규칙적으로 변한 게 아닙니다.

피임약으로 만들어낸 월경은 아무 의미가 없습니다. 시중에 나왔던 초기 피임약은 쉬는 기간 없이 연달아 복용해야 했습니다. 이 약을 복용하던 사람들에겐 출혈이 전혀 없었습니다. 이러한 특징은 간호사나 항공사에서 근무하는 승무원처럼 특수 직업군 여성들에게는 도움이 되었습니다. 그런데 어떤 여성들은 출혈이 없다는 점을 걱정했습니다. 일주일 동안 피임약 복용을 멈추는 것은 여성들을 안심시키려고 제약업계가 고안해낸 계책입니다.

오늘날 수많은 여성들은 출혈이 없는 편이 더 편하다고 생각해서 (임신 능력에는 전혀 해로운 영향이 없다는 걸 알고 있으니까요) 피임약을 쉬지 않고 쭉 복용하기를 선호합니다. 프랑스의 많은 의사들은 그렇게 하면 위험하다고 고집을 피웁니다만 이는 거짓말입니다.

프랑스에서 유통되는 피임약인 시즈니크는 연달아 91일 동안 복용하는 제품입니다. 마지막 알약 일곱 정은 효과가 없어서 복용자가 마지막 주에 출혈을 하도록 만듭니다. 그렇지만 얼마든지 마지막 알약을 건너뛰고 곧바로 다음 피임약을 복용할 수도 있습니다.

월경을 하지 않아 걱정스럽다면 피부 바로 밑에 이식하는 이식형 피임제(임플라논)나 호르몬 피임 기구(미레나, 제이디스)를 사용하는 대부분의 사람들에게는 몇 달, 심지어 몇 년 동안 출혈이 일어나지 않는다는 사실을 떠올려보세요. 대부분은 이를 아주 편하게 여깁니다. 월경이 너무 고통스럽거나 자궁내막증으로 고생하는 여성들에게는 출혈이 없는 것이 축복이니까요.

9. 월경을 '되살릴' 수 있는 치료법이 있나요?

여성들에게는 임신이 아닌데도 며칠이나 몇 주 정도 월경이 늦어지는 일이 생기기도 합니다. 사실 여성이라면 누구나 인생의 다양한 시점에 '무배란 주기'(배란이 일어나지 않는 주기)를 겪을 수 있습니다. 무배란 주기는 빈번히 나타나고, 모든 여성에게 일어날 수 있는 일이며, 보통은 별다른 의미가 없습니다. 이 역시 여성의 몸은 기계가 아니며 늘 예상대로 작동하지만은 않는 복잡한 생물학적 존재라는 증거입니다.

배란을 하지 않는 무배란 주기는 심각한 문제가 아닙니다. 월경은 자궁을 '청소'하는 일도 아니고 '정화'하는 일도 아닙니다. 월경을 하지 않는다고 해서 '유해'하거나 건강에 위협이 되는 것도 아닙니다. 자궁 내막은 출혈이 일어나지 않아도 잘 버팁니다. 여성들은 사춘기가 될 때까지 월경 없이 지내고, 완경 뒤에도 월경을 하지 않으며, 임신 중에도, 수유 중에도, 호르몬 요법으로 피임을 할 때에도 월경을 하지 않습니다. 하물며 1년에 몇 달은 월경 없이 지내는 일도 많습니다. 여성이 임신을 하고자 하는 기간이 아니라면 당사자가 건강하다고 느낀다면 월경을 하는지 안 하는지는 전혀 중요치 않습니다.

그렇지만 몇 달 내리 월경이 없을 경우 진찰을 받아보기를 권합니다. 이를테면 피임을 중단한 직후인데 임신을 하고 싶거나 40세가 넘어서 임신을 하고 싶지 않다면요. 프랑스에서는 과학적으로 효력이 전혀 입증되지 않은 '월경을 되살려주는 약'을 관습적으로 처방하기도 합니다. 가장 많이 처방하는 약은 듀파스톤입니다. 그렇지만 이런 약물 '치료'는 어떤 경우에도 월경 주기에 '재시동'을 걸어줄 수 없습니다. 엄밀한 의미의 배란에는 아무런 효과도 주지 않기 때문입니다. 이 약은 피임약이 아니라 미약한 효력을 지닌 프로게스틴 제제*입니다. 이 약을 한 달에 15일 동안 복용하면 약 복용을 멈췄을 때 출혈이 일어납니다. 피임약 복용을 중단했을 때 호르몬 결핍 때문에 출혈이 일어나는 것과 정확히 같은 원리이며 배란 주기가 재개되었음을 알리는 월경이 전혀 아닙니다. 약이 마술을 부려 착각을 일으키는 것뿐입

---

* 프로게스틴은 황체 호르몬(프로게스테론)과 유사한 효과를 내게끔 인공적으로 합성한 물질입니다.

니다. 도덕적으로 부정직한 일이죠.

어째서 수많은 의사들은 고집스럽게 이 약을 처방하는 걸까요? 첫 번째 이유로는 의사의 무지를 꼽을 수 있습니다. 월경 주기의 생리적 원리와 약의 실질적인 효과에 대한 적절한 지식을 갖추지 못한 의사라면 이러한 처방이 아무 소용이 없다는 걸 모릅니다.

두 번째 이유는 가부장적 태도입니다. 듀파스톤은 플라시보 효과를 내는 위약입니다. 좋은 의도로 제시한 치료법과 마찬가지로 이 약도 어느 정도 효과를 냅니다. 그렇지만 이 약만으로는 배란에 영향을 끼칠 수 없습니다. 20분 동안 성가시게 설명을 늘어놓는 일 없이 걱정스러워하는 여성을 간단히 안심시키고자 하는 의사 입장에서야 이 약이 아주 편리하겠지요.

세 번째 이유는 제약업계의 영향입니다. 산업화된 여느 국가들과 마찬가지로 프랑스 제약업계는 의사들이 '반사적으로' 처방을 내리도록 만드는데, 이런 처방이 늘 질이 좋지는 않습니다. 제약회사 영업사원들은 의사들의 무지와 '유능하고 싶은' 마음을 이용해 효과가 전혀 입증되지 않은 제품을 처방하도록 유도합니다.

여성에게 월경 주기가 나타나지 않거나 월경이 아주 불규칙하더라도 일시적일 수 있으니 주기가 스스로 제자리를 찾아가도록 아무것도 하지 않는 편이 낫습니다. 물론 이와 함께 다른 증상이 따를 수도 있는데 이런 증상은 난소 기능 이상과 무관한 경우가 많습니다. 감염, 만성 질환, 눈에 띄는 체중 감소 또는 증가, 갑작스런 활동 변화, 신체적 · 심리적 외상, 지인의 사망이나 투병, 이혼, 이사 따위가 원인일 수 있습니다.

월경 주기가 평소와 달리 유난히 불규칙한 경우에 관해 몇 가지 조언을 드립니다.

만약 임신을 하고 싶은데 월경 주기가 불규칙해서 걱정되더라도 참을성 있게 기다리길 권합니다. 한 커플이 피임을 하지 않고 규칙적으로 성관계를 맺은 지 2년이 지나도 임신을 한 번도 하지 않았다면 두 사람의 '임신 능력에 문제가 있다'고 간주합니다. 여기서 '임신을 한 번도 하지 않았다면'이라고 표현한 까닭은, 괴로운 일이긴 하지만 유산 역시 진정한 의미의 임신이기 때문입니다. 그 임신이 마지막까지 이어지지 못한 원인은 대개는 배아 자체에 있지 임신한 여성에게 있지 않습니다.

불편한 증상이 없다면 약을 복용하지 마세요. 듀파스톤은 여러분의 몸에 혼란만 일으킬 뿐 배란을 유발하지 않습니다.

혹시 호르몬 피임법을 쓰지 않아서 자칫 원치 않는 임신을 할까 봐 주기가 불규칙한 것이 걱정이라면 구리로 만든 IUD(자궁 내 장치) 시술을 고려해보세요. 호르몬을 활용하지 않는 방법 가운데 가장 효과적이랍니다. 주기를 방해하지도 않고 월경 빈도나 주기의 규칙성과 상관없이 임신을 막을 수 있도록 해줄 겁니다. 꾸준히 사용할 경우 IUD는 콘돔이나 다이어프램보다 제약이 덜할 것입니다.

마지막으로 여러분이 45세 이상이라면 완경에 이를 때까지 월경 주기가 불규칙한 경우가 최근 들어 발견되고 있다는 점을 알아 두세요. 그렇지만 임신 가능성을 과소평가해서는 안 됩니다. 50세가 되어 갈 무렵에 임신하는 사례는 의사들의 주장만큼 드물지 않습니다. 이 경우에도 역시나 구리로 만든 IUD가 가장 좋은 피임법입니다. 40세가 넘어서 이 기구를 삽입하는 경우 완경을 했다는 게 확실해지고 나서(보통은 54세 무렵입니다) 제거하는 편이 안전합니다.

10. 같이 사는 여자들은 전부 월경 시기가 같아진다던데, 정말인가요?

아름답고 어쩌면 위로를 주는 얘기일 수도 있겠습니다만, 사실이 아닙니다. 여성들은 저마다 다르며 주기의 길이는 매달 달라질 수 있습니다. 모든 주기적인 현상이 마찬가지입니다. 동시에 진행되는 여러 주기 가운데 몇몇이 우연히 겹치는 순간은 항상 생깁니다. 게다가 기억이란 선택적이어서 세 자매의 월경일이 겹치는 일 같은 인상적인 사건은 자매가 며칠 간격을 두고 월경을 시작한 것보다 더 쉽게 기억됩니다. 따라서 '같이 사는 여성들의 월경 주기가 같아진다'는 얘기는 낭설일 뿐입니다.

11. 배란기를 스스로 감지할 수 있나요?

맨눈으로는 배란을 확인할 수 없지만 배란은 생물학적으로 증명된 현상이며 꽤나 간단히 설명할 수 있습니다. 약 한 달에 한 번 난소 표면에서 난포(액체로 가득 찬 '주머니')가 난모 세포를 나팔관으로 배출합니다(이것이 '배란'입니다). 이때 흘러나온 난포액이 주위를 둘러싸고 있는 조직에 닿게 됩니다. 이렇게 접촉을 하면 염증 반응을 일으킬 수 있는데, 주변의 감각 신경이 이를 감지할 수 있습니다. 마치 꼬집는 것처럼 느껴질 수 있고 아랫배가 당기거나 통증을 느낄 수도 있습니다. 독일인들은 이 현상을 'Mittelschmerz'라 일컫는데, '한복판에서 느껴지는 고통'이라는 뜻입니다.

모든 여성들이 배란을 느끼는 것은 아닙니다. 다만 어떤 여성이 배란을 느낀다고 얘기한다면 의심할 이유는 전혀 없습니다. 가슴이 고통스러울 정도로 팽창하는 게 느껴진다거나 월경 중에 아랫배가 죄어 오듯 아프다고 말할 때 의심하지 않는 것처럼 말이죠. 감각을 부정할 순 없으며, 여러분의 감각은 언제나 존중받아야 합니다. 감각을 불러일으키는 일이 벌어지는 건 여러분의 몸이지 의사의 몸이 아니니까요!

월경의 고통

1. 월경 중에 아픈 건 정상인가요?

월경을 하기 전에, 월경 중에, 또는 월경이 끝난 뒤에는 아주 다양하고, 강렬하고, 여성마다 다르게 느끼는 증상이 나타납니다. 월경 때문에 고통을 겪지 않는 여성도 있습니다. 만약에 고통을 느끼는 게 '정상'이라면 이는 곧 월경을 할 때 아프지 않은 여성은 '정상'이 아니라는 뜻이지요.

고통은 주관적인 현상입니다. 우리는 저마다 다른 방식으로 고통을 느낍니다. 목욕물 온도를 놓고도 어떤 사람은 적당하다고 생각하는 반면 또 어떤 사람은 끓는 듯 뜨겁다고 느낄 수도 있습니다. 이 두 가지 감각 모두 존중받아 마땅합니다. 몸은 제각기 고유하니까요. 발목에 똑같이 골절상을 입더라도 어떤 사람은 말도 못할 고통을 느낄 수 있고, 또 어떤 사람은 그저 살짝 접질린 정도의 감각만 느낄 수도 있습니다. 그러니 고통에 '민감하다'는 말과 '둔감하다'는 말은 우리가 쓰는 말에서 사라져야 할 겁니다. 한 여성이 월경 때 느끼는 고통을 그 여성의 어머니나 자매가 느끼는 것과 비교해서는 안 됩니다. 여성 청소년에게 "월경할 때 아픈 건 당연한 거야. 나도 그렇게 아팠어"라고 말하는 건 부적절합니다. 마찬가지로 의료 전문가가 "월경은 원래 아픈 거예요"라고 단정 짓는 것도 용인해선 안 됩니다.

더군다나 고통에는 늘 의미가 있습니다. 고통을 느낀다는 건 신체 기관에 고통을 유발하는 무언가가 일어났다는 뜻입니다. 손가락을 베이거나 화상을 입거나 팔이 부러지거나 신장통이 생기면 우리는 아픔을 느낍니다. 따라서 월경을 할 때 느끼는 고통을 진지하게 다루어야 합니다. 월경통은 명확히 파악할 수 있는 질환 때문이건 아니건 간에 마땅히 줄여야 합니다. 어떤 여성은 위중한 병이 없더라도 매달 월경 때문에 고통을 겪을 수 있습니다. 또 어떤 여성은 월경은 아주 잘 넘기지만 치료를 받아야 하는 병이 있을 수도 있고요. 특히 자궁내막증을 꼽을 수 있습니다. 이는 뒤에서 다시 얘기하겠습니다.

 통증을 잠재우려거든 목욕을 하거나 따뜻한 물주머니를 이용하세요. 이걸로도 충분치 않다면 소염제가 통증을 가라앉혀줄 겁니다. 이부프로펜이나 덱시부프로펜 성분의 약은 약국에서 자유롭게 구입할 수 있습니다. 프랑스에서 수많은 의사들이 처방하는 스파스폰은 앞의 약만큼 눈에 띄는 효과를 내진 않습니다. 2015년, 잡지 <6천만 소비자(60millions de consommateurs)>에서 임상약리학자인 장폴 지루(Jean-Paul Giroud) 교수와 프랑스 고등보건청 소속 전문가인 엘렌 베르텔로(Hélène Berthelot)의 후원을 받아 실시한 조사에서는 심지어 스파스폰이 처방전 없이 구입하는 약 가운데 '효과가 미약하거나 입증되지 않은' 약에 해당한다고 구분하기도 했습니다. 그렇지만 스파스폰은 일부 여성들에게 통증을 덜어주는 효과를 냅니다. 이러한 플라시보 효과는 주술도 상상도 아닙니다. 이 약이 신경계에서 물질(엔돌핀, 즉 '자연산 모르핀')을 배출해 몸의 고통을 완화하도록 신경계를 활성화하는 것입니다.

월경을 할 때 아랫배에서 느껴지는 고통은 두 가지 원리로 간단하게 설명할 수 있습니다. 첫 번째 원리는 근육과 연관이 있습니다. 자궁은 속이 빈 근육입니다. 월경 주기 막바지에 이르러 난포가 호르몬 배출을 중단하면 자궁은 자궁 내막을 제거하고자 수축합니다(40쪽을 보세요). 자궁이 수축하면 장딴지에 쥐가 났을 때와 비슷한 고통을 느낄 수 있습니다. 수축은 월경혈이 나오기 전에 일어나기도 하고, 월경혈이 나오는 동시에 일어나기도 합니다. 보통 수축은 이삼 일 지나면 멈춥니다. 월경이 끝나기 약간 앞서서 말이지요. 이렇게 자궁이 수축하는 것을 느끼는 여성도 있고 느끼지 않는 여성도 있습니다. 자궁 수축 때문에 고통스러워하는 여성도 있고 그렇지 않은 여성도 있습니다. 월경혈을 내보내야 하는 '임무' 때문에 생기는 통증이므로 '생리적인' 현상이기는 하지만 그렇다고 해서 통증을 묵묵히 견뎌야 한다는 뜻은 아니지요.

아랫배에 고통을 유발하는 두 번째 원리는 염증과 관련 있습니다. 자궁, 나팔관과 그 주변 조직이 자극을 받고 염증이 생겨 예민해진 것이지요. 손가락 끝에 상처가 나서 곪았을 때처럼요. 염증이 있을 경우 월경 때 발생하는 통증은 자궁이 수축해서 일어나는 것이 아니며, 월경혈이 멎은 뒤에도 며칠 동안 이어집니다. 이러한 염증성 통증은 넓은 범위에 걸쳐 배 전체에서 느껴집니다. 그리고 계속 배뇨감이 들거나 복통을 앓거나 설사를 하거나 등 아래쪽이나 엉덩이 안쪽 또는 음순과 음문에 강렬한 통증을 느끼는 것처럼 다른 괴로운 증상들을 동반하는 경우가 많습니다. 이런 통증은 자궁이나 난소가 감염되어 염증이 생겼을 때나 자궁내막증일 경우에 나타납니다. 자궁내막증에 관해서는 바로 이어서 이야기하겠습니다.

2. 자궁내막증은 무엇인가요?

여성에게 흔한 질병이죠. 1983부터 2008년까지 매년 저는 르망병원 가족계획센터에서 여성 수백 명을 진료했습니다. 상당수는 피임이나 임신 중단을 하러 온 이들이었습니다. 그 밖에 불편한 곳은 없는지 물어보면 많은 여성들이 자신이나 자신의 십 대 딸아이가 월경을 할 때마다 심한 통증을 느끼는데 의사에게 찾아가도 아무것도 처방해주지 않았다고 말했습니다. 이들 가운데 자궁내막증을 앓는 경우가 아마 제법 있었을 겁니다.

자궁내막증은 자주 생기는 질병입니다. 여성 열 명 가운데 한 명은 자궁내막증을 앓는다고 추정됩니다. 원칙적으로는 자궁 내벽에만 자궁 내막 조직이 있습니다. 그렇지만 자궁내막증을 앓는 여성들은 있어서는 안 될 곳에 자궁 내막 조직이 부착하여 증식합니다. 나팔관 표면이나 내부, 난소, 복막(장을 둘러싸고 있는 막), 심지어 요도에도 말입니다. 아주 드문 경우이긴 합니다만, 자궁 내막 조직이 뇌와 소뇌에서 발견된 적도 있습니다.

예전에는 이렇게 '잘못된 곳에 놓인'(의사들은 '전위되었다'고 표현합니다) 자궁 내막 조직은 자궁이 수축하면서 나팔관과 복부로 배출된 것이라고 생각했습니다. 일종의 역류라고 할 수 있지요. 최근 연구에서 자궁 내막 조직이 배아나 어린아이에게도 있다는 것이 밝혀졌습니다. 다시 말해 자궁 내막 세포는 여성이 사춘기가 되거나 월경을 시작하기 한참 전부터 있을 수 있다는 소리입니다. 아마도 자궁 속에서 형성되는 과정에서 세포가 위치를 잡을 때 '오류'가 생겼을 가능성이 큽니다.

자궁내막증이 있는 여성 가운데 일부는 별다른 고통을 겪지 않으며, 자신이 자궁내막증에 걸렸을 것이라 의심도 하지 않습니다. 그러다 아이를 가지려는 때가 되어서야 그 사실을 알게 되곤 합니다. 나팔관에 자궁내막증이 생기면 임신 능력에도 영향을 끼치기 때문입니다. 그렇지만 월경 중이나 월경이 끝난 뒤에 고통을 느끼는 사람이 아주 많습니다. 이는 자궁 외부에 자리 잡은 자궁 내막 조직도 다른 조직들과 동시에 월경혈을 배출하지만, 배출한 혈액이 밖으로 빠져나가지 못해서 주변 조직을 자극하고 감염을 일으키기 때문입니다. 피부나 눈에 낯선 물질이 들어왔을 때 벌어지는 일과 비슷합니다. 아주 오랜 세월 동안 자궁내막증을 앓는 여성들은 아무것도 모른 채 지냈습니다. 자궁내막증은 잘 알려지지 않았고 의사들은 대체로 이 질병을 알아보지 못했습니다. 통증을 '당연한' 것으로 여겼습니다. 만성적인 고통을 호소하는 여성들은 히스테리를 부린다는 소리를 들었고요.

오늘날에도 여전히 여성들이 제대로 진단받지 못하는 경우가 많습니다. 의료진들이 자궁내막증을 늘 진지하게 다루는 것은 아니거든요. 고통은 극심하나 그 밖에 별다른 증상이 동반되지 않을 경우에 특히 그렇습니다. 여성들은 이런 소리를 자주 듣습니다. "무의식이 영향을 끼친 겁니다"라고요. 이는 신체적인 고통을 겪는 사람에게 낙인과 부정이라는 폭력을 가하는 말입니다.

치료법은 없습니다. 자궁내막증 때문이든 아니든 월경 도중에 고통을 겪는 많은 여성들은 간단한 조치로 통증을 가라앉힙니다. 바로 프로게스틴 제제를 계속 복용하는 것입니다. 실제로 프로게스틴 제제는 자궁 내막을 얇게 만듭니다. 바로 이 때문에 피임약을 복용하는 사람들이 한 달에 일주일 동안 피임약 복용을 중단하면서 배출하는 혈액이 피임약을 복용하지 않고 본래 월경 주기를 따르는 사람들에 비해 훨씬 적은 것입니다.

이식형 피임제(임플라논), 호르몬 피임 기구(미레나, 제이디스) 또는 평범한 피임약을 중단 없이 섭취하는 방법도 선택할 수 있습니다. 그러면 월경을 하지 않게 될 테고, 월경 때문에 생기는 통증도 없을 겁니다. 그러려면 여러분이 만나는 의료 전문가에게 이런 약을 계속 처방해 달라고 설득을 해야 할 텐데 늘 쉽지만은 않은 일입니다. 하지만 쉬지 않고 피임약을 복용하도록 처방해 달라는 건 정당한 요구입니다. 여성들의 고통을 어마어마하게 줄여주는 데다가 아무 위험도 없기 때문입니다.

피임약을 지속적으로 복용하거나 호르몬 피임 기구를 사용하는 건 원인이 아니라 증상을 치료하는 방법이며, 자궁내막증 가운데 제한된 경우에만 효과가 있습니다. 이 조치만으로는 충분하지 않은 여성들이 많습니다. 거기다 자궁내막증 진단을 받은 여성들에게 처방하는 일부 '치료법'은 실제로 해로운 영향을 끼치기도 합니다.

> 몇 년 전부터 시프로테론(안드로쿨)*을 단독으로 복용하거나 에스트로겐(다이안느35)과 함께 복용하는 등, 항안드로겐 약품을 5년 이상 복용할 경우 뇌수막종(가볍지만 아주 고통스러운 종양입니다)을 유발할 수도 있다는 사실이 밝혀지고 있습니다. 그런데도 이 약을 비롯해 뇌수막종 발생 확률을 높이는 것으로 추정되는 여러 프로게스틴 제제를 이곳저곳에서 남발하듯 처방하고 있습니다. '자궁내막증을 치료하고자' '여드름을 퇴치하고자' '지나치게 많은 월경혈의 양을 줄이고자' 또는 완경이 다가오면서 주기가 불규칙해지는 것을 '치료하고자' 하는 목적으로요. 아마 오늘날 뇌수막종을 앓는 여성들은 상당히 많을 겁니다. 대다수는 증상이 없거나 미미하지만 두통, 만성 피로, 집중력 저하로 고생하는 이들도 많습니다. 프랑스 국립의약품건강제품안전청(ANSM)은 프로게스틴 제제 사용 기한을 몇 달에서 최대 1년으로 제한하고, 환자가 뇌수막종을 앓았던 이력이 있는지 확인할 것을 권고합니다.

---

* 이 책에서 약품을 언급하면서 '○○(##)'으로 표기된 경우에 ○○은 원료 주성분, ##은 판매되는 제품 이름입니다. '시프로테론(안드로쿨)'에서 시프로테론은 남성 호르몬 억제제의 일종이며 안드로쿨은 시프로테론이 함유된 제제의 상품명입니다.

초음파 검진, 내시경, MRI(자기공명영상)가 발달한 덕분에 자궁내막증 발생 부위를 눈으로 확인할 수 있습니다. 발생 부위를 확인했다면 가장 효과적인 치료 방법은 이를 외과 수술로 제거하는 것입니다. 그렇게 하면 재발하지 않기 때문입니다. 다만 자궁내막증이 복부 장기 여러 곳에 흩어져 있다면 외과 수술은 환자에게 부담을 많이 주며 적용하기 복잡할 수도 있습니다.

프랑스에서 시험한 새로운 치료법, 결과는 아직 불확실

가장 이상적인 치료법은 자궁내막증이 발생한 부위를 하나하나 제거하는 방법일 겁니다. 아직 실험 단계이기는 하지만 초음파 '캐논'을 이용해서 자궁내막증 발생 부위 외부를 '건조시키는' 새로운 기술이 나왔습니다.

이 치료법의 장점은 외과 수술을 할 필요가 없다는 것입니다. 초기 결과는 희망적이기는 하나, 이 기술이 질병 치료법으로 발전할 수 있을 것인가를 논하기에는 아직 이른 단계입니다.

3. 월경통 때문에 일하는 데 지장이 생기기도 하나요?

마릴린 먼로에게도 여러 번 일어났던 일입니다. 몸 상태가 좋지 않아 무대에 오르지 못한 적이 많았거든요. '까탈스러운' 배우라는 평가 뒤에는 서글픈 진실이 감춰져 있었는데, 이 진실은 마릴린 먼로의 전기를 쓴 작가들이 먼로의 의료 기록을 확인하면서 알려졌습니다. 먼로는 심각한 자궁내막증으로 고생했고 몇 번이나 수술을 받았습니다. 먼로가 사망하고 한참 뒤, 먼로의 친구 몇몇은 먼로가 자신이 섹스 심벌로 취급받는 것을 꽤나 씁쓸하게 여겼다고 밝혔습니다. 정작 먼로 본인은 성관계를 맺을 때 고통을 느끼는 경우가 많았기 때문이었습니다.

월경 때문에 겪는 고통이나 불편함이 빈번한 만큼 의학 교육 과정에서 월경은 중요하게 다루어져야 마땅합니다. 또한 직장과 사회 모두가 월경 문제를 고려해야 할 것입니다. 스웨덴에서는 멘센(Mensen, 월경이라는 뜻)이라는 비정부기구가 정부의 지원을 받아 '월경 친화적' 기업, 즉 월경 주기 문제에 감수성을 지닌 기업을 인증해주는 제도를 시작했습니다. 그래서 어떤 기업은 한 달에 며칠 동안 여성들의 근무 시간을 조정하고, 또 어떤 기업은 화장실에 위생 용품 자판기를 설치해 둡니다.

프랑스에서는 페미니스트들이 노동법에 '월경 휴가'를 명시하라고 소송을 제기했습니다. 고통스러운 월경으로 고생하는 여성들은 매달 평균 2~3일의 휴가를 추가로 사용할 수 있어야 하며, 이 기간에 회사는 보수를 지급해야 한다는 내용이 담겼습니다. 월경 휴가 제도는 일본과 인도네시아에서 시행되고 있으며, 2017년 이탈리아 의회에서도 논의된 적이 있습니다.

안타깝게도 월경 휴가가 법에 명시된 국가의 여성들조차 이 휴가를 별로 사용하지 않습니다. 월경을 문화적, 종교적, 상징적인 이유로 금기시하는 관습이 고스란히 남아 있기 때문입니다. 유감스러운 일입니다. 월경을 금기시하여 여성들끼리 정보를 교환하는 것을 막는 것은 여성의 몸을 가장 효과적으로 통제하는 방법이니까요.

생리대나 탐폰을 구매해야 한다는 사소한 사실은 남성과 여성 사이의 불평등을 명확히 보여줍니다. 여성이 가난하다면 불평등이 더욱 두드러질 것입니다. 유엔인구기금은 거리낌 없이 '월경으로 인한 취약성'을 이야기하며 '수많은 여성이 적은 수입으로 위생 용품을 구입하는 데 겪는 어려움'을 설명합니다. 동시에 '월경으로 인한 취약성'이라는 용어는 생활비에서 위생 용품이 차지하는 재정적 부담 때문에 여성들이 겪는 경제적인 취약성이 높아진다는 점도 포괄합니다. 이러한 재정적 부담에는 생리대나 탐폰뿐만 아니라 진통제를 비롯해 속옷을 새로 구입하는 비용도 포함됩니다.

의료진이 월경을 할 때 고통스럽다고 얘기하는 여성들을 믿지 않거나 사소하게 여기는 일, 월경을 할 때마다 느끼는 부담을 축소하는 일은 절대로 용인될 수 없습니다. 월경의 고통을 덜어줘야 하는 사람들이 도리어 그 고통을 무시하거나 축소하는 일은 어느 여성도 용납해서는 안 됩니다.

월경을 할 때 일상생활을 힘들게 하는 요인은 자궁내막증뿐만이 아닙니다. 어떤 여성들은 심각한 편두통에 시달립니다. 이는 머리 옆쪽을 작은 망치로 '치는' 것처럼 심하게 아픈 증상입니다. 여기에 어지러움, 구토, 소음과 빛에 민감해지는 증상이 더해지고 가끔은 시각이나 신경계 장애가 편두통에 앞서서 일어나거나 동시에 일어나기도 합니다. 의사들은 이를 '월경기 편두통'이라 부르는데, 일상생활에 크나큰 지장을 줄 수 있는 데다 매달 찾아오기까지 합니다. 월경기 편두통을 촉발하는 원리는 월경혈이 배출되는 원리와 동일합니다. 바로 혈액 속 난소 호르몬의 급격한 감소 때문입니다.

피임약을 중단한 주에 편두통을 앓는다면, 어떤 이들은 논리적으로 판단해서 피임약을 중단하지 않고 복용하기로 결정합니다. 그렇게 해서 월경과 편두통을 동시에 없애고 평온함을 찾고자 합니다. 그런데 안타깝게도 어떤 의사와 약사들은 이를 가로막으며, 계속 그렇게 하다가는 큰일날 거라고 위협하거나 피임약을 추가로 처방하기를 거부합니다. 고통의 원흉이라 할 수 있는 이런 교조적 태도에는 아무런 과학적 근거도 없습니다. 앞서 말씀드렸듯이 피임약을 계속해서 복용하는 건 전혀 위험하지 않습니다.

반대로 한 번도 편두통을 겪지 않았던 여성이 피임약을 먹기 시작하면서부터 편두통을 앓는다면 피임약을 반드시 바꿔야 합니다. 피임용 패치와 피임용 질 내 고리를 사용할 때 이런 일이 생기기도 합니다. 실제로 이러한 편두통은 에스트로겐 때문에 촉발된 것이며 뇌졸중 위험을 동반합니다.

 혹시 피임약 때문에 편두통이 생긴다면, 에스트로겐이 없는 피임약이나 IUD 또는 이식형 피임제를 처방해 달라고 요구하세요.

4. 월경이 가까워지면서 우울해지거나
   기운이 없어지는데, 괜찮은가요?

꽤 많은 여성들이 매달 또는 일부 월경 주기 때 월경전증후군(PMS)을 겪습니다. 주기 후반부 며칠 또는 월경을 시작하기 직전에 두통, 어지러움, 극심한 피로, 수면 장애, 불안하고 화나고 슬픈 감정을 겪습니다. 이는 단순한 기분 탓이 아닙니다. 커피를 많이 마시는 사람이 이틀 동안 안 마셨을 때라든가(제가 그렇습니다) 몸이 적응하지 않았는데 갑자기 약 복용을 중단했을 때 느끼는 금단 증상과 비슷한 현상입니다.

월경전증후군 때 일어나는 금단 현상은 황체 호르몬과 관련 있습니다. 혈액 내 호르몬 농도가 급격히 낮아지기 때문입니다. 이는 월경혈의 배출을 유도합니다. 호르몬이 '급락'하면 자궁에 영향이 갑니다. 그리고 뇌와 감정에도 영향을 끼친다는 것 역시 그리 놀랄 일은 아니지요. 영향을 잘 받는 사람들에게 편두통을 유발할 수도 있다는 것은 앞에서 살펴보았습니다. 그 밖에도 호르몬이 급락하면서 영향을 끼치는 방법은 다양합니다. 월경전증후군 기간에 어떤 여성들은 등이나 배가 아프거나, 가슴 통증을 느끼거나, 어지러움, 간질 발작, 천식 또는 포진을 겪을 수도 있습니다.

여성 100명 가운데 5명은 매우 심각한 월경전증후군으로 고생하는데, 요즘에는 이를 '월경전불쾌장애(PDD)'라 부릅니다. 증상이 몹

시 심해서 일상생활을 이어 나갈 수 없는 정도입니다. 이런 여성들은 자신이 월경전불쾌장애를 겪고 있다는 사실을 알지 못하는 경우가 많습니다. 그 이유는 증상에 일관성이 없기 때문입니다. 증상이 한 번에 끝날 수도 있고, 연달아 몇 달 내리 나타나다가 약해지면서 사라질 수도 있고, 그러다 몇 달 뒤 다시 증상이 나타날 수도 있습니다.

 다시 한번 말씀드리지만 가장 간단한 치료법은 월경 주기를 중단하는 것입니다. 이식형 피임제나 호르몬 피임 기구 등 영구적인 호르몬 피임법을 활용할 수도 있고 피임약이나 프로게스틴 제제를 꾸준히 복용할 수도 있습니다. 이러한 방법이 모든 여성에게 효과를 내는 것은 아니지만, 그래도 시도해볼 만한 가치는 있습니다.

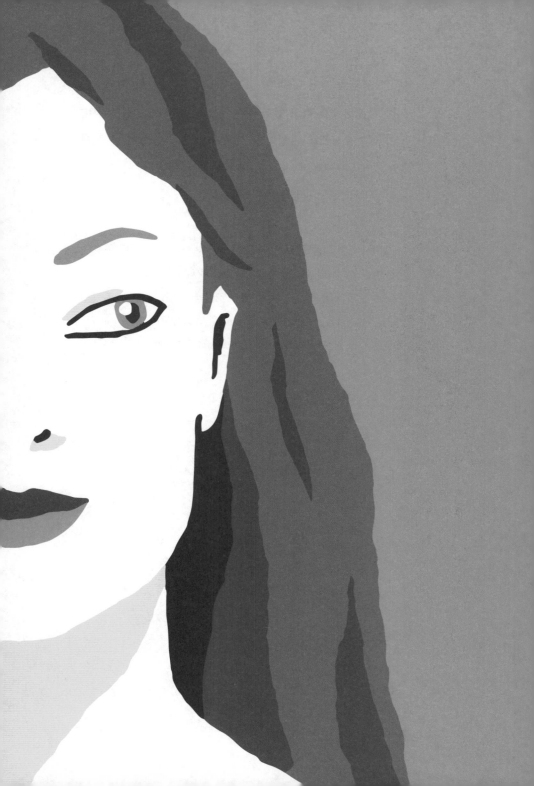

2장

섹슈얼리티에 '정상'이란 없다

섹슈얼리티에 '정상'이란 건 없습니다.
다른 사람에게 피해를 끼치지 않고
당신을 기쁘게 하는 것이라면 뭐든 괜찮습니다.
당신을 고통스럽게 한다면 문제가 있는 것이고요.

첫 경험

1. '정상적인' 여성 성기는 어떤 모습인가요?

오랜 시간 동안 많은 여성들이 제게 이 질문을 해왔습니다. 질문을 받을 때마다 깜짝 놀랐습니다. 이렇게 질문한 여성들의 나이며 사회적 배경, 개인적 상황이 아주 달랐기 때문입니다. 매번 저는 정상이란 것은 없으며, 남성의 성기도 마찬가지라고 답했습니다. 얼굴이나 손처럼 모습이 다양할 뿐이라고요. 우리 몸의 각 부분은 '기관을 찍어내는 틀'에다 '반죽을 부어서' 만들어낸 것이 아닙니다. 우리 몸은 살아 있는 세포들의 총체입니다. 염색체에 새겨진 대강의 '개요'를 따라 발달하긴 하지만 틀에 박힌 방식은 아닙니다. 처음에는 똑같은 세포에서 만들어진 일란성 쌍둥이들조차 출산 시점에는 결코 완벽하게 동일한 모습이 아닙니다.

여성 성기의 해부학적 구조 가운데 눈으로 볼 수 있는 부분은 기본적으로 대음순과 소음순, 그리고 음모로 이뤄져 있습니다. 그리고 여기에 '정상'은 없습니다. 음순의 크기건, 비율이건, 색이건, 형태건 마찬가지입니다. 성기의 해부학적 구조는 태아기(임신 초기 3~4개월)에 형성되기 시작하며 출산 시점이 되면 아주 다양한 양상을 띱니다. 매년 탄생하는 아이들 가운데 소수가 인터섹스로 태어납니다. 다시 말해 성기의 특성이 '남성적'이지도 '여성적'이지도 않은 경우지요. 이 현상에 관해서는 284쪽에서 다시 얘기하겠습니다.

훌륭한 저서인 《질 건강 매뉴얼》(2019)에서 캐나다계 미국인 부인과 의사 제니퍼 건터(Jennifer Gunter)는 여성의 성기를 '교정하는' 수술이 미국에서 증가하고 있다고 밝힙니다. 어떤 여성들은 소음순이 '너무 크다고', 그러니까 대음순보다 더 넓게 퍼져 있다고 생각해서 소음순을 가려야 한다고 생각합니다. 그런데 여성 가운데 절반은 소음순이 대음순보다 큽니다. 이는 비정상이 아닙니다. 인간 신체 구조의 다양한 모습 중 하나일 뿐입니다.

또한 건터는 여성이 수술을 해야 하는지 의사에게 물었을 때 그 의사가 성형외과 의사일 때보다는 부인과 의사일 경우에, 그리고 남성일 때보다는 여성일 경우에 '네'라는 답을 듣는 경우가 많다는 점도 지적합니다. 그런데 소음순은 음낭(고환을 둘러싸고 있는 피부)과 음경의 3분의 2만큼과 동일한 배아 조직으로 만들어진 것입니다. 이 조직의 가장 중요한 역할은 감각이기에 성인 여성의 경우 이 조직은 성생활과 관련이 있습니다. 그러니 건드리지 않는 편이 훨씬 좋습니다.

건터는 여성이 몸에 약간 달라붙는 운동복을 입었을 때 답답하다고 느낀다면 그건 운동복을 잘못 골랐기 때문이지, 외음부 수술을 받아야 하기 때문이 아니라고 분명하게 말합니다. 이어서 타이즈를 입었을 때 더 고상한 분위기를 내고 싶어서 음경을 줄이거나 고환을 깎아냈다는 남성 이야기는 한 번도 들어본 적이 없다고 덧붙입니다.

몇 년 전 저는 몬트리올의 어느 전시장에서 열린 사진전에 갔습니다. 여성의 성기가 드러난 컬러 사진 연작 앞에 여성 두 명이 서 있었습니다. 두 사람이 감상과 비평을 나누는 것을 들었습니다. 어떤 것들

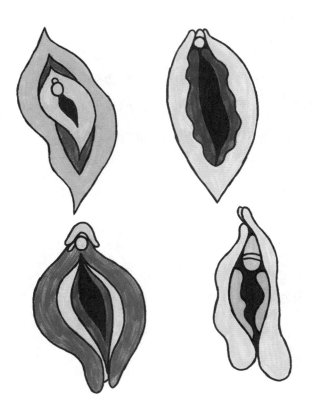

여성의 성기

은 아주 아름답다고 했습니다. 어떤 것들은 그만큼 아름답지는 않다고 했습니다. 또 어떤 것들은 아주 이상하다고 했고요. 그중 한 사람이 일행을 향해 웃으며 말했습니다. "우리 거가 훨씬 맘에 들어." 그리고 저는 롤랑 바르트(Roland Barthes)가 썼던 아주 아름다운 문장을 떠올렸습니다. "좋아한다, 좋아하지 않는다: 이는 어느 누구에게도 중요치 않다. 겉보기에는 아무런 뜻도 없다. 그러나 이 모든 것은 의미한다. 나의 몸은 당신의 몸과 동일하지 않다는 것을."

어느 누구도 당신의 성기를 놓고 '정상적'이지 않다거나 예쁘지 않다고 말하게 내버려 두지 마세요. 성기는 그저 있는 그대로 성기일 뿐이며, 아름다움이라는 '규범'은 문화적으로 구성된 것에 불과하니까요. 고대 그리스 조각상은(몇백 년 동안 예술적인 '규범' 구실을 했지요) 여성의 성기를 아예 표현하지 않았다는 점을 기억하세요. 마치 여성의 성기라는 게 세상에 아예 없기라도 한 것인 양 조각상을 만들어 두었다니까요.

2. 젊은 여성들이 성관계를 맺는 나이가
점점 더 낮아지고 있나요?

프랑스 국립인구문제연구소에 따르면 프랑스에서는 17.5세의 여성 청소년 가운데 절반이 성관계를 맺은 경험이 있습니다. 이는 다른 산업화된 국가들과 맞먹는 수준입니다. 1945년과 비교해본다면 훨씬 이른 나이지만(당시 여성 가운데 절반만이 22세 이전에 성관계를 맺은 반면, 남성의 절반이 18세 이전에 성관계를 맺었습니다), 1979년을 기준으로 봤을 때는 큰 변화가 없습니다. 미국에서는 심지어 정반대 경향이 나타나서 성관계를 처음으로 맺는 평균 연령이 높아지고 있습니다.

첫 성관계 상대를 만나는 장소는 1960년대 이래로 쭉 변화해 왔습니다. 당시 사람들은 주로 댄스 파티에서 상대를 만났습니다. 그리고 처음 성관계를 맺은 상대방이 장래에 배우자가 되는 일이 많았습니다. 30년 전부터는 사람들은 주로 파티장, 학교, 공공장소, 또는 나이트클럽에서 상대방을 만나 왔습니다. 그 상대방과 반드시 평생을 함께하지는 않습니다. 물론 상대방을 어떻게 만나는지는 각자가 속한 사회 환경에 따라 다릅니다. 교육 수준이 높을수록 공부를 하는 도중에 배우자를 만날 확률이 높아지는데, 이 결과는 연구자인 미셸 보종(Michel Bozon)과 윌프리드 로(Wilfried Rault)가 2013년 프랑스 국립인구문제연구소에서 발간하는 저널인 〈인구와 사회(Population et Sociétés)〉에 발표한 논문에 담겨 있습니다.

1960년대 젊은이들과 비교해본다면 첫 만남에 성관계를 맺을 확률은 오늘날 훨씬 더 높아졌습니다. 예전에는 임신할 수도 있다는 두려움과 피임법이 없다는 사실이 첫 만남에서 성관계를 맺는 '위험'을 줄여줬습니다. 오늘날에는 성매개감염병이 성관계를 맺는 데 부담을 주는 요소가 되었습니다.

마지막으로, 이제는 많은 여성들이 (또 남성들도 어느 정도는) '모든 여성의 사명은 임신'이라거나 '아이를 낳지 않는 여성은 불완전하다'고 생각하지 않습니다. 성생활과 임신은 이제 한몸으로 취급되지 않으며, 나아가서는 당연히 해야 하는 일이라 여겨지지도 않습니다. 기쁜 일입니다.

3. 초경을 하기 전에 성관계를 할 수 있나요?

까다로운 질문입니다! 단순히 놓고 보더라도 욕망, 사춘기, 성관계, 임신 가능성, 법적 연령 등이 뒤섞인 문제니까요. 파헤쳐봅시다.

생리적 측면에서 살펴볼까요. 이론적으로는, 남성이건 여성이건 누구나 사춘기가 되면서부터 성관계를 맺을 수 있습니다. 사춘기가 되면 성기가 변화하고 재생산에 적합한 체계가 실행되기 때문입니다. 그런데 어떤 여성은 사춘기가 되었다는 신호가 전부 나타났는데도 월경을 시작하지 않을 수도 있습니다. 앞서 다룬 적이 있습니다만 월경주기가 아직 자리를 잡지 않아서 그렇습니다. 이런 경우에는 월경을 시작하기 전에 성관계를 맺을 수도 있겠지요.

성욕은 어떨까요? 사람마다 대답이 다를 것입니다. 사람은 기계가 아니니까요. 성욕을 같은 성별을 지닌 사람에게 느낄 수도 있고(동성애), 두 가지 성별에 느낄 수도 있고(양성애), 모든 성별에 느낄 수도 있습니다(범성애). 그리고 이는 얼마든지 사춘기 이전에 일어날 수 있습니다. 역사서와 문학, 자서전에 쓰인 이야기들을 보면 사춘기에 이르지 않은 여자아이들끼리, 남자아이들끼리, 또는 여자아이와 남자아이끼리 감정적인 관계, 또 많은 경우 육체적인 애정 관계를 맺을 수 있다는 점이 드러납니다. 설령 당사자들이 이를 꼭 '성적인' 경험이라고 말하지 않더라도 말이지요. 또 어떤 사람들은 성욕이 전혀 없다고 느끼기도 합니다. 이를 두고 무성애라고 합니다. 무성애자인 사람이 성욕을 많이 지닌 사람에 비해 '비정상'인 것은 아닙니다. 무성애도 존재할 수 있는 다양한 모습 가운데 하나입니다. 우리는 모두 다르며, 우리의 욕망도 마찬가지입니다.

법적 관점과 사회심리적 관점에서 살펴봅시다. 대답이 또 달라집니다. 자, 일단 운을 떼보자면 나라마다 성관계가 허용되는 연령이 다릅니다. 예를 들면 캐나다에서는 개인이 자유 의지로 성관계에 동의할 수 있다고 여겨지는 최소 연령이 16세입니다. 성인과 16세 이하 미성년자가 성관계를 맺을 경우 강간과 동일하게 취급되어 법에 따라 처벌을 받는다는 의미입니다. 두 미성년자가 관계를 맺을 경우는 예외로 취급합니다. 다만 두 사람의 나이 차이가 두 살(가장 어린 미성년자가 12~13세일 경우) 또는 다섯 살(가장 어린 미성년자가 14~15세일 경우)을 넘어서는 안 되며, 둘 중 한 사람이 다른 사람에게 강제력을 행사하거나 의존하는 상황이 아니라는 조건을 충족해야 합니다. 이와 같은 조건을 충족할 경우, 12세의 미성년자 두 명은 아직 사춘기에 이르지 않았더라도 성관계를 맺을 권리가 있습니다. 스웨덴에서도 마찬가지입니다.

캐나다, 영국, 에스파냐(이 국가들에서는 16세가 기준입니다), 또는 독일, 이탈리아, 포르투갈(이 국가들에서는 자유 의지로 동의한 성관계를 맺을 수 있는 연령을 14세로 봅니다)과 프랑스 법은 성교 동의 연령을 규정하고 있지 않습니다.*

 2018년 성폭력을 처벌하는 법안을 논의하던 당시, 미성년자와 성인이 성관계를 맺을 경우 동의가 없었다고 간주하는 연령을 몇 살 이하로 설정할 것인지 토론이 벌어졌습니다. 삽입을 하면 자동으로 강간죄가 성립하는 나이를 두고 벌어진 논쟁이었습니다. 법조인들과 의사들은 13세를 제안했으나 정부는 15세로 정하겠다고 단언했습니다. 그 뒤 정부는 의견을 철회하고 동의 능력이 없다고 간주하는 연령 제한도 철회했습니다. 성교 동의 연령을 제시하더라도 최고재판소가 거부할 것을 우려한 것입니다.

2018년 8월부터 적용된 법에서는 15세 이하의 청소년에게 위해를 가했을 경우 "이러한 행위와 관련된 분별력을 갖추지 않은 피해자의 취약함을 어느 정도로 악용했는지에 따라 피해자가 느꼈을 정신적 압박이나 충격의 수준을 판단한다"고 명시하고 있습니다. 따라서 삽입을 할 경우 성폭행이나 강간이 성립될 수도 있습니

---

* 한국은 2020년 미성년자 의제강간죄의 피해자 기준 연령을 13세 미만에서 16세 미만으로 개정했습니다. 프랑스에서도 2021년에 성교 동의 연령을 15세로 규정하는 법안이 가결되었습니다.

다. 15세를 넘은 경우에는 모두 자유로운 동의에 따라 성인과 성관계를 맺을 수 있다고 간주하며 '충격'이라는 개념을 적용하지 않습니다.

이 문제에서는 동의라는 개념이 핵심입니다. 동의를 거부했다는 사실이 성립하지 않는다면(또는 위와 같은 경우, 동의 능력이 없다고 간주되는 연령이 정해지지 않았다면) '강간'도 성립할 수 없습니다. 그리하여 프랑스에서는 강제성을 입증할 수 없는 경우, 성인이 미성년자에게 강요한 성관계는 모두 '강간'이 아닌 '성적 침해'로 판단되는데, 안타깝게도 이런 경우가 많습니다.

4. 꼭 동성애자라는 확신이 없는 경우에도 동성과 성관계를 맺을 수 있나요?

물론이지요. 젠더 정체성과 마찬가지로 성적 취향도 사람마다 다르고 또 많은 경우 삶의 시기마다 다양한 모습을 띱니다. 성욕과 사랑 때문에, 또는 잘 알거나 잘 안다고 믿는 동성의 몸이 안도감을 주어서 동성과 성생활을 시작하는 일도 얼마든지 있을 수 있지요. 또는 양성애자여서 양성 모두와 성관계를 맺을 수도 있습니다. 자신을 '범성애자'라 여길 수도 있습니다. 즉 모든 젠더에 성적으로 이끌릴 수 있다는 뜻이지요.

인생은 깁니다. 자신이 이해하는 방식대로 자신을 정의하는 것은 여성 개개인의 몫입니다. 아니면 정의 같은 건 내팽개치고, 자기 인생을 사는 데 만족할 수도 있지요!

5. 초경을 시작한 직후에 성관계를 맺으면 임신 가능성이 낮다는데, 정말인가요?

안타깝지만 거짓 정보입니다. 이제 막 사춘기에 접어든 여자아이도 처음으로 딱 한 번 맺은 이성애적 성관계에서 임신을 할 수 있습니다. 물론 일찌감치 성생활을 시작하는 모든 여자아이에게 해당하는 것은 아닙니다. 임신이란 우연의 산물이기도 하니까요(이 점은 212쪽에서 다루겠습니다). 그렇지만 얼마든지 임신이 일어날 수 있습니다. 그러니 임신 가능성에 대해서 여자아이뿐 아니라 남자아이에게도 가능한 한 일찍 주의를 주어야 할 것입니다.

초경이 나타났다는 것은 월경 주기가 시작됐다는 뜻입니다. 처음에는 주기가 불규칙한 경우가 많지만, 그렇다고 해서 배란이 일어나지 않는다는 의미는 아닙니다. 그러므로 피임을 하지 않고 이성애적 성관계를 맺으면 임신을 할 위험이 있습니다. 더군다나 주기 중에는 성욕에 변화가 일어납니다. 호르몬 피임법을 쓰지 않는 여성들 가운데 대부분은 배란을 유발하는 호르몬이 급격히 늘어나는 배란기가 다가오면 확실히 성욕이 커집니다. 월경 직후에도 성욕이 커질 수 있는데,

이는 혈액 속 호르몬이 급감하면 일부 여성들에게는 호르몬이 높게 치솟을 때와 같은 효과를 내기 때문입니다.

여자아이가 이성과 성관계를 맺을 경우 임신 위험을 항상 고려해야 합니다. 임신 위험성이 고려해야 합니다. 임신 위험성이 성매개감염병에 걸릴 위험보다 훨씬 높습니다. 실제로 모든 인구가(여성이든 남성이든) 성매개감염병에 걸리는 것이 아니니까요. 단 한 번의 성관계로 감염되는 경우도 있지만, 그래도 확률은 낮습니다. 반면에 프랑스 국립보건의학연구소(INSERM)에 따르면 피임을 하지 않고 이성애적 성관계를 맺은 뒤에 임신을 할 확률은 약 20퍼센트입니다.

여러 명의 상대를 연이어 만날 때는(살다 보면 나이를 불문하고 일어날 수 있는 일이죠) 콘돔에 영구적인 피임 기구(IUD, 이식형 피임제 등)까지 더해 '이중 보호 장치'를 하면 임신과 성매개감염병이라는 두 가지 위험을 막아줍니다. 그래서 아주 나이 어린 여성들에게 성생활 초기에 이 방법을 추천하는 것이지요.

맨 처음 맺는 성관계가 임신으로 이어질 수 있다고 생각하면 부모 입장에서는 무척 걱정스럽겠지요. 그렇지만 청소년들이 피임법을 접하도록 부모가 조치를 취할 수 있습니다.

고등학생이었을 때 지역 병원의 한 의사가 '성병'에 관해 들려주었던 이야기가 떠오릅니다. 당시 이 용어는 가장 흔한 성매개감염병이었던 매독과 임질을 가리키는 말이었습니다. 1960년대에 에이즈(AIDS, 후천성면역결핍증)는 존재하지 않았지요. 그 강연은 원하는 사람만 참석할 수 있어서 부모님들이 참석 허가를 해주어야 했습니다.

그때 저는 두 가지 사실에 놀랐습니다. 첫째, 남녀 공학이었는데도 그 자리에 모인 거의 대부분이 남학생이었다는 점이었습니다. 여자아이들은 부모님이 참석을 허락하지 않았거나, 아니면 애초에 오고 싶은 생각이 없었던 것입니다.

둘째, 그 의사가 임신 위험을 단 한 번도 언급하지 않았다는 점입니다. 임신 위험이야말로 가장 큰 위험인데도요. 저는 이 점을 확실하게 알고 있었습니다. '조심하지 않은 바람에' 결혼했다는 젊은이들 얘기는 주변에서 자주 들을 수 있는 대화 소재였거든요. 동정의 대상이기도 했습니다. 제 부모님은 '여자아이를 임신시킬 수도 있다'는 두려움을 알게 모르게 제게 심어주었습니다. 그러다 나중에야 알았는데, 우리 가족 중에 실수로 임신했던 사람들이 많았다고 합니다.

⟶ 여러분이 사춘기 직전의 아이를 둔 부모라면, 아마 성적인 지식을 알려주기에 아주 좋은 처지라고 하기는 어려울 겁니다. 부모가 이 문제에 개입하지 않기를 바라는 아이들이 많거든요. 그렇지만 아이가 승낙한다면 혼자서 또는 여러분과 함께 오이나 바나나에 콘돔을 끼우는 방법을 익히도록 아이에게 권해볼 수 있습니다. 저는 제 아이들에게 그렇게 했습니다. 그러면 아이들은 재밌어할 테고, 또 아이들에게 도움도 될 겁니다.

또 '사후피임약'(노레보, 레보노르게스트렐, 193쪽을 참고하세요)
이 어떤 용도인지 설명해주고, 설명서를 읽게 할 수도 있습니다. 당
장은 그다지 관심이 없을 수도 있지만, 필요한 때가 찾아오면 기억
이 날 겁니다.

더 나아가 아주 간단하고 유용한 방법을 써볼 수도 있습니다. 저
도 써본 방법입니다. 아이가 14~15세쯤 되면, 선반에다 종이 상
자를 놓고, 그 안에 콘돔 한 움큼과 사후피임약 몇 통을 넣어 두세
요.* 언제 성관계를 맺는지 여러분에게 알릴 필요는 없지만(여러
분과는 상관없는 일이며, 또 입장을 바꾸어 여러분도 언제 성관계
를 맺는지 아이들에게 알리고 싶지 않을 것입니다) 그런 때가 찾
아오거든 필요한 것들을 꼭 갖췄으면 좋겠다고 아이들에게 설명
해주세요. 가끔 가다 상자에 피임 도구가 남아 있는지만 확인해
볼 거라고 얘기해주세요. 그리고 만약 상자가 비어 있으면 내색하
거나 캐묻지 않고 그냥 다시 채워놓겠다고 말해주세요. 아이들이
피임 도구를 스스로 마련할 수 있을 때까지는 그렇게 하겠다고요.
그러면 아이들은 예기치 못한 상황이 벌어졌을 때 약국이나 진료
실로 달려갈 필요가 없다는 걸 알게 될 겁니다. 또 누군가 필요한
사람이 있다면 여기 있는 콘돔과 사후피임약으로 도움을 줄 수도
있을 거라고 얘기해주세요. 아이의 나이와 상관없이 다른 이들과
언제든 연대할 수 있으니까요.

---

* 한국에서는 사후피임약을 구입하는 데 반드시 의사의 처방이 필요합니다.

6. 처음으로 성관계를 할 때 반드시 피가 나오나요?

아니요, 처음 성관계를 했을 때 피가 나오는 경우는 일반적이지 않습니다. 처음 삽입할 때 '처녀막이 찢어져서 피가 나온다'*는 이야기는 여성이 '정해진' 남성하고만 성관계를 맺도록 하고자 수천 년 동안 퍼져 있던 낭설이며 잘못된 생각입니다. 이 낭설대로라면 여성의 질을 (가끔 가다) 막고 있는 자연스러운 막인 '처녀막'은 유년기와 청소년기 내내 '순결을 지키는 마개' 역할을 하면서, '약속한' 남자가 첫날밤을 보내며 '꽃을 꺾어'(끔찍한 표현입니다!) '처녀성'을 앗아 갈 때까지 참을성 있게 기다린다는 겁니다. 일부 문화권에서는 심지어 첫날밤을 보낸 침대 시트를 이튿날 창밖으로 펼쳐 핏자국을 보여주기까지 합니다. 만약에 피가 나오지 않았다면 피를 일부러 묻힙니다. 아마 대부분이 그럴 겁니다.

이런 낭설을 믿는 사람들에게는 안타까운 일이지만, 대부분의 여성들은 성생활을 시작하는 시점에 이미 질 입구 주름이 없고, 처음 삽입을 할 때 피를 흘리지도 않습니다. 질 입구 주름은 원형의 고리 모양이며 섬유질로 이뤄져 있습니다. 이것은 일부 어린 여자아이들의 음문 둘레, 즉 질 입구에 있는데, 때로는 사춘기까지도 남아 있습니다.

---

* '처녀막'이라는 말 자체가 잘못된 관습적 표현입니다. "여성의 질 구멍을 부분적으로 닫고 있는, 막으로 된 주름 또는 구멍이 난 막"은 '질 입구 주름'으로 표기하는 것이 옳습니다.

그렇지만 나이 어린 여성들 대부분은 이 주름이 애초에 없거나 설령 있었더라도 사라진 상태입니다. 그리고 있다고 해도 이는 굳게 닫힌 막이 아닙니다. 질 입구 주름 때문에 월경혈이 밖으로 못 흘러나오는 게 아니라면 말이지요.

몇몇 여성 작가들은(이 가운데는 앞에서 언급한 제니퍼 건터도 있습니다) 질 입구 주름을 '진화의 흔적'으로 여깁니다. 어쩌면 네 발로 이동하거나 땅에 붙어 생활했던 인간의 오래전 조상들에게는 이 주름이 보호 기능을 수행했을지도 모릅니다. 하지만 지금과 같은 모습의 인간에게는 그런 기능을 하지 않습니다. 우리에게는 이 밖에도 조상에게서 물려받은 흔적 기관들이 있는데, '닭살'이 돋게 만들고 또 두렵거나 화가 났다는 표시로 털을 곧추서게 하는(고양이들처럼요) 피부의 돌기나 근육 따위가 그렇습니다. 그렇지만 질 입구 주름은 태어날 때 있다 하더라도(그리고 다시 한번 말씀드리지만, 이는 아주 불안정한 기관입니다) 자라는 동안 신체 활동을 하거나 탐폰을 사용하면서 사라집니다.

'처녀성'은 사회적으로 구성된 것입니다. 만약 아무한테나 처녀성을 빼앗긴다면 결혼하기에 부적절한 몸이 될 것이라고 협박해서 여성을 꼼짝 못 하게 묶어 두는 것이 목적입니다. 이 '순결'이라는 관념은 부유한 백인 여성의 이미지와 연결되는 경우가 많으며 '불결'이라는 관념과 대비됩니다. '불결'은 유색 인종이거나, 가난하거나, 정해진 남성을 위해 처녀성을 '간직하지' 않고 욕망을 표출하는 여성의 이미지와 연결됩니다. 따라서 처녀성은 순전히 남성 중심적인 환상이고, 명백한 불평등을 보여주는 예시입니다. 혼인을 하는 남성에게는 여성과 정반대의 것을 기대하니까요. 혼인하는 남성에게는 '동정'이기보다는 오히려 경험이 많고 여러 여성들과 관계를 맺어본 적이 있기를 기대합니다. '불결'하기는 하나 그 남성을 '남자답게 만들어주는 데' 적절한 여성들과 말이죠.

그러므로 처음 관계를 맺을 때 피가 나온다는 신화는 그저 신화일 뿐입니다. 유난히 폭력적이고 상처를 입힐 만한 성관계가 아니라면 첫 관계에서 무조건 피를 흘린다는 얘기는 생리학적으로 맞지 않습니다.

덧붙여 말하자면 모든 성관계 시 출혈이 일어날 수 있는데, 이 출혈은 고통스러운 것도 아니고 걱정스러운 것도 아닐 수 있습니다. 호르몬 피임법(피임약, 패치, 피임용 질 내 고리, 이식형 피임제, 호르몬 IUD)을 쓰는 사람은 호르몬의 영향으로 자궁 내벽에 가벼운 출혈이 생길 수 있습니다. 그다지 큰일이 아닌 경우가 많으며, 코피 정도로 가벼운 수준입니다. 성관계를 맺고 나서 자연스럽게 출혈이 일어날 수도 있습니다. 삽입과는 상관없이 성행위로 인해 자궁이 이완되어 나타난 결과입니다.

7. '처녀막'을 다시 만들 수 있나요?

일부 외과 의사는 온라인 사이트에 '정상적인' 또는 '파열된' 질 입구 주름 사진을 게시하며 "눈에 보이는 흔적 없이 '처녀막'을 재건해 처녀 상태를 되찾아주는"(정말 문자 그대로 딱 이렇게 써 두었습니다!) 수술, 즉 '처녀막 성형술'을 설명해 둡니다. 지금 이 글을 쓰며 '처녀막 수술'을 검색해서 찾은 온라인 사이트에는 파리의 어느 외과 의사가 이 수술을 하는 데 1,200유로라 밝혀 두고 있네요. 당연히 환불은 불가입니다.

대다수 여성이 애초에 지니지 않았던 기관을 '복원'한다는 이 수술의 과학적 타당성에 마땅히 의문을 던져야 하는 것은 물론이거니와, 여성들이 이런 수술을 감행하도록 등을 떠미는 게 과연 무엇인지 질문해봐야 합니다. 일부 지역이나 어떤 문화권에서는 여성이 저마다 욕망을 지닌 개인으로 여겨지지 않고, 사회적 관습에 순응해야 한다고 강요당하는 게 현실이니까요. 이 사회적 관습은 남성들, 그리고 안타깝게도 그 여성 주변의 수많은 여성들이 따르고 있습니다.

원칙적으로 모든 외과적 행위에는 위험이 따릅니다. '처녀막 재건'은 불필요한 외과적 행위이며, 따라서 근거도 없이 위험을 떠안게 만듭니다. 그렇지만 남성과 가족의 기대에 부응해야 한다며 여성에게 가해지는 압박은 매우 강력합니다. 또 이런 압박은 여성의 욕망, 자유, 건강을 고려하지 않습니다.

이런 수술에 의지하려는 여성들을 평가할 생각은 전혀 없습니다. 다만 이런 여성들을 수입원으로 삼는 외과 의사를 포용하고픈 생각은 별로 없습니다. 이들의 행위는 여성 할례 수술을 하는 외과의사만큼이나 용인할 수 없습니다. 전자와 후자 모두 여성을 향한 폭력에 가담하는 것이니까요.

마찬가지로 결혼을 하려는 여성들에게 '처녀 증명서'를 발급하는 의사들도 용서할 수 없습니다. 이런 서류를 만드는 것은 여성을 대상화하는 과정에 동참하는 일입니다. 더군다나 처녀 증명서는 거짓입니다. 개인의 '처녀성'을 눈으로 확인할 수는 없습니다. 존재하지 않으니까요. 2003년에 의사협회는 처녀 증명서가 "의학적 타당성이 전혀 없"으며 "주변 사람들에게 순응하기를 강요당하는 젊은 여성(특히 미성년자)의 인격과 사생활을 침해하는 행위"에 해당한다고 평가했습니다. 2018년에 유엔인권고등판무관, 유엔여성기구, 세계보건기구는 "의료적으로 무의미하며 고통스럽고, 모욕적이고, 상처를 남기는 이와 같은 행위를 근절할 것"을 촉구했습니다.

욕망

1. 성욕이 생기지 않는데, 정상인가요?

제가 일반의로서 오래 지켜본 환자 중에 마흔이 넘어서야 처음으로 성관계를 가진 여성이 있었습니다. 자신과 비슷한 또래의 여성 그리고 남성과 함께 관계를 맺었는데, 당시에 상대 남녀는 부부였습니다. 그 이후로 이 여성까지 셋이서 함께 살면서 모두 만족하며 지냅니다. 그들을 만나기 전까지 이 여성은 어느 누구에게도 성욕을 느낀 적이 없었습니다.

또 평생 성관계를 맺은 적이 없다가 일흔이 넘어서 관계를 가졌다는 꽤 나이 많은 사람들 얘기도 들었습니다. 젊은 사람들 중에도 성관계를 많이 하다가 어느 순간부터 훨씬 적게 하거나 심지어 아예 안 하는 경우도 보았는데 그들은 이를 전혀 고통스럽게 생각하지 않았습니다.

성욕은 한 사람 안에서도 하루 중, 한 해 중, 생애 중 언제인지에 따라, 또 성격이 어떻게 변하는지에 따라 오르락내리락합니다. 어떤 이들은 스스로 무성애자라고 생각하기도 하고, 성욕이 없다거나 살면서 한 번도 성욕을 느낀 적이 없다고 말하기도 합니다. 섹슈얼리티에 정상이나 비정상은 없습니다. 교조적 주장만 있을 뿐이죠.

2. 피임약이 성욕에도 영향을 주나요?

호르몬 피임법을 쓰지 않는다면 대부분의 여성은 혈액 속 호르몬 변화에 따라 성욕이 자연스럽게 조절됩니다. 이런 변화는 특히 주기 중간과 마지막에 두드러집니다. 그래서 배란기와 월경 시작 직전에 성욕이 치솟는다고 얘기하는 여성들이 적지 않습니다. 또 임신한 여성 가운데 많은 수가 '성욕이 잠잠해지는' 기분이 든다고 얘기합니다. 임신 첫 3개월 무렵부터 그렇기도 하고, 심지어 임신 때문에 피로감을 느끼는 시기에 접어들기 전에도 그렇습니다(반대로 임신이 성욕을 왕성하게 만들 수도 있습니다).

호르몬 피임약을 복용하면 배란이 되지 않는 임신 때와 동일한 몸 상태가 되어 배란이 멈춥니다. 그러니 몇 달에서 몇 년 동안 호르몬 피임법을 사용한 여성들이 '성욕이 0이 되었다'고 투덜거리는 것도 놀랄 일은 아닙니다. 보통은 피임약을 중단한 주에는 성욕을 다시 느낀다고들 얘기합니다. 다른 느낌과 마찬가지로 이를 믿지 않을 이유는 전혀 없지요. 이를 두고 '무의식의 영향을 받은 것'이라고 치부하는 일은 용인할 수 없습니다.

→ 가장 간단한 해결책은 다른 피임약을 고르거나(모든 피임약이 모든 여성에게 동일한 영향을 끼치는 것이 아니니까요), 구리 IUD처럼 호르몬을 사용하지 않는 피임법을 선택하는 것입니다.

3. 호르몬 피임법을 사용하면
  성욕이 감퇴할 수도 있나요?

세 번째 출산을 한 뒤에 호르몬 IUD를 산과 의사에게 시술받은 한 여성이 어느 날 제게 진료를 받다가 이렇게 얘기했습니다(원래 그 여성이 요구했던 것은 구리 IUD였다고 합니다). "절망적이에요. 남편을 여전히 똑같이 사랑하는데도 사랑을 나누고 싶은 마음이 하나도 안 들어요. 부인과 의사는 저더러 망상이 지나치다고 하네요." 저는 호르몬 IUD를 제거하고 그 대신 구리 IUD를 사용해보자고 제안했습니다. 그 여성은 제안을 받아들였고 저는 그 자리에서 바로 교체 시술을 했습니다. 보름 후 그 여성은 예전과 같은 성적 활력을 되찾았다고 전화로 얘기해주었습니다.

벌써 15년 전에 있었던 일입니다. 소셜 네트워크가 생겨난 뒤 호르몬 IUD, 이식형 피임제 또는 그 밖의 모든 호르몬 피임법을 사용했을 때 성욕이 줄어든다는 증언이 빈번하게 등장했으며, 의학계는 이러한 증상이 단순히 상상의 산물이 아님을 인정할 수밖에 없었습니다. 진작에 그랬어야 합니다. 모든 호르몬 피임제 설명서에는 부작용으로 성욕이 감퇴할 수 있다는 설명이 분명히 적혀 있습니다. 제약사들은 이 점을 알고 있고 또 알리고 있습니다. 그런데 어째서 그토록 많은 의사들은 자신이 처방하는 약의 주의 사항을 읽지 않는 것일까요?

4. 여성의 성욕은 오로지 호르몬의 문제인가요?

아닙니다. 이유는 두 가지입니다. 첫 번째는 뇌가 피로와 질병, 괴로움과 갈등, 친밀한 관계와 환경, 음식과 소화 작용, 운동, 더위, 추위, 배고픔과 목마름에 반응하여 감정(두려움, 기쁨, 슬픔)을 만들어내고, 그 감정이 성욕에 영향을 끼치기 때문입니다. 몸 전체와 특히 두뇌에 약리적 영향을 주는 여러 물질도 빼놓아서는 안 됩니다. 알코올, 담배, 약, 마약 등등……. 다시 말해 성욕은 호르몬 외에도 수많은 요인에 의해 조정되거나 강화되거나 억제됩니다. 또 일반적인 시각에서 보자면 우리 뇌에서 벌어지는 모든 일에 영향을 받습니다.

두 번째 이유는 아주 자명합니다. 우리는 모두 다르기 때문입니다. 사람은 저마다 특정한 자극에 예민합니다. 다른 사람의 반응과 나의 반응이 꼭 일치하지는 않습니다. 우리는 사는 동안 내내 문화와 경험의 영향을 받습니다. 자신의 감각과 감정을 인식하고 다른 사람들과 관계를 맺는 것까지 포함해서 말입니다.

어떤 여성들은 임신했을 때 성욕이 없다고 합니다. 또 다른 여성들은 임신 기간 내내 성욕이 강한데, 심지어 출산이 가까워질수록 점점 더 커지는 경우도 많습니다. 거기다 어떤 여성들은 출산을 하는 순간에 오르가슴에 가까운 강렬한 감각을 느꼈다고 말하기도 합니다. 일반화는 설 자리가 없다는 것을 잘 보여주는 사례들입니다.

다른 모든 사안과 마찬가지로, 욕망과 쾌락을 논할 때 유일한 '기준'은 여러분 자신입니다. 월경 주기 중에 성욕이 오르락내리락하는 것을 느꼈다면, 여러분에게는 그게 진실입니다. 다른 여성에게는 아닐 수도 있습니다. 어떤 상황이든 스스로 어떻게 느끼는지만 고려하세요. 다른 사람들이 뭐라고 하는지는 신경 쓰지 마시고요.

5. 여성의 성욕을 높여주는
   '여성용 비아그라' 같은 약이 있나요?

발기를 돕는 약(처음에 나온 건 비아그라였고, 다른 약들도 있습니다)은 한 가지 기능밖에 없습니다. 그 약을 먹은 남성들이 발기하도록 만드는 것이죠(위험 요인을 지닌 일부 사람들에게는 경색을 유발하지만, 이는 지금 이야기하는 주제와는 다른 문제입니다). 남성의 성욕 자체에는 아무런 작용도 하지 않습니다. 발기가 일어나지 않아 무능하다거나 수치스럽다고 느끼는 감정을 딛고 일어서게 해주는 간접적인 도움을 줄 뿐입니다. 즉 음경을 다시 부풀어 오르게 해서 남성의 사기도 함께 높이는 것이지요. 하지만 이것은 그저 유체 역학의 원리를 활용해 만들어낸 효과일 뿐입니다. 자력으로 팽창하지 못하는 것을 혈액의 양을 늘려 팽창시키는 것이지요.

이와 같은 약들이 상업적으로 성공을 거두면서 — 이 약이 정말로 필요한 남성들보다 훨씬 많은 남성들이 약을 처방받고 소비합니다 — 제약사 실험실에서도 같은 생각을 하게 되었습니다. 발기 부전 치료제에 상응하는 여성용 약을 상품화할 수는 없을까? 확실한 시장이 되지 않을까?

문제가 있다면 여성에게 이와 같은 효과를 내는 '유체 역학'의 원리를 발견하지 못했다는 겁니다. 애초에 그런 게 존재하지 않으니까요. 그래서 완전히 주관적이어서 측정하기도 어렵고 '처치'하기도 어려운 현상인 여성의 성욕을 다루는 건 포기하고 말았습니다.

여러 인터넷 사이트에서 그렇게들 '여성용 비아그라'를 내놓습니다. 이런 것들을 사용하는 건 강력히 말리고 싶습니다. 대부분은 위조 약품이며, 독성이 있을 가능성이 있고, 또 어느 면에서 보더라도 기대하는 효과는 얻지 못할 것입니다. 미국 식품의약국에서 시판 허가를 받은 약이 딱 하나 있는데 '성기능 장애가 있는 완경 이전의 여성'을 위한 것이라 아주 특정한 사람들만을 대상으로 하고 있습니다(제품명은 '애디'입니다). 이 알약이 성욕 감퇴를 치료해준다고 하기는 합니다. 그렇지만 성욕 감퇴라는 '질병'은 존재하지 않습니다. 약품 판매를 정당화하려고 지어낸 질병입니다. '애디'라는 제품명으로 판매하는 플리반세린은 사실 항우울제입니다. 자발적인 지원자들을 대상으로 한 실험에서는 연구 기간 동안 복용자들의 성욕을 '소소한'(이렇게 표현했더라고요) 수준으로만 증진시킨 것으로 나타났습니다.

가장 중요한 성감대는 바로 뇌입니다. 여성이건 남성이건 타인에게 성욕을 느끼는 모든 이들은 잘 알고 있습니다. 성욕은 오가는 것이며, 성욕이 사라지는 것은 대개는 당사자 탓도 아니고 호르몬 때문도 아니며 상황 때문이라는 사실을요. 또 상대방에 따라 달라진다는 것도요. 나이가 몇 살이든, 어떤 사람에게는 전혀 성욕이 일지 않았던 여성도 다른 사람에게는 갑자기 성욕을 가득 품을 수도 있습니다. 하지만 성욕이 일지 않는 사람에게 성욕이 생기도록 만드는 약은 없습니다.

즐거움

1. 여자는 어떻게 자위를 하나요?

이 질문에는 제가 대답을 해드릴 수가 없겠군요. 저는 말할 자격이 없으니까요(또 가부장적인 행동이기도 하고요). 그렇지만 제 생각을 말씀드리면, 분명 남자들과 마찬가지로 자위 방법이 '한 가지만' 있진 않을 겁니다. 여성 각자 자신만의 방법을 찾아내겠죠.

많은 페미니스트들이 남성의 도움 없이 혼자 성적 쾌락을 느끼는 것이야말로 여성이 자신의 몸과 즐거움을 발견하는 제일 좋은 방법이라고 여깁니다. 동시에 여성의 권리를 주장하는 행동이기도 하죠. 가톨릭과 정신분석학의 영향으로 프랑스에서는 여성의 자위를 부정적으로 봅니다. 이 둘은 재생산과 관련이 없는 성적 행동(자위뿐만 아니라 동성애나 양성애도요)을 거부하고 주변화하고 낙인을 찍습니다. 그러니 자위는 바로 가부장적 가치를 내팽개쳐버리는 일이지요!

2. 왜 어떤 여성들은 자위를 할 때는 오르가슴을 느끼지만 파트너의 삽입으로는 느끼지 못하는 걸까요?

정신분석학의 창시자인 오스트리아의 의사 지크문트 프로이트(Sigmund Freud)가 질 오르가슴만이 성적으로 성숙했다는 증거라는 주장을 내세운 이래로 정말이지 피해가 막심합니다. 이보다 더한 거

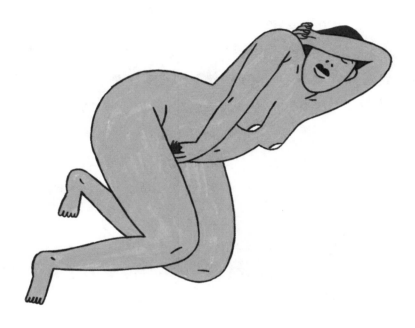

짓말은 없거든요. 프랑스 의학계에 정신분석학이 끼어들어 차지한 (거기다 해롭기까지 한) 위치에 대해서는 이후 다른 장에서 다시 다루 겠습니다(437쪽). 그렇지만 20세기 중반부터 성의학 연구자들은 질 오르가슴 신화, 즉 삽입을 통한 질 자극만이 진정한 오르가슴을 느끼 게 해준다는 신화를 맹렬히 공격했습니다.

이 신화를 어떻게 몰아낼 수 있었을까요? 그야 여성들의 얘기를 들은 덕분이죠! 성생활과 이를 통해 얻는 즐거움에 관해 여성들에게 물어보면 아주 영양가 있는 답변들이 나옵니다. 이를테면 미국 인디애나대학의 성건강증진센터에서 18~94세 여성 2천 명을 대상으로 진행해 2017년 〈섹스와 부부 치료(Journal of Sex and Marital Therapy)〉에 발표한 조사에 따르면, 응답자 가운데 37퍼센트가 클리토리스 자극이 있어야 오르가슴에 이를 수 있었고, 18퍼센트만이 삽입만으로 오르가슴을 느낄 수 있었습니다. 9퍼센트는 삽입을 하며 성관계를 맺을 때 한 번도 오르가슴을 느낀 적이 없었다고 밝혔습니다.

놀라우신가요? 그럴 것도 없습니다. 우리는 모두 같은 방식으로 추위, 더위, 맛, 소리, 냄새, 고통을 느끼지 않습니다. 그런데 대체 왜 모든 여성들이 같은 방식으로 쾌락을 느껴야 한다고 여기는 걸까요? 아마 오르가슴에 이르는 방법은 사람의 수만큼이나 많을 것입니다. 실제로 조사에 응답한 사람들은 다른 요소들이 중요하다고 강조했습니다. 삽입하기 전에 애무하는 데 들인 시간이라든지, 파트너의 배려, 정서적이고 감정적인 친밀감 같은 것들 말이죠.

해부학적 특징이나 감각의 경우와 마찬가지로, 오르가슴에 '정상'이란 것은 없습니다. 개인적인 경험만 있을 뿐이지요. 마음껏 실험해 보세요!

3. 클리토리스란 무엇인가요? 그리고 요즘 들어 클리토리스를 재조명하는 것 같은데, 왜 그런가요?

최소한 르네상스 시대부터 해부학자들은 클리토리스(음핵)를 인식하고 설명했습니다. 그런데 19세기 말부터 의사들은 클리토리스를 하찮게 여겼습니다. 재생산 영역 외에 여성의 섹슈얼리티에 관심이 없었기 때문입니다.

클리토리스는 놀라운 기관이며, 아주 작은 일부만(대음순 위쪽에 자리 잡은 선 부분만) 눈에 보이는 빙산과 같습니다. 클리토리스는 훨씬 더 많은 부분이 몸 안쪽, 질 앞에 숨어 있습니다.

프로이트는 여성이 '남근 선망'을 지닌다고 가정하여 이론을 세웠습니다. 해부학을 공부했다면 음경과 클리토리스의 기원이 동일하다는 사실을 알았을 텐데 말이죠. 모든 배아의 성기는 임신 9주차까지 같은 모습을 띕니다. 그 뒤로 한 주 한 주 지나면서 최종적인 형태를 갖춥니다. 여성에 가까운지, 남성에 가까운지, 또는 인터섹스인지 말이죠. 간단히 얘기하자면, '생식 결절'이라는 공통 기관이 여성 태아에게서는 질 앞쪽에 있는 벽 주위로 차츰 모습을 감추는 반면, 남성

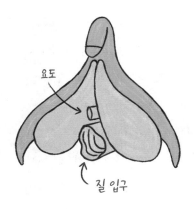

요도

질 입구

클리토리스

태아에게서는 음경 끄트머리로 나와 외부로 드러납니다. 그렇지만 근본적으로 이 두 기관은 같은 조직과 같은 부분으로 이뤄져 있습니다. 두 기관 모두 포피(덮개 역할), 돌기(감각 부위), 해면체, 그리고 성적인 자극을 받으면 피가 몰리는 조직인 뿌리 부분이 있습니다.

남성의 성기와 여성의 성기를 나란히 놓고 보면, 음경은 세 가지 기능을 하는 비교적 덜 발달된 기관이라는 걸 확인할 수 있습니다. 즉 성적 쾌감, 재생산, 소변 배출 기능을 맡습니다. 여성의 성기는 이보다 훨씬 더 특화되어 있습니다. 외음부와 질은 재생산 기능을 맡고, 외음부 바로 위쪽에 나와 있는 요관은 소변을 배출하고, 클리토리스는 쾌감을 담당합니다.

클리토리스는 성적 쾌감만을 위해 존재하는 유일한 신체 기관입니다.

프로이트는 여성의 성에 관해서는 아무것도 몰랐습니다. 여성의 성에 대한 환상을 품고는 당사자들의 판단을 고려하지 않은 교조적 시각을 강요했을 뿐입니다. 20세기 후반이 되어서야 연구자들은 여성들이 무엇을 느끼는지, 어떻게 성적인 반응을 체험하는지에 관심을 두었습니다(이 분야에서 미국의 성의학자 윌리엄 매스터스William Masters와 버지니아 존슨Virginia Johnson의 연구가 선구적이었습니다).

21세기에 들어와 여성들이 자신의 생각과 경험을 좀 더 자유롭게 말하게 되면서 여성의 쾌락은 삽입이 아닌 클리토리스 자극과 관련 있다는 점이 명확해졌습니다. 또 섹슈얼리티에 관한 조사를 살펴보면 대다수의 여성들이 질 삽입보다는 자위나 클리토리스 자극으로 오르가슴에 이르는 경우가 더 많다는 사실이 드러납니다. 그리고 일반적으로 남성과 성관계를 맺는 여성보다는 여성과 성관계를 맺는 여성이 더 많이 오르가슴을 느낍니다.

제가 아는 한, 클리토리스에 관한 최고의 설명은 2018년 11월에 프랑스의 젠더 연구자 오딜 필로드(Odile Fillod)가 테드×파리에서 했던 짧은 강연인데, 제목은 '클리토리스 모놀로그(Le Monologue du clitoris)'입니다. 이 강연에서 필로드는 클리토리스의 형태를 어떻게 연구했는지 들려주고, 그 연구를 바탕 삼아 어떻게 클리토리스를 입체적으로 재현한 3D 모델을 만들었는지 설명합니다.

저는 클리토리스의 '재발견'보다는 여성들이 클리토리스를 재전유하는 것에 관해 더 많이 논의해야 한다고 생각합니다. 개인적이고 상징적이고 정치적인 재전유 말이죠.

4. 지스폿은 모든 여자에게 있나요?

지스폿(G-spot)은 질 앞쪽 벽에 있는 유독 예민한 부위인데 이곳을 자극하면 폭발적인 오르가슴을 유발한다고 알려져 있습니다. 이 지스폿의 존재를 주장한 사람은 에른스트 그래펜베르크(Ernst Gräfenberg)라는 20세기 독일 의사인데, 초기 형태의 자궁 내 피임 장치를 발명한 사람이기도 합니다. 그러나 1950년에 그래펜베르크가 지스폿을 발견했다고 주장한 이래로 지금까지 70여 년간 지스폿의 위치를 찾아낸 연구는 하나도 없습니다.

사실 그래펜베르크가 (그리고 남성 판타지가) 발견한 것은 클리토리스를 자극하는 다양한 방식, 특히 질 앞부분 벽을 통해 자극하는 방식이었던 것으로 보입니다.

다시 말하지만, 모든 여성들은 서로 다르므로, 또 누누이 강조하지만 가장 중요한 성감대는 바로 뇌이므로 자기 몸의 특성과 숨겨진 부분을 탐구하고(도구를 쓰건 쓰지 않건 간에), 또 이렇게 알아낸 것을 마음에 드는 온갖 방법으로 활용하는 일은 각자의 몫입니다. 다른 여성들의 경험과 비교할 필요 없이 말입니다.

고통과 질병

1. 성관계를 할 때 (가끔) 아픈 것은 정상인가요?

어떤 경우에도 아픈 것은 '정상'이 아닙니다. 앞서 얘기했듯, 고통은 무언가 잘못되었다는 신호입니다. 그리고 통증을 느끼는 일 없이 즐거워야 마땅한 활동이 있다면 그건 바로 섹스입니다. 적어도 우리 인간에게는 말이죠. 대부분의 생물에게는 성생활이 즐거운 일이 아니며 성관계를 맺는 시간도 짧습니다. 몇몇 종에게는 치명적이기까지 합니다. 일부 수컷 설치류는 최대한 많은 암컷을 수정시키고 나서 숨을 거둡니다. 또 몇몇 거미류 암컷은 뱃속에 품은 새끼에게 잡아먹혀 죽기도 하죠.

(잘해봐야) 1년에 한두 번 암컷이 발정기에 접어들었을 때만 오로지 번식 목적으로 짝짓기를 하는 침팬지와 달리, 우리 인간과 인간의 사촌인 보노보는 1년 내내 그저 쾌락만을 위해 성관계를 할 수 있습니다. 더군다나 우리가 규칙적으로 성관계를 하려는 까닭도 즐겁기 때문이니까요(이론적으로는요).

그러니 생물학적 기능을 따져봤을 때 기쁨을 느끼기 위한 활동을 하면서 아프다는 건 '정상'이라 할 수 없습니다. 아프다는 것은 무언가 잘못되었다는 뜻입니다. 성관계 방식이 잘못되었을 수도 있고, 성기가 반사적으로 고통을 느껴서일 수도 있습니다(염증이나 외상 때문에 말입니다).

남성에 비해 여성이 성관계를 하면서 고통을 느끼는 경우가 더 많다는 사실에 놀랄 사람은 없을 겁니다. 이런 일이 벌어지는 데는 세 가지 이유가 있습니다. 여성은 성관계를 강요받는 경우가 종종 있고, 여성의 고통은 무시당하거나 멸시당하는 일이 잦으며(월경과 마찬가지로 여성의 성생활도 등한시됩니다), 또 의료진이 통증을 유발하는 원인을 잘못 진단하거나 잘못 치료하기 때문입니다.

성관계를 맺을 때 여성이 아픔을 느끼는 것은 여성의 잘못이 아닙니다. 여성이 '해야 하는 일'을 안 하거나 '해야 하는 대로' 안 해서 아픈 게 아닙니다. 성기는 고통에나 쾌락에나 모두 민감하게 반응하는 기관입니다. 거칠게 다루면 아프기 마련입니다(남자도 마찬가지고요).

쾌락에 대한 민감성은 성생활을 북돋웁니다. 혼자서 하는 것이든, 다른 사람과 하는 것이든 말이죠. 통증에 대한 민감성은 걱정이나 두려움을 낳고 이것이 다시 통증 민감도를 더 높입니다. 다시 말해 위협을 많이 받을수록 사소한 위협에도 점점 더 민감해진다는 뜻입니다. 이렇게 되면 성관계를 하겠다는 생각을 접게 됩니다. 성기는 여느 감각 기관과 마찬가지이기 때문입니다. 공격을 받으면 반사적으로 방어를 하게 되지요.

외음부는 극도로 예민한 부위입니다. 상처를 입을 만한 접촉이 발생하면, 질을 둘러싸고 있는 근육(항문 부위도 함께 둘러싸고 있어 '항문올림근'이라 부릅니다)이 수축합니다. 따라서 강제로 삽입을 시도하면 장딴지에 경련이 일어났을 때처럼 근육이 강한 통증과 함께 수축합니다. 이런 수축이 강렬하게 오래 지속되고 몇 번 되풀이되면, 반사 작용으로 자리 잡아서 조금만 자극을 받아도 반응이 나타납니다. 이게 의사들이 '질경련'이라 부르는 현상인데, 엄밀히 말하자면 이는 근육의 활동이지 '질'에서 일어나는 현상이 아니기 때문에 부적절한 표현입니다.

성관계를 시작할 때 잠깐 스쳐 가는 통증에서부터 그 어떤 삽입도 할 수 없는 지속적인 통증까지 아우르는 질경련은 여성들이 가장 빈번하게 겪는 증상에 속합니다. 수많은 의사들이 이제껏 질경련 증상을 오로지 여성 당사자 탓으로만 돌리면서 이 문제를 오랫동안 경시해 왔습니다. (제일 약하게는) '긴장이 충분히 풀어지지 않아서 그렇다'거나 (제일 심하게는) '파트너를 거세하려는 무의식적인 욕망' 때문이라거나 한술 더 떠 '불감증'이라고 비난하면서 말입니다.

그러나 항문 올림근의 반사적인 수축은 반사적이라는 말에서 드러나듯이 피부를 베이거나 뜨거운 물을 마셨을 때 움찔하는 것처럼 의지와 무관하게 일어나는 반응입니다. 무조건 반사(무언가가 건드렸을 때 눈꺼풀이 저절로 감기는 것, 또는 작은 고무망치로 쳤을 때 무릎에서 일어나는 반사 작용 같은 것)와 달리 질경련은 조건 반사입니다. 다시 말해 어떤 자극이나 상황에 반복해서 노출되면서 생기는 반사 작용입니다. 이 같은 반사 작용은 없앨 수 있습니다. 그렇지만 폭력도, 가부장제도, 죄책감도 끼어들지 않는 방법을 써야겠지요. 그러려면 참을성과 부드러움이 필요하고, 천천히 접촉을 재개해서 회복해야 합니다. 또 성생활의 가장 좋은 친구인 윤활제도 만나볼 필요가 있습니다.

윤활제

질의 윤활 작용은 자연 발생적이며 의지로 통제할 수 없는 현상입니다. 당사자인 여성의 '열의'가 아니라 상황에 따라 달라집니다. 성욕만이 아니라 안정감과 신뢰에 의해서도 촉진됩니다. 스트레스와 두려움은 반대 작용을 합니다. 조급하게 굴어도 마찬가지로 저해되는데, 윤활 작용이 나타나려면 어느 정도 시간이 걸릴 수 있기 때문입니다.

그래서 윤활제가 도움이 될 수 있습니다. 여성이 바란다면 말이죠. 윤활제는 혼자서든 둘이서든 쓸 수 있는데, 마찰과 마찰열을 막아주고 접촉을 수월하게 만들어줍니다. 필요하다면 원할 때 도움을 받아도 되고, 또는 성관계를 할 때마다 활용해도 됩니다.

가장 많이 쓰이는 두 종류는 다음과 같습니다.

식물성 식용유: 분명 부엌에 갖고 계실 테죠. 자연 성분이고, 생분해가 가능하며, 무독성이고, 먹어도 괜찮고, 점막에 닿아도 무방하며, 아주 효과적입니다. 가장 불편한 점은 잘 흘러서(특히 열기가 있으면요) 침구를 더럽힌다는 점입니다. 이것을 사용하려거든 침대에 목욕 수건을 깔아 두세요. 시트를 교체해야 하는 일을 막아줄 겁니다. 식물성 기름의 또 다른 불편한 점은 콘돔과 함께 사용할 수 없다는 것입니다. 기름기가 있는 제품은 라텍스를 무르고 약하게 만들기 때문입니다.

수성 윤활제: 즉 물이 주성분인 윤활제입니다. 마트에 있는 위생 용품 코너를 비롯해 아무 데서나 찾을 수 있을 겁니다. 효과적이고, 콘돔과 함께 사용할 수 있고, 무독성이고, 생분해가 가능하며, 대체로 값이 싼 편입니다. 실리콘을 함유한 윤활제는 훨씬 더 비싼데, 그렇다고 딱히 효과가 더 좋지는 않습니다.

2. 월경통은 아닌 것 같은데 아랫배에 통증이 느껴지는 건 무엇 때문일까요?

통증을 만들어내는 것은 언제나 두뇌입니다. 몸의 다른 부위에서 받아들인 정보를 바탕으로 하여 통증을 만들어냅니다. 통증의 원인이 확인되지 않는다고 해서 그 통증이 상상의 산물인 것은 결코 아닙니다. 느끼는 사람 입장에서 통증은 언제나 진짜니까요. 따라서 의료진 역시 이를 진지하게 다루어야 합니다.

생식기나 흔히들 얘기하는 아랫배 쪽에 통증이 느껴지는 데는 간단히 얘기하자면 세 가지 이유가 있습니다.

근육통: 앞서 다룬 질경련 외에도 복부 근육 전반에 통증이 느껴질 수 있습니다. 몸의 어느 부위가 아픈데 정작 문제는 다른 부위에 있는 경우도 많습니다. 뇌가 언제나 통증을 유발한 기관에서 통증을 느끼는 건 아닙니다. 문제가 있는 건 등인데 아랫배에서 통증을 느낄 수도 있습니다. 요관 폐색에 따른 신장통(콩팥 통증) 때문에 대음순 한쪽이 아플 수도 있습니다. (배꼽 아래쪽 깊숙한 곳에 자리 잡은) '난소'에 느껴지는 통증은 척추에 붙은 요근이 수축하는 일과 연관된 경우가 많습니다.

표면이나(외음부 진균증이나 세균성 질증 등에 의한 염증이 있을 수 있습니다. 330쪽에서 살펴볼 것입니다) **깊은 곳에 발생한 감염 또는 염증:** 나팔관염(나팔관에 발생한 감염)이나 자궁내막증이 있습니다(62쪽을 보세요). 염증성 통증은 근육통을 유발할 수 있습니다. 예를 들어 곰팡이 감염이나 세균성 질증에 의한 염증 때문에 삽입을 할 때 고통을 느꼈을 경우, 질경련이 뒤따라 나타날 수 있습니다.

신경병증성 통증: 신경계 손상이나 기능적 이상으로 생기는 통증으로 신경계 질환입니다. 이런 경우, 원인이 없어도 통증이 생깁니다. 이런 통증은 알람 신호처럼 작동하지 않습니다. 합선이 되는 바람에 아무것도 타지 않았는데 화재경보기가 울리는 경우와 유사합니다. 신경계는 몸 전체에 퍼진 채로 감각이나 고통에 관한 메시지를 전달하는 단순한 '배선 체계'가 아닙니다. 살아 있는 조직이며, 여느 조직과 마찬가지로 스스로 고통을 느낄 수 있습니다.

생식기의 경우를 살펴보면 외음부 통증은 질에 발생하는 신경병증성(따라서 자발적인) 통증으로, 모든 성적인 접촉을 방해합니다. 안타깝게도 많은 의사들이 그 실태를 전혀 모르고 있습니다. 몇몇 연구에 따르면 여성의 10~30퍼센트가 외음부 통증을 앓고 있다고 합니다. 이런 여성들이 진료를 받으러 가면 너무 많은 의사들이 "아무것도 안 보이는데요, 전혀 이상 없습니다"라는 식으로 반응을 합니다. "무의식의 영향을 받아서 그래요"라거나 "심리적인 문제예요"라는 말을 꼭 덧붙이는 건 아니지만, 하나도 다를 바 없는 소리죠.

그렇지만 신경병증성 통증은 상상이 만들어낸 통증이 아닙니다. 신경계 자체가 만들어내는 통증인데, 주로 부상이나 상처가 흉터 하나 없이 완전히 낫고 나서 한참 뒤에 생겨납니다. 이런 통증은 대체로 고통스러우며, 만성 통증으로 자리 잡는 편입니다. 일찍 발견하기만 하면 더 효과적으로 치료할 수 있는 통증이니, 더더욱 안타까운 일입니다. 신경병증성 통증은 언제나 '객관적인' 검사가 아니라 통증을 느끼는 사람의 설명을 바탕으로 하여 진단을 내립니다.

외음부 통증이나 질어귀 통증 또는 클리토리스(에 국한된) 통증이 의심될 경우, 의사는 외음부에서 느껴지는 통증이―주로 화상을 입거나 '전기 충격'을 받은 것 같은 통증이 느껴집니다―3개월 이상 지속되었는지, 또 탐폰 삽입, 성관계, 부인과 진료 등 아주 약한 접촉에도 통증이 느껴지는지를 환자에게 물어야 합니다. 간단한 질문들이지만, 대부분의 전문가들은 이를 묻지 않습니다.

8~15퍼센트의 여성들이 일시적으로든 만성적으로든 이와 같은 통증을 살면서 한 번은 겪는 것으로 추정됩니다. 《질 건강 매뉴얼》에서 저자인 부인과 의사 제니퍼 건터는 북미에서 이러한 증상을 앓는 여성의 절반은 이를 제대로 진단받기까지 평균 세 번의 진료를 거쳐야 한다고 밝힙니다. 프랑스 통계는 확인하지 못했지만, 오늘날 프랑스의 상황을 감안하면 북미보다 훨씬 더 높은 수치일 것이라 생각됩니다.

심지어 의사들이 신경병증성 통증을 유발하는 경우도 많습니다. 우연히, 또는 충격을 줄 만한 상처를 입혀서 말이지요. 외과 수술 이후에 남는 상처처럼 말입니다. 이를 방지하려면 불필요한 상황에서 메스를 사용하지 말아야 합니다. 안타깝게도 프랑스의 산과 의사들은 (또 수많은 조산사들은) 분만 시에 가위로 외음부를 절개하는 회음절개술을 오랫동안—또 지금도 여전히—너무 많이 실시해 왔습니다. 그렇지만 세계보건기구와 학계에서는 이를 삼가도록 권고합니다. '분만의 마지막 단계를 원활하게 한다'는 구실로 벌어지는 이러한 조치는 아무런 소용도 없는 경우가 많기 때문입니다. 이 수술을 하면 분만 이후 몇 달 동안 통증이 남으며, 성생활도 고통스러워지고, 또 때로는 참을 수 없는 수준의 신경병증성 통증을 야기합니다.

> 요약: 여러분이 통증을 느낀다면 다 그럴만한 이유가 있는 것입니다. 무의식의 영향으로 그런 게 아닙니다. 그리고 여러분이 잘못한 것도 없습니다. 계속 진찰을 받았는데도 오랫동안 통증이 계속된다면, 의사가 여러분 얘기를 충분히 사려 깊게 듣지 않은 탓입니다. 또는 단순히 외음부 통증에 관해 아무것도 모르는 의사였을 테니, 다른 의사를 찾아가는 게 더 나을 겁니다.

3. 월경 중에 성관계를 맺으면 위험한가요?

전혀 아닙니다. 월경 중에 사랑을 나누는 게 불쾌하다고 느끼는 여성도 있고 그렇지 않은 여성도 있습니다. 어떤 여성들은 콘돔을 쓰지 않고 이성애적 성관계를 맺고 나면 생리통이 더 극심해지는 걸 알고부터는 월경 중에 성관계를 피하게 됐다고 제게 말했습니다. 꽤나 논리적인 결론입니다. 정액은 자궁 수축을 강화하는 물질인 프로스타글란딘을 함유하고 있기 때문입니다. 이러한 이유로 일부 여성들이 월경 주기 중에 성관계를 맺고 나서 몇 분 또는 몇 시간 뒤에 월경 때와 비슷한 수준의 격한 수축을 종종 느끼는 것입니다.

월경 중에 성생활을 해도 여성 파트너에게든 남성 파트너에게든 해가 되지 않습니다. 월경혈은 '유독한' 것도, '오염된' 것도, '감염된' 것도 아니니까요. 정액이며 침, 땀, 질 분비물이 무해한 것과 마찬가지입니다.

4. 성매개감염병은 어떻게 걸리는 건가요?

이 책에서 성매개감염병을 속속들이 다루기란 불가능합니다. 그래서 저는 기초적인 개념들만 설명하고, 혹시 더 알고 싶다면 다른 책과 자료를 찾아보실 것을 추천합니다.

삽입을 하든 안 하든(인유두종바이러스나 헤르페스와 같은 일부 바이러스는 단순한 피부 접촉만으로도 전염될 수 있습니다) 모든 사람은 성관계를 맺기 시작하면서부터 성매개감염병에 걸릴 가능성이 생깁니다. 가장 좋은 예방법은 남성용이든 여성용이든 콘돔을 사용하는 것입니다.

감염 위험이 가장 높은 사람은 파트너가 여러 명이거나 최근에 파트너가 바뀌었으며 콘돔을 전혀 사용하지 않는 25살 이하의 여성과 남성입니다. 또 세균성 질증을 앓는 여성들도 감염 위험이 높습니다(330쪽을 참고하세요). 이 염증 자체는 전염성이 없지만 성매개감염병

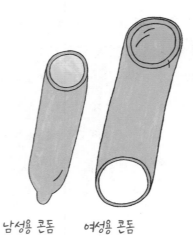

남성용 콘돔   여성용 콘돔

에 쉽게 감염되도록 만듭니다.

이와 같은 질병은 오랫동안 존재해 왔습니다. 매독에 대한 기록은 아주 오래전으로 거슬러 올라갑니다. 이집트의 미라와 빙하 속에 보존된 선사 시대 인간의 몸에서도 매독의 흔적이 나왔습니다. 임균혈증도 예전부터 있었습니다.

간단히 설명하자면, 성매개감염병은 원인이 되는 미생물에 따라 세 가지로 분류할 수 있습니다.

－기생충: 매독, 트리코모나스증 (특정한 항생제로 치료할 수 있습니다.)

－박테리아: 임균혈증, 클라미디아증 (역시나 항생제로 치료합니다.)

－바이러스: 인유두종바이러스(HPV), B형간염바이러스(HBV), 에이즈의 원인이 되는 인체면역결핍바이러스(HIV), 생식기 헤르페스

바이러스(HSV) 등. 앞의 두 가지는 백신이 있습니다. 생식기 헤르페스가 발병할 경우에는 항바이러스 치료제를 쓸 수 있습니다.

에이즈(AIDS)를 유발하는 HIV '치료하기'

HIV 감염을 치료하는 방법이 있습니다. 에이즈 바이러스 보균자가 지닌 바이러스의 양을 현격히 줄이고, 에이즈에 이르게 만드는 면역 억제 작용을 막아서 에이즈 바이러스 보균자가 평범한 생활을 할 수 있도록 하는 방법입니다.

HIV 감염 예방법으로는 'PrEP'(pre-exposure prophylaxis의 줄임말이며, 바이러스에 노출될 위험이 있는 사람들이 미리 약을 복용하는 '노출 전 예방 요법'을 가리킵니다)도 있습니다. 판매 허가를 받은 의약품 설명서에 따르면, 하루에 알약 한 개를 먹는 이 치료법은 다음과 같은 사람들에게 권장합니다:

- 파트너가 AIDS 바이러스 보균자인 사람.
- 여러 섹스 파트너가 있고, 애널 섹스를 하며, 콘돔을 사용하지 않는 트랜스젠더 남성과 동성애자 남성.
- 파트너가 양성애자인 여성.
- 콘돔을 사용하지 않는 성판매 여성.
- 주사기를 타인과 공유하며 마약을 사용하는 사람.

몇몇 성매개감염병은 임신 능력에 문제를 일으킬 수 있는데, 특히 임균혈증과 클라미디아증이 그렇습니다. 전자는 의사를 찾아갈 정도로 눈에 띄는 증상, 예를 들어 소변을 볼 때 화끈거린다든지, 질 분비물이 나온다든지 하는 증상을 일으키는 경우가 많지만, 클라미디아증은 오랫동안 발현되는 증상 없이 만성적인 나팔관 염증을 유발할 수 있습니다. 설령 증상이 없더라도, 이 두 가지 질병은 소변이나 질 분비물을 분석하면 발견할 수 있으며, 적절한 항생제로 치료할 수 있습니다.

➡️ 만약 평상시와는 다르게 부인과나 비뇨기과 증상이 나타난다면 의사가 성매개감염병 검진을 제안해야 합니다. 만약 의사가 제안하지 않는다면, 여러분이 얼마든지 요청할 수 있습니다.

증상이 전혀 없더라도 감염 위험이 있다고 생각하거나 감염되었다는 느낌이 든다면 검진을 요구할 권리가 있습니다. 검진을 요청할 만한 상황으로는 다음과 같은 예를 들 수 있습니다.

- 최근 몇 달이나 몇 주 동안 여러 파트너와 성관계를 맺은 경우.
- 비정기적으로 또는 정기적으로 만나는 파트너가 있으며, 그 파트너에게 다른 파트너가 있다고 생각되는 경우.
- 여러분의 파트너에게 여러분 외에도 다른 파트너가 있었다는 사실을 알게 되었을 경우.

이런 경우에는 진단만 받아볼 것이 아니라, 의료 전문가와 상의할 것을 권합니다. 이 상황에 관한 여러분의 느낌을 이야기하고, 또 검진 결과가 양성인지 음성인지에 따라 여러분이 결정을 내리는 데 도움을 받을 수 있도록 말이죠.

생식기 헤르페스

생식기 헤르페스(또는 외음질 헤르페스)는 두 종류의 헤르페스바이러스 중 하나가 원인이 되어 생기는 바이러스성 질병입니다. HSV-1 바이러스는 구강 헤르페스의 원인이 되는 바이러스인데, 주로 입술 쪽에 '구순 포진'을 일으킵니다. HSV-2 바이러스는 생식기 헤르페스를 유발합니다. 그런데 이 두 바이러스는 구강과 생식기 모두에 증상을 일으킬 수 있습니다. 입을 통해서도 외음질 헤르페스에 걸릴 수 있고, 생식기를 통해서도 구강 헤르페스에 걸릴 수 있습니다.

헤르페스에 걸리면 수포가 하나 또는 여럿 생겨서 음경이나 외음부, 또는 대음순에 있는 피부에 작은 '물집'으로 나타납니다. 이런 물집들은 피부를 뚫고 나오는데, 그렇게 노출된 부위는 무척 아픕니다. 물집 안에 든 액체에는 바이러스가 가득해서 물집이 '돋아나면', 즉 물집이 생기면, 헤르페스가 쉽게 전염될 수 있습니다.

헤르페스바이러스 1형 또는 2형 보균자는 평생을 보균자로 지냅니다. 그렇지만 증상이 나타날 때만 전염성을 지닙니다.

생식기 헤르페스는 아주 고통스러운 성매개감염병이며(아주 예민한 부위에 발생하니까요), 자궁경부암 발병률을 높이는 것으로 보입니다. 물집이 돋는 기간을 줄이는 국부적인 치료법이 존재하나, 이 치료법이 바이러스를 제거해주지는 않습니다.

5. 지속적으로 분비물이 나오는데, 정상인가요?

질이 분비하는 점액은 질 내벽을 보호해줍니다. 마치 우리 몸이 침을 분비해서 입을 늘 촉촉하게 유지하고 눈물을 만들어서 눈과 눈꺼풀이 매끄럽게 움직이게 하고 소화기 전역에서 분비물을 내보내는 것과 마찬가지입니다.

우리 몸에서 외부와 접촉하는 조직인 점막에서는 윤활 작용이 꾸준히 일어나야 합니다. 점막 세포가 만들어진 것도 바로 이 윤활 작용을 위해서입니다. 그러므로 질에서 분비물이 나오는 건 생리적인 현상입니다. 이런 분비물은 아주 어린 시절부터 나오지만, 사춘기에 접어들어 호르몬 균형이 새롭게 맞춰지면서 존재감이 두드러지기 시작합니다. 일부 여성들이 분비물을 불쾌하게 여기게 되는 것도 바로 이 시기지요. 분비물의 양은 일반적으로는 (피임법을 쓰지 않을 경우) 월경 주기 중반일 때 가장 많으며, 호르몬 피임약을 복용하거나 삽입 여부와 관계없이 성관계를 맺으면 변화할 수도 있습니다(늘어날 수도 있고, 줄어들 수도 있습니다). 성적으로 자극을 받으면 질 분비물이 증가합니다. 반대로 일부 약품은 분비물의 양을 감소시킵니다(특히 항우울제가 그렇습니다).

따라서 질 분비물의 양에 '정상'은 없다는 점을 이해해야 합니다. 월경혈이 나오는 양이나 월경을 하는 기간에 따로 '정상'이 없는 것과 마찬가지입니다. 어떤 여성들은 적게 나오고, 또 어떤 여성들은 많이 나온다고 느낍니다. 아주 건강한 상태더라도 말입니다.

그러면 어떤 것이 이상 신호일까요? 분비물 자체의 양이 많을 때가 아니라, 색깔이 변했을 때(감염되었다는 뜻으로 해석할 수 있습니다), 평소와 다른 냄새가 감지될 때, 더 심하게는 분비물에 피가 섞여 나올 때입니다. 트리코모나스증이나 세균성 질증과 같은 질환은 이러한 변화를 유발합니다. 평소와 달리 질이 건조하다면 이 역시 주의를 기울여야 합니다.

어떤 여성들은 분비물이나 성기에서 나는 냄새를 걱정합니다. 하지만 인체에서 나오는 모든 분비물에서는—특히 체모 아래쪽에 있는 샘에서 나오는 분비물에서는—냄새가 나기 마련이며, 이 냄새를 모든 사람들이 동일하게 지각하는 것도 아니고, 청결이나 위생과는 아무런 관련이 없습니다.

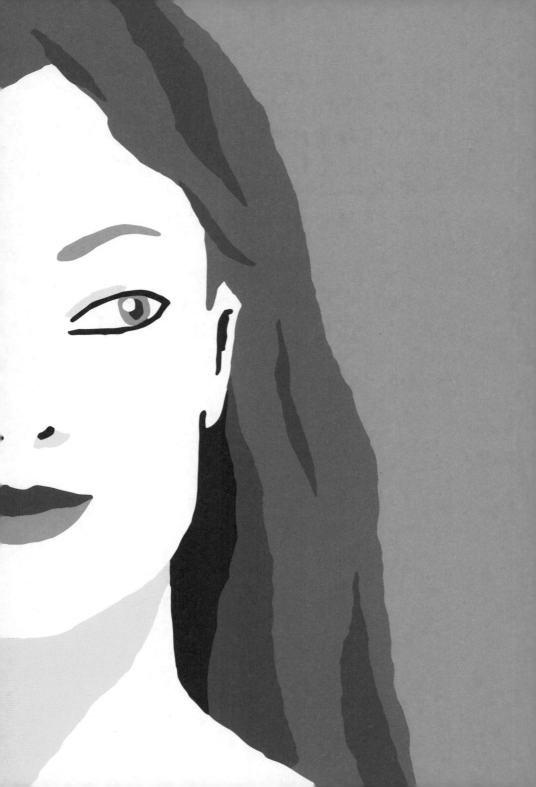

3장

원치 않는 임신을 막는 법

피임의 세 가지 원칙:

1. 임신을 원치 않는다면,

피임을 전혀 하지 않는 것보다는

어떤 피임법이라도 활용하는 편이 훨씬 좋습니다.

2. 여러분이 직접 선택하는 피임법이 가장 좋은 피임법입니다.

3. 딱 한 번 피임했다고 해서 효과가 계속 지속되지는 않습니다.

피임법 고르기

1. 좋은 피임법은 어떻게 고르나요?

남성용보다는 여성용 피임법이 훨씬 더 많습니다. 남성에게 효과가 있다고 검증된 피임법은 현재 세 가지뿐입니다.

- **남성용 콘돔**
- **질외 사정:** 콘돔을 만들 만한 고무가 없었던 1945년 직후 영국에서 가장 많이 쓰인 피임법입니다. 당시 영국 의사들과 영국 국민보건서비스 자료를 보면 이 피임법은 성인 여성과 남성에게 처방됐으며 출산을 통제하는 데 효율적으로 기여했습니다. 프랑스에서는 (인구를 다시 늘리려는 목적으로) 1920년에 법을 만들어 관련 정보를 모두 금지했으며, 의사들은 이 피임법이 쓸모도 없고 효과도 없다고 소개했습니다. 그렇지만 피임을 전혀 안 하는 것보다는 질외 사정이 낫습니다. 그리고 동의 과정을 거친 원만한 커플이라면 이 피임법을 아주 만족스럽게 활용할 수 있습니다.
- **정관 절제술:** 이 수술은 요청하는 성인 남성 모두에게 법적으로 허용됩니다. 4개월의 숙려 기간을 거친다는 조건만 갖춘다면요.* 안타깝게도 이 수술을 받아들이는 외과 의사는 드뭅니다. 입원할 필요 없이 국소 마취만 하면 15분 정도 걸리는 간단한 수술이라는 점에서 이런 실태가 더더욱 안타깝습니다.

---

* 한국에서는 숙려 기간이 따로 필요하지 않습니다.

다른 방법들은 아직은 실험적입니다. 발열 팬티(열은 정자의 생산과 활동을 제한합니다), 호르몬 요법, 정자를 파괴하는 물질을 수정관(고환에서 전립선으로 이어지는, 정자를 전달하는 통로)에 주입하는 방법 등은 아직 상용화되지 않았습니다.

반면에 여성들에게는 선택지가 훨씬 더 많습니다.

· **주기를 관찰하며 배란기를 예측하는 방법:** '자연 주기법'이라고도 부릅니다. 주기가 규칙적이지 않은 여성들이 많기 때문에 모든 여성에게 알맞은 방법은 아닙니다. 그렇지만 일부 여성들은 만족스럽게 활용하고 있는데, 다른 방법을 병행하는 경우가 많습니다(이를테면 콘돔 사용, 삽입하지 않고 섹스하기 등). 의사가 이 방법이 잘못되었다고 말할 만한 근거는 전혀 없습니다.

원칙적으로 월경이 일어나기 14일 전에 배란이 됩니다. 달리 말해보자면 주기가 25일이라면 11번째 날에, 주기가 35일이라면 20번째 날에 배란이 된다는 것이죠. 하지만 우리는 로봇이나 시계가 아닙니다. 즉 이러한 수치는 근사치일 뿐이므로 주의를 기울여야 합니다. 이 방법을 택할 경우, 적어도 배란일로 추정되는 날짜를 기준으로 7일 전과 7일 후까지는 피임 도구를 쓰지 않은 채 삽입을 하는 성관계를 맺으면 안 됩니다. 정자는 나팔관 안에서 최대 5일 동안 생존할 수 있거든요. 제대로 피임을 하려면 기간을 넉넉히 잡아야 합니다.

· **호르몬 피임법:** 피임약, 이식형 피임제, 피임용 질 내 고리, 피임용 패치, 프로게스틴 주사제, 호르몬 피임 기구 등이 있습니다. 이 방

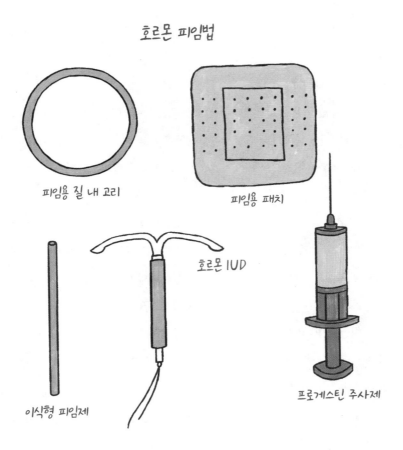

호르몬 피임법

피임용 질 내 고리

피임용 패치

호르몬 IUD

이식형 피임제

프로게스틴 주사제

법들은 모두 자궁 경부를 두껍게 만드는 작용을 해서 정자가 통과하지 못하도록 만듭니다. 일부 방법은 여성의 몸을 '임신 상태'로 만들어 배란을 중단시키기도 합니다. 따라서 호르몬 피임법은 일부 여성에게 임신과 동일한 증상을 일으킵니다. 구토, 가슴 팽창, 허기, 체중 증가, 성욕 감퇴 등입니다. 그렇지만 모든 여성에게 이와 같은 영향이 나타나는 것은 아닙니다.

- **'장벽'을 활용한 피임법:** 살정자(殺精子) 물질을 활용하는 것입니다. 이 물질은 정자가 통과하지 못하도록 막거나 정자를 파괴합니다. 여성용 콘돔, 다이어프램(라텍스나 실리콘으로 만든 작은 컵 모양), 자궁 경부 캡(자궁 경부 형태에 맞게 실리콘으로 만든 돔)이 있습니다.

- **영구적 살정제 피임법:** 구리로 만든 IUD를 쓰는 것입니다. 구리는 정자를 비활성화합니다. 가장 효과적이고도 편안하게 여성의 몸과 조화를 이룰 수 있는 방법입니다. 이식형 피임제나 호르몬 피임 기구보다 효과는 아주 약간 떨어지지만 훨씬 편합니다.

- **나팔관 피임 수술, 또는 '나팔관 결찰술':** 프랑스에서는 2001년부터 이 수술을 요구하는 모든 성인 여성이 수술을 받을 수 있도록 합법화되었으나, 수술을 거부하는 부인과 의사들이 많습니다. 이런 거부 자체가 문제될 것은 없습니다(모든 의사는 의료적 개입을 거부할 권리가 있으니까요). 여성이 자신의 신체를 자유롭게 사용할 권리를 가로막는 폭력적이고 제도적인 방해만 일삼지 않는다면 말이죠.

- **응급 피임법:** 사후피임약(피임하지 않고 성관계를 맺고 나서 5일 안

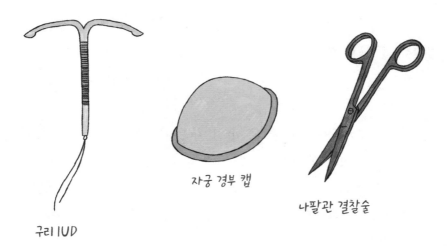

구리 IUD

자궁 경부 캡

나팔관 결찰술

에 사용할 수 있습니다)을 복용하는 방법과, 피임하지 않고 관계를 갖고 나서 5일 안에 IUD를 삽입하는 방법이 있습니다.

2. 피임법이 이렇게나 많은데,
왜 여전히 피임을 하지 않는 여성들이 있는 건가요?

모든 여성들이 다양한 피임법에 관한 신뢰할 수 있는 정보를 접할 수 있는 건 아닙니다. 사회경제적으로 유리한 배경을 지닌 여성들은 상담을 받고 약을 처방받아, 돈을 지불하고 자신에게 알맞은 피임법을 사용할 수 있습니다. 그 밖의 여성들은 단편적인 정보만을 접하는 경우가 많습니다. 2007년 프랑스 국립보건예방 및 교육연구소

(INPES)에서 실시한 조사 보고서 〈프랑스인의 피임〉에도 서술되어 있듯이 피임법에 관한 잘못된 정보들이 많으며, 그 뒤로도 발전이 있었다고 할 만한 근거는 별로 없습니다. 조사 보고서에는 이렇게 나와 있습니다.

- 프랑스인의 22퍼센트와 인터뷰 대상자인 15~20세 청소년 가운데 34퍼센트는 피임약이 불임을 유발할 수 있으며 살찌게 만든다고 생각했습니다.

- 프랑스인의 50퍼센트는 출산 경험이 없으면 질 내 피임 기구를 쓸 수 없다고 생각했습니다.

- 프랑스인의 53퍼센트는 여성이 월경 중에 성관계를 맺으면 임신할 수 없다고 확신했으며, 64퍼센트는 임신 위험이 전혀 없는 날이 있고 주기를 잘 관찰하면 이를 알아낼 수 있다고 생각했습니다(그렇지만 138쪽에서 봤듯, 실상은 이보다 좀 더 복잡합니다).

- '새로운' 피임법을 아는 프랑스인들 가운데 둘 중 한 명은 피임용 패치나 피임용 질 내 고리의 효과가 얼마나 오래 가는지 모르고 있었습니다(패치는 일주일, 질 내 고리는 한 달간 지속됩니다). 또 프랑스인 가운데 열에 여섯은 이식형 피임제가 얼마 동안 효과가 있는지 몰랐습니다(3년입니다).

- 15~20세 사이 청소년 열 명 가운데 한 명은 피임약이 HIV나 성매개감염병을 막아주지 못한다는 사실을 모르고 있었습니다.

- 응급 피임법(사후피임약으로 널리 알려져 있지요)을 안다고 답한

사람들 가운데 3분의 1 이상이 이 방법은 25세 이하 여성에게만 관련이 있다고 생각했습니다. 그리고 응급 피임법의 존재를 알고 있는 프랑스인의 5퍼센트(15~20세 사이 청소년의 15퍼센트)만이 피임하지 않고 성관계를 맺은 뒤 72시간 안에만 (또는 최대 그보다 이틀 더 뒤까지만) 이를 사용할 수 있다는 사실을 알고 있었습니다.

오늘날에도 여전히 모든 사람들이 기본적인 정보를 접하지는 못합니다. 언론을 통해서건 학교에서건 말입니다. 모든 피임법이 모든 여성들에게 평등하게 소개되고 처방되지는 않습니다. 편견은 여전히 남아 있으며, 의료 전문가들이 이러한 편견을 지속시키는 경우도 많습니다. 아직 아이를 낳지 않았다는 이유로 IUD 시술을 거절당했다는 여성이나 담배를 피운다는 이유로 피임약 처방을 거절당한 청소년, 한 달에 두 번이나 처방을 받으러 왔다는 이유로(원래 제한 없이 사용할 수 있는데도 말이죠) 원칙적으로 무상으로 제공돼야 하는 응급 피임법을 처방받지 못했다는 젊은 여성의 증언을 자주 듣습니다. 나팔관 결찰술을 결정했다는 이유로 "정신이 나갔냐"는 말을 들은 여성도 나이에 상관없이 정말 많습니다.

한편 특히 주변에 의사나 약국이 하나밖에 없는 젊은 여성이라면 피임법을 고르기가 어렵습니다. 자신이 피임법을 요청했다는 사실을 의료 전문가가 가족에게 알릴까 봐 두렵다면, 진료를 받거나 피임약을 처방받기가 편치 않으니까요. 가족에게 알려질 수도 있다는 합당한 근거가 있든 없든 말이죠.

원칙적으로 기밀 유지 규정은 아주 명확합니다.(의사들은 이를 '의료상 기밀'이라는 모호한 표현으로 부릅니다. 이 규정은 환자를 보호하려는 것이지, 의사를 보호하려는 것이 아닌데도 말이죠.) 의료 전문가는 환자가 직접적으로 또는 간접적으로 전달한 모든 내용을 발설하면 안 됩니다. 말이나 전화 통화, 필담으로 나눈 대화라든지, 검사 결과, 진단, 치료 내용 모두를 말이죠. 우체국이나 빵집에 가서 이런 식으로 소문을 내는 것도 금지입니다. "저기요, 뒤랑 씨, 어제 배우자/따님/여동생께서 저한테 진찰을 받으러 오셨던데요!"

15살 청소년 입장에서 생각해볼까요. 자신이 아기 때부터 찾아가던 의사에게 피임에 관한 진료를 받아야 한다면 그 의사가 분명 부모님과 같은 편일 거라고 여긴다 해도 놀랄 일은 아닙니다. 환자의 정보를 누설하는 행위는 그 내용이 무엇이든 기밀 유지 규정에 따라 금지된다는 점을 의사가 직접 명확히 밝히지 않는 한, 청소년이 피임약이라든가 인공 임신 중단이 필요하다고 털어놓기 어려울 수 있습니다.

2001년에 프랑스에서는 학교 보건 교사가 사후피임약을 지급할 수 있도록 허용되었습니다. 청소년들이 의약품과 핵심적인 의학 정보를 접하는 동시에, 부모가 접근할 수 없는 곳에서 완전히 신뢰할 수 있는 상대방에게 상담을 받을 수 있게 하려는 취지였습니다. 안타깝게도 의료진의 수가 충분치 않은 지역이 많아, 적절한 피임법에 관해 학교 보건 교사와 상담을 마친 모든 청소년이 의사에게 피임법을 처방받을 수는 없었습니다(이를테면 조산사나 일반의, 또는 부인과 의사에게 질 내 피임 기구를 시술받을 때처럼 말이지요).

여기에 다른 요인이 더해지면 피임법에 접근하기가 훨씬 어려워집니다. 자원이 한정된 상황에서는 일터에 반차를 내고 진찰을 받으러 갈 수 없습니다. 진료비를 내지 못할 형편일 수도 있고, 또 어떤 의료 전문가들은 의료 보조금을 받는 환자의 진료를 불법적으로 거부하기도 합니다. 처방을 받는다고 해도 환불이 안 되는 피임약을(이런 경우가 많으니까요) 살 수 없는 경우도 있지요.

3. 남자가 피임의 책임을 져야 하나요?

몇몇 저널은 남성용 피임법에 관한 연구 진척 현황을 주기적으로 검토합니다. 피임이 여성의 정신적 부담 가운데 상당 부분을 차지한다고 강조하면서 말이죠. 실험이 진행되고는 있지만 새로 상용화된 방법은 아직 없습니다. 남성용 피임법이 상용화되려면 신뢰할 수 있고, 사용하기 편하고, 위험이 없으며(지금 시판 중인 모든 의약품과 마찬가지로 부작용 여부를 시간을 두고 살펴봐야 하지요), 당사자가 바랄 경우 신속하게 피임법을 사용하기 전으로 되돌릴 수 있어야 합니다. 이는 얼핏 들었을 때 느껴지는 것보다 훨씬 더 복잡한 일입니다. 여성용 피임법은 배란의 생리학(배란은 쉽게 중단시킬 수 있습니다)과 사용자의 신체 구조(여성은 신체 구조상 체내에서 다양한 방법을 쓸 수 있습니다)에 바탕을 두고 개발되었기 때문입니다.

남성의 신체 구조에서는 정자의 이동을 막는 간단한 방법 두 가지를 쓸 수 있습니다. 콘돔과 정관 절제술입니다. 하지만 정관 절제술을 쓴다고 해서 정자 생산을 멈출 수는 없습니다. 정자는 지속적으로 생성됩니다. 이를 멈추려면 고환이 정자를 만들지 못하도록 막아야 하는데, 말하자면 일시적으로 '불임이 되게 만드는' 약품을 찾아내야 합니다. 생물학적으로 보면 복잡한 일입니다.

한편으로 '욕망'과 '필요'의 차이도 있습니다. 어떤 남성들은 (기혼이든 미혼이든) 자신의 생식 능력을 스스로 통제하고 싶어 합니다. 여성들의 경우, 원치 않는 임신에서 자신을 '반드시' 보호해야 합니다. 아이를 갖고 싶은 욕망을 비롯해 서로 모든 것을 이해하는 커플이라면 번갈아 가며, 또는 서로 협력해 피임하는 것이 가능합니다. 자연 주기법이나 콘돔, 또는 이 두 방법을 모두 쓰는 경우입니다. 하지만 이런 관계를 맺고 있지 않은 여성이라면 여성 자신이 피임법을 통제하는 일이 아주 중요합니다. 억압적인 가부장제 사회에서는 여성이 피임법에 접근할 수 없거나 아니면 엄격한 통제를 거쳐서만 접근할 수 있습니다. 이런 사회에서는 여성이 임신을 할지 말지, 또 언제 해야 할지를 남성이 결정하기 때문입니다. 그렇지만 원치 않는 임신을 예방하는 일은 남성들에게 맡기기엔 너무나 중요한 문제입니다.

기존 피임법을 개선하고 새로운 방법을 찾아내기 위해 연구를 계속하는 것도 바람직한 일이지만, 이에 못지않게 개인적 차원에서 여성들이 자신의 피임을 통제하는 일 역시 중요합니다. 여성의 자유, 여성의 삶도 마찬가지입니다. 저는 자발적 불임 수술 문제에 관해 프랑스 의료계가 시급히 행동에 나서야 한다고 생각합니다. 자녀를 원치 않거나 더 낳고 싶지 않은 경우에는 자발적 불임 수술이 가장 확실한 해결책이며, 원치 않는 임신이라는 공포와 피임에 대한 정신적 부담에서 완전히 벗어날 수 있는 방법이기 때문입니다. 하지만 안타깝게도, 심지어 법이 이런 권리를 보장하고 있는데도, 여성들이 겪는 어려움은 어마어마합니다(141쪽을 보세요).

4. 청소년에게 금지된 피임법도 있나요?

피임법을 쓰는 데 정해진 '최소 연령'은 없습니다. 임신 가능성이 있는 모든 건강한 여성은 자신이 선택한 피임법을 아무런 조건 없이 제공받을 권리가 있습니다. 어떤 항의와 질문도 받지 않고 말이지요. 여성의 몸과 안전이 최우선입니다. 여성 청소년이 피임 조치를 요청하고자 의료 전문가를 찾아가는 발걸음을 내디뎠다면, 그 행동만으로 이미 본인의 성숙함을 충분히 드러낸 것이지요. 의료진은 이를 의심하거나 청소년의 자유를 제한할 권리가 없습니다.

특정 피임법의 사용 금지 사유(contre-indication)는 사용자의 연령이 아니라 그 방법 자체의 위험성이나 사용 시 어려움과 관련 있습니다. 피임법의 영향을 지속적으로 확인하는 것이 성인 여성에 비해 어려울 수 있는 여성 청소년에게는 영구적 피임법이 가장 효과적입니다. 이식형 피임제나 IUD가 여기에 해당합니다.

99.9퍼센트 효과가 있는 이식형 피임제는 국소 마취를 한 뒤 팔의 피부 아래에 주입됩니다. 최대 4년까지 지니고 있을 수 있습니다. 하지만 여드름이 있는 여성에게는 강력히 말리고 싶은데, 이식형 피임제가 여드름을 악화하는 경우가 많기 때문입니다. 덧붙이자면 국소 마취를 하지 않고 이식형 피임제를 주입하려 한다면 반드시 거부하세요. 절대로 용인해선 안 되는 폭력입니다.

99.5퍼센트 효과가 있는 구리나 호르몬을 활용한 질 내 피임 기구는 교체할 필요가 생기지 않는다면 5~12년 동안 쭉 사용할 수 있습니다. 저는 이를 요청했던 청소년들에게 장치의 생김새를 보여주고, 시술 과정을 설명하고, 통증이 없도록 진통제를 준 뒤에 시술을 했습니다. 이를 두고 불평하는 이는 아무도 없었지요. 몇몇은 자신들이 선택한 시기에 낳은 아이들의 사진을 계속 제게 보내오기도 합니다. 그러나 질 내에 피임 기구를 삽입하는 것은 분명 거슬리는 일이므로 여성은 누구나 연령에 상관없이 이 시술을 거절할 권리가 있습니다.

다른 방법들은—여성용 또는 남성용 콘돔, 다이어프램, 자궁 경부 캡, 피임약, 간헐적 피임법(피임용 질 내 고리, 피임용 패치)—효과를 예측하기가 더 어려운데, 어느 정도 조작이 필요하기 때문에 그렇습니다. 그렇지만 여성이 이를 선택한다면 사춘기 이후로는 얼마든지 사용할 수 있습니다. 우리는 청소년들에게 콘돔의 유용함을 곧잘 가르치고는 합니다. 남성 파트너에게 콘돔을 씌우는 법, 특히 그 남성 파트너가 콘돔을 안 쓰려고 할 때의 사용법을 말이지요. 다이어프램도 사용법이 아주 복잡하지는 않습니다. 그저 신뢰도가 더 낮고, 성매개 감염병을 막아주지 못할 뿐입니다. 하지만 남성 파트너가 모르게끔 여성 스스로 사용하기에 아주 적격이며, 만약 남성 파트너도 스스로 콘돔을 사용한다면 두 가지 예방법이 보장되는 것이지요.

사용하는 사람의 나이와 무관하게 치명적인 위험을 지닌 유일한 방법은 에스트로겐이 포함된 피임법뿐입니다. 에스트로겐은 가족력이나 유전적 요인이 있는 여성에게는 혈관 질환을 유발할 수 있는 호르몬입니다. 대부분의 피임약, 피임용 패치, 피임용 질 내 고리가 이 부류에 해당합니다.

 다음 네 가지 피임법은 에스트로겐을 포함하고 있지 않으며, 아주 어린 여성들을 비롯해 모든 여성들이 아무 위험 없이 사용할 수 있는 방법입니다.
- 프로게스틴 제제
- 구리 IUD
- 호르몬 IUD (미레나, 제이디스)
- 이식형 피임제 (임플라논)

이러한 피임법들은 아주 효과적입니다. 불편한 점이 있을 수도 있고 불쾌한 부작용이 생길 수도 있지만, 심각한 건강 문제를 일으키는 것은 없습니다.

5. 피임을 하려면 꼭 부인과에서 진료를 받아야 하나요?

전혀 그렇지 않습니다. 의사에게 진료를 받지 않고도 여러 방법을 쓸 수 있습니다.

- 남성용 콘돔과 여성용 콘돔은 약국이나 대형 마트에서 자유롭게 구입할 수 있습니다. 호르몬 피임법이나 영구 피임법만큼 효과가 좋지는 않지만 어떤 피임법이든 피임을 하지 않는 것보다는 훨씬 낫습니다. 실제로 많은 여성들과 커플들이 콘돔을 만족스럽게 사용하고 있습니다. 콘돔을 함부로 평가절하하거나 무시해선 안 됩니다. 콘돔은 가능한 선택지의 일부니까요.

- 다이어프램과 자궁 경부 캡은 처방전 없이 온라인이나 약국에서 살 수 있습니다. 가장 중요한 문제는 기구의 치수와 이를 사용자의 개별 신체 구조에 적응시키는 일입니다. 공공 가족계획센터와 가족계획 지부에서 일하는 상담사들이 여러분의 선택을 도와줄 겁니다.

- 응급 호르몬 피임약(노레보나 레보노르게스트렐과 같은 사후피임약)은 처방전 없이 약국에서 구입할 수 있습니다. 미성년자는 학교 보건 교사와 약국을 통해 아무 조건 없이 무상으로 제공받을 권리가 있습니다.

- 피임약, 질 내 피임 기구, 이식형 피임제는 부인과 의사와 마찬가지로 조산사나 일반의도 처방하고 시술할 수 있습니다.

6. 의사나 조산사가 특정 피임법을 강요할 수도 있나요?

아니요. 가장 좋은 피임법은 여러분이 스스로 선택하는 피임법입니다. 의사가 어떤 의견을 지닐 수는 있지만 이건 의사의 몸도 아니고, 의사의 인생도 아니고, 그러므로 의사가 선택할 일도 아닙니다. 피임은 치료가 아니며 피임법을 상담하는 여성은 환자가 아닙니다. 또 설령 환자라고 한들 의료 전문가의 임무는 상담하고 지지하는 일이지 그 여성을 대신해 선택하는 일이 아닙니다. 전문가는 여성에게 피임법을 모두 소개하고 여성이 한 가지를 선택하도록 권한 다음, 그 피임법이 혹시 여성에게 조금이라도 위험하지는 않은지 확인만 해야 합니다.

앞에서 말했듯이, 피임법 가운데 딱 하나 건강에 위협이 될 수 있는 유형이 있습니다. 에스트로겐을 포함하는 피임법입니다(상당수의 피임약과 피임용 질 내 고리, 그리고 피임용 패치가 여기에 해당합니다). 정맥염, 색전증, 또는 경색 위험이 있는 여성은 에스트로겐을 사용하면 안 됩니다. 그러니까 나이를 불문하고 이런 증상을 이미 겪은 적 있는 여성, 어머니나 자매나 이모나 고모나 할머니가 45살 이전에 이런 증상을 앓은 적이 있는 여성, 하루에 담배 한 갑 이상을 피우는 35살 이상의 여성, 이동이 제한적이거나 휠체어를 이용하는 장애 여성, 상당히 과체중인 여성이 해당됩니다. 만약 이 유형에 해당되지 않는다면 에스트로겐을 함유한 피임약을 복용할 수 있습니다. 원치 않는 임신을 하는 것에 비하면 치명적인 위험이 훨씬 덜하니까요!

에스트로겐 피임법과 관련된 위험 요인이 없는 사람이라면 모든 피임법을 활용할 수 있습니다. 안타깝게도 프랑스에서는 상당히 많은 의사들이 피임법을 요구하는 여성들에게 가장 먼저 피임약부터 처방하고 봅니다. 이는 잘못된 선택일 가능성이 큰데, 특히 청소년들이라면 더욱 그렇습니다. 현재 북미와 영국의 부인과 의사 협회에서는 IUD가 청소년들에게 가장 적합한 피임법이라 보고 있습니다. 추적 검사를 할 필요도 없고, 심각한 부작용도 없으며, 효과가 10년까지 지속될 수 있고, 또 몸에 잘 맞으면 완전히 잊고 지낼 수도 있습니다.

저는 르망병원 가족계획센터에 있는 동안 다음과 같은 일을 여러 번 거듭 겪었습니다. 부인과 의사에게 이식형 피임제를 처방받기는 했지만 의사가 시술해주지 않아 찾아온 여성들이 있었습니다. "의사가 시술하고 싶지 않다면서 여기를 찾아가라고 하더라고요." 그래서 저는 그 의사가 이식형 피임제가 자주 유발하는 불편한 점들을 설명해주었는지 물어보았지요. 청소년기에 여드름이 났던 여성이라면 다시 여드름이 돋고, 사용자 가운데 25퍼센트는 반복적인 출혈을 겪고, 초반 몇 달 동안 가슴이 고통스럽게 팽창하며, 체중이 상당히 증가하는 경우가 많습니다. 이는 특히 앞서 임신을 하며 몸무게가 많이 늘었던 여성들에게 그렇습니다. 이렇게 되는 이유는, 다른 피임법과 마찬가지지만 이식형 피임제는 이를 사용하는 사람의 몸을 유독 확실하게 '임신 상태'로 만들기 때문이지요.

어떤 이들은 눈을 휘둥그레 뜨더군요. 지금까지 어디서도, 누구에게서도 이런 사실을 듣지 못했다고 했습니다. 저는 그분들을 안심시켰죠. 억지로 시술할 생각이 없었으니까요. 다른 어떤 방법이 맞을지 같이 찾아보았습니다. 대체로 피임약이나 구리 또는 호르몬을 이용한 질 내 피임 기구(병원 조제실에 여유분이 있었습니다)를 받고서 앞서 처방받았던 이식형 피임제는 제게 넘겨주었습니다. 나중에 이를 마련할 형편이 되지 않는 다른 여성에게 사용할 수 있도록 말이죠.

모든 피임법에는 장점과 불편한 점이 있습니다. 의료 전문가의 역할은 여러분이 특정한 방법을 선택하도록 설득하려 하지 않고 그저 사실대로 장단점을 설명하는 것입니다. 정보를 확인하고 나서, 여러분이 선택하세요. 또 여러분은 언제든 의견을 바꿀 권리가 있습니다. 실제로 오늘 당신에게 맞는 피임법이 내일의 당신에게도 맞는 피임법은 아닐 수도 있으니까요. 5년이나 10년이 지난 뒤의 당신은 지금과 똑같은 사람이 아닐 것이며, 똑같은 생활을 하고 있지도 않을 것입니다. 피임법을 여러분에게 맞춰야지 그 반대가 되어서는 안 됩니다. 그게 합리적이죠.

7. 피임 때문에 발육에 문제가 생길 수도 있나요?

사춘기에 이른 여성은 성장을 마친 셈입니다. 피임을 한다고 해서 크게 달라질 것은 없습니다. 호르몬을 사용한 피임약을 복용하면 뼈의 강도에 악영향을 끼칠 수도 있다는 얘기가 이곳저곳에서 들리고는 하는데, 그건 거짓말입니다. '외부'에서 만든 합성 호르몬을 복용하더라도 이를 복용하는 사람의 신체에는 아무런 간섭이 일어나지 않습니다. 스스로 만들어낸 호르몬이 조절하고 있으니까요.

8. '너무 일찍' 또는 '너무 오랫동안' 피임을 하면 불임이 될 수도 있나요?

그런 일은 절대로 없습니다. 장벽을 활용한 피임법은 정자가 지나가지 못하도록 막습니다. 살정제를 이용하는 피임법은 정자를 비활성화하거나 파괴합니다. 호르몬을 이용한 피임법만이 여성의 신체에 영향을 끼칩니다. 여성의 신체를 '임신 상태'로 만들어서 자궁 경부에서 나오는 분비물의 농도를 진하게 만들고(박테리아가 지나가는 것을 막기도 하지만, 그와 동시에 정자가 자궁으로 진입하는 것도 막습니다) 또 배란을 중단시킵니다. 여성이 임신했을 때 몸에 일어나는 변화와 동일합니다. 따라서 피임약을 복용하면 불임이 된다고 말하는 것은 임신을 하면 불임이 된다고 말하는 것이나 다름없습니다.

여성 청소년은 아주 일찌감치 피임을 시작할 수 있으며, 미래를 전혀 걱정하지 않아도 됩니다. 통계로 보자면 피임약을 복용하는 것이 (심지어 에스트로겐을 함유한 피임약조차 말이지요) 원치 않는 임신을 하는 것보다 덜 위험합니다. 프랑스 국립의약품건강제품안전청에 따르면 피임약을 복용하지 않는 여성의 혈전증(정맥염, 폐색전증) 발병 확률은 1만 분의 1 이하라고 합니다. 2세대 피임약을 복용하는 경우, 위험성은 1만 분의 2로 높아집니다. 3세대 피임약의 경우, 1만 분의 4 이하입니다. "(이와) 비교해보자면, 임신 중인 여성은 1만 명 가운데 6명꼴로 혈전증 발병 위험이 있습니다"라고 국립의약품건강제품안전청은 강조합니다. 임신이 여성 청소년에게 끼치는 심리사회적인 영향과 경제적인 여파는 군이 말할 필요도 없겠지요.

더군다나 지금으로서는 피임법을 한 번도 써본 적 없는 여성과 사용한 적 있는 여성의 임신 능력에 차이가 없습니다. 또 피임약을 복용한 여성과 IUD를 시술한 여성을 비교해보면 임신 능력에 차이가 나지 않습니다.(IUD를 더는 '불임 장치'라 불러서는 안 될 겁니다. 이 장치 때문에 불임이 되진 않으니까요.) 피임법을 사용하기 시작한 연령이나 사용 기간을 살펴보더라도 마찬가지로 차이는 없습니다. 15년 동안 피임약을 복용하고 아이를 가지려 하는 30세 여성은 2년 동안 피임약을 복용한 30세 여성이나 한 번도 피임약을 복용한 적 없는 30세 여성과 임신 확률이 동일합니다.

피임에 대해 '비난'할 만한 점이 있다면(이 비난이라는 것도 순전히 상대적이지요) 그것은 피임이 사용하는 사람의 임신 능력을 제대로 확인할 수 없게 '감춘다'는 점입니다. 임신을 하는 데 어려움이 있더라도 성생활을 시작할 때는 그런 사실을 모를 수 있습니다. 그 상태에서 피임을 하고 지내다가 몇 년이 지나고 나서야 사실을 알게 되는 거지요. 바로 이런 상황이 벌어지는 탓에 일부 사람들이 '피임약을 먹으면 불임이 된다'고 믿게 되었을 수 있습니다.

피임약

1. 피임약을 처방받으려면 알몸으로 진료를 받고 채혈을 해야 하나요?

아닙니다. 피임약을 처방받는 데는, 특히 청소년이라면, 부인과 검진이 필요하지 않으며 심지어 권할 만한 일도 아닙니다. 이건 개인적인 견해가 아닙니다. 세계보건기구와 영미권과 북유럽의 대학병원 부인과에서 내놓은 의견이며, 또 프랑스의사협회가 2007년 4월에 보고서를 발표하며 명확히 밝힌 지침이기도 합니다. 안타깝게도 일부 부인과 의사들은 그 보고서를 읽지 않았지만요.

피임약을 복용해선 안 되는 금기 사유를 찾아내는 데는 몇 가지 질문으로 충분합니다. 옷을 벗고 부인과 검진을 받을 필요도 없고, 의무 사항도 아닙니다. 건강 상태가 좋고 아무런 증상이 없다면 전혀 그럴 필요가 없습니다. 가슴 검사 역시 필요 없습니다. 딱 하나 도움이 되는 일이라면 동맥 혈압을 측정하는 것입니다. 자, 끝! 이게 전부입니다. 35세 이하라면 흡연을 하는지 질문할 필요조차 없습니다. 흡연은 금기 사유가 아니니까요. 담배를 피우는 청소년에게 피임약 처방을 거부하는 의사가 있다면 직업인으로서 실수를 저지르는 것입니다. 17살에 임신을 했을 때 따르는 위험은 담배와 관련된 위험보다 훨씬 더 크니까요.

채혈에 관해서라면 특히 다음 사실을 강조하고 싶습니다. 즉 피임약을 복용하는 여성에게 콜레스테롤 측정은 아무 의미가 없다는 것입니다. 심혈관계 위험 요인이 전혀 없고, 이런 위험을 지닌 가족력도 없는 사람에게 콜레스테롤 수치를 조절하는 일은 아무 의미도, 효과도 없습니다. 그저 당사자에게 염려만 끼칠 뿐입니다. 실제로 콜레스테롤 수치를 낮추는 조치는 심장 질환이나 경색을 겪었거나 흡연 경험이 있는 55세 이상 남성에게만 적합합니다. 그 밖의 사람들에게는 콜레스테롤 저하제가 이롭다고 증명된 적이 없습니다.

피임약에 함유된 합성 호르몬은 생리학적인 원리로 혈액 내 콜레스테롤 농도를 높입니다. 우리 간이 만들어내는 콜레스테롤은 혈액 속에 있는 호르몬을 소화 기관에서 세포까지 운반하는 역할을 합니다. 피임약을 복용하면, 그러니까 호르몬을 섭취하면 호르몬을 운반할 수 있도록 콜레스테롤 분자 수가 증가합니다. 피임약 복용을 멈추면 콜레스테롤도 줄어듭니다. 이렇게 콜레스테롤이 증가하는 것은 일시적인 현상이며 심장 질환을 초래할 위험은 없습니다.

따라서 피임약을 처방해 달라고 요구할 경우, 의료 전문가는 여러분의 혈압을 측정하고 개인적인 위험 요소와 가족력을 확인해야 합니다. 만약 문제가 있다면(혈압이 너무 높다거나, 아버지가 40세에 정맥염을 앓은 전력이 있는 등), 의사가 '혈액 응고 검사'를 요구할 수 있습니다. 검사 결과가 나오기 전까지는 에스트로겐이 없는 모든 피임약을 비롯해 이식형 피임제를 처방받을 수 있습니다.

문제될 만한 게 없다면 의사한테서 다양한 피임법과 각각의 장단점에 관한 설명을 들은 다음, 아무 피임약이나 처방받을 수 있습니다(또는 피임용 질 내 고리나 피임용 패치도요). 그리고 당연한 얘기지만, 원한다면 IUD를 선택할 수도 있습니다.

2. 피임약을 복용할 때는 담배를 피우면 안 된다는 게 정말인가요?

여러분의 흡연을 의사가 '금지'할 수는 없습니다. 다만 피임약은 엄연한 의약품이지요. 그러니 부작용도 생길 수 있고, 복용하는 데 제약이 있기도 하며(동일한 피임약이라도 사람에 따라 안 맞을 수도 있고 수용할 수 있는 정도가 다릅니다), 위험할 수도 있습니다. 일부 여성의 경우, 에스트로겐을 함유한 피임약이 혈관 속 혈전 발생 위험을 높이면서 혈전으로 인한 증상을 유발할 수 있습니다(폐색전증이나 뇌혈관계 질환 등). 이런 증상이 발생할 수 있는 '위험군'에 해당하는 여성은 다음과 같습니다.

- 35세 이상이며 지속적으로 흡연하는 경우.
- 기존에 정맥염이나 혈액 응고 질환을 앓은 경우.
- 가족 구성원 가운데 45세 이전에 정맥염이나 뇌혈관 질환을 앓은 사람이 있는 경우.
- 휠체어를 사용하거나 이동이 제한적인 경우.

일부 피임약은 다른 피임약에 비해 뇌혈관계 질환을 유발할 가능성이 더욱 높습니다. 특히 '3세대, 4세대' 피임약이 이에 해당하며, 이 가운데 유독 시프로테론(제품명으로는 다이안느35와 관련 약품)이나 드로스피레논(야스민과 관련 약품)을 함유한 피임약이 그렇습니다.

이 밖에도 담배와 연관된 위험은 35세를 넘기면서부터 높아집니다. 따라서 흡연을 하는 젊은 여성에게 피임약 처방을 거부하는 것은 무책임한 처사입니다. 자신의 뜻에 어긋나는 임신을 하는 것이 여성에게는 가장 위험한 일이니까요.

3. 월경 사흘째에 피임약 복용을 시작해야 하는 건 무슨 까닭인가요?

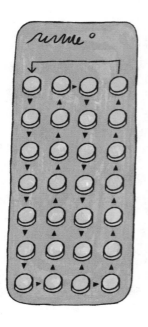

꼭 그럴 필요는 없습니다. 이 규칙은 과학적인 타당성이 전혀 없습니다. 주기 중 언제라도 피임약 복용을 시작할 수 있습니다. 그리고 이를수록 좋겠지요. 피임약의 목적은 임신을 막는 것이니까요.

어떤 의사들은 주기가 시작한 직후에 (월경 셋째 날이나 넷째 날에) 피임약을 복용하기 시작하라고 권합니다. 그렇게 해야 해당 여성이 확실히 임신을 피할 수 있다고 주장하며 말이죠. 그렇지만 모든 여성들의 주기가 규칙적인 것은 아닙니다. 어떤 여성들은 주기가 아주 길고 예측할 수 없습니다. 그런 이들에게 다음 월경 때까지 기다렸다가 피임약을 복용하라는 것은 피임약을 복용하기 전에 배란을 한번 하도록 기다리라는 뜻이며 따라서 임신 위험을 부담하라는 뜻입니다. 이는 우리가 바라는 바와 반대되지요.

→ 피임약을 처방받는 경우, 여러분이 임신을 하지 않았다는 합리적인 확신이 있다면 처방받은 바로 그날부터 복용을 시작하세요. 끝, 이게 전부입니다. 7일 후부터 완전히 효력이 생깁니다. 그때까지는 콘돔을 사용하세요.

→ 의심스러울 때는 처방을 받은 날에 바로 임신 테스트를 해보고, 이후 보름 동안 콘돔을 사용한 다음 한 번 더 임신 테스트를 해보세요. 두 번의 임신 테스트 결과가 모두 음성으로 나오면, 두 번째 테스트를 한 날부터 바로 피임약을 복용하세요. 그동안 월경을 시작하지 않았더라도 말이지요.

4. 피임약을 먹으면 정기적으로 진료를 받아야 하나요?

아닙니다. 건강한 여성은 진료를 받을 필요가 없습니다. 피임약을 복용하고 있더라도 말이지요. 의사가 처방전을 재발급하기 전에 해야 하는 일은 여러분과 상의를 하면서 피임약이 잘 맞는지, 보통 때와 다른 증상은 없는지 확인하는 게 전부입니다. 이게 끝입니다.

→ 피임약 처방전은 1년 동안 유효합니다. 그리고 약국에서 6개월 더 연장할 수가 있습니다. 그러므로 의료 전문가의 도움을 받지 않아도 18개월 동안은 피임약을 복용할 수가 있습니다.*

→ 건강한 여성들에게 권할 만한 유일한 검사**는 25세 이상부터 3년에 한 번씩 하는 자궁 경부 세포진 검사와(318쪽을 확인하세요) 50세 이상부터 2년에 한 번씩 하는 유방 촬영 검사입니다(397쪽을 확인하세요). 그 밖에 다른 검사는 여러분의 나이가 몇 살이건 과도하고 불필요합니다. 여러분이 잘 지내고 또 아무 증상이 없다면 말이죠. 또 부인과 검사는 절대 의무가 아니라는 점을 명심하세요. 여러분은 얼마든지 거절할 수 있습니다. 검사를 받는 건 치료의 전제 조건이 절대 아니니까요.

---

* 한국에서 처방전의 유효 기간은 피임약이든 아니든 기본적으로 3~7일이고 길게는 14일까지입니다.
** 한국에서는 만 20세 이상인 여성에게 2년 간격으로 국가 검진을 지원하고 있습니다.

5. '몸이 제대로 기능하도록' 1년에 한 번은 피임약 복용을 중단해야 하나요?

가족계획센터에서 일하던 무렵에 자주 듣던 질문입니다. 이 어리석은 '조언'이 당시 일부 부인과 의사들 사이에 퍼져 있었습니다. 이 '조언'은 원치 않는 임신을 양산하곤 했지요. 휴가를 보내고 친밀한 관계를 맺기에 좋은 여름에 피임약을 '중단'할 것을 여성들에게 요구했습니다. 여름이 끝난 9월에 임신을 한 여성들은 말하자면 자신들의 임신 능력을 '증명'한 셈이었죠. 당사자들은 이런 식으로 증명하는 일 없이, 임신을 하고 싶지 않았을 테지만 말입니다.

6. 피임약이 몸에 맞지 않을 수도 있나요?

어떤 여성들은 피임약을 먹기 시작하면서, 또는 일정 기간 복용한 뒤에 아주 불쾌한 증상을 겪습니다. 구역질, 가슴이 팽창하는 증상, 허기, 졸음, 우울감……. 이에 관해선 앞서 얘기를 했지요. 호르몬을 사용하는 피임법 가운데서도 프로게스틴을 활용한 피임법은 이를 사용하는 사람의 몸이 이미 임신 상태에 접어들었다고 생각하게끔 만들어 덩달아 배란도 중단시킨다고 말이죠.

피임약이 임신 상태를 모방하다 보니 피임약을 복용하는 사람은 임신한 여성과 유사한 증상을 경험할 수밖에 없습니다. 경구 피임약이 처음 판매되기 시작한 1960년대에 썼던 고용량 피임약이 유독 그랬습니다. 용량이 높을수록 '임신 징후'도 강하지요. 수십 년이 흐르면서 피임약의 용량도 낮아졌고 부작용이 발생하는 일도 드물어졌습니다. 하지만 여성들은 모두 다르기 때문에 특정 피임약에는 부작용을 겪는 여성이 다른 피임약에는 부작용을 겪지 않을 수 있습니다. 시중에는 피임약이 많이 나와 있으므로 여러분에게 맞는 피임약을 어렵지 않게 찾을 수 있을 겁니다.

7. 피임약을 복용할 때 질이 건조해지는 건 어쩔 수 없나요?

질 건조증은 오래전부터 알려져 있던 부작용이며 주의 사항에도 써 있습니다. 일부 여성들에게 호르몬 피임법은 자연스러운 윤활 작용을 감소시켜 질 건조증을 유발하고 성관계를 하기 어렵게 만들거나 고통스럽게 만듭니다. 이런 고통을 겪은 여성들이 설명하길 비(非)호르몬 피임법을 쓰다가 피임약으로 넘어가고 나서 며칠이나 몇 주쯤 지나서 불편한 증상이 나타난다고 합니다. 피임약을 한 주 쉬는 동안에는 건조한 느낌이 덜한 경우가 많다고 얘기합니다. 이들의 얘기를 귀담아들어야 합니다. 이들 당사자의 몸에서 벌어지는 일이니까요!

일시적인 건조증이라면 윤활제를 바르는 것이 해결책이 될 수 있으며(120쪽을 참고하세요), 피임법을 바꾸는 것도 한 방법입니다. 얼마든지 바꿀 수 있고, 게다가 당사자가 바란다면 말이지요. 사용 중인 피임법에 에스트로겐과 프로게스틴이 모두 들었다면('복합' 피임약, 피임용 질 내 고리, 피임용 패치), '프로게스틴이 덜 들어간' 피임약이나 '에스트로겐이 더 들어간' 피임약으로 바꾸기만 하면 됩니다. 프로게스틴만 든 피임법을 쓰고 있을 경우(이식형 피임제, 호르몬 피임 기구, 프로게스틴 제제), 에스트로겐을 활용한 피임법으로 바꾸거나 질의 기능에 영향을 끼치지 않는 구리 IUD로 바꾸는 편이 바람직합니다. 어떻든 간에 질 건조증은 결코 여러분의 기분 탓이 아니며, 의사는 이 문제를 해결할 수 있도록 도움을 주어야 마땅합니다.

8. 피임약이 암을 유발하나요?

피임약이든 다른 방법이든, 호르몬 피임법은 난소암과 자궁내막암이라는 두 가지 암을 막아주는 것으로 보입니다(거듭 말하는데, 막아주는 것입니다). 오래전부터 알려진 사실이죠. 실제로 이 두 가지 암은 월경 주기가 반복되면서 세포가 증식하는 것과 관련이 있습니다(이때 암세포도 함께 증식하는 경우가 많죠). 평생 임신한 경험이 두 번 이상인 여성은 임신 경험이 없는 여성에 비해 위의 두 가지 암이 발병할 확률이 적습니다. 호르몬 피임법을 이용해 몇 년 동안 월경 주기를 중단시키는 여성들 역시 동일한 예방 효과를 누립니다.

반면 국제암연구소(IARC)가 2005년에 실시하고 2012년에 발표한 연구에 따르면 일부 호르몬 피임법(피임약, 피임용 질 내 고리, 피임용 패치)에 쓰이는 에스트로겐은 유방암, 자궁경부암, 그리고 간암 발병 빈도를 다소 높일 수 있습니다.

유방암은 특히 '위험군' 여성들과 연관이 있습니다. 가족 구성원 가운데 이른 나이에 암에 걸린 사람이 있는 여성, BRCA1과 BRCA2 유전자* 돌연변이를 지닌 여성이 여기에 해당합니다. 후자의 경우에는 유방암이 40세 이전에 일찍 발병할 확률이 높습니다.

그러면 에스트로겐 없이 프로게스틴만 든 호르몬 피임법만 사용하도록 권해야 하지 않을까 생각할 수도 있습니다. 하지만 그렇게 쉬운 문제가 아닙니다. BRCA1과 BRCA2 유전자 돌연변이를 지닌 여성들은 난소암 발병 위험도 훨씬 높습니다. 그러면 이런 여성들은 난소암을 예방하도록 에스트로겐을 사용해야 할까요, 아니면 유방암 발생 위험을 억제할 수 있도록 에스트로겐을 사용하지 말아야 할까요?

장단점을 따져봐야 합니다. 여러분이 이런 상황에 놓인다면 다음 내용이 결정하는 데 도움이 될 것입니다. 유방암 발병 위험은 피임약을 중단하고 10년이 지나면 사라집니다. 반면에 난소암을 막는 효과

---

* BRCA는 유방암 유전자(Breast Cancer gene)의 약자로 BRAC1과 BRAC2로 나뉩니다. BRCA는 본래 유방암 생성을 억제하는 유전자인데, 이 유전자에 돌연변이가 생기면 유방암을 막아주는 역할을 제대로 수행할 수 없게 되므로 유방암이 발생하게 됩니다.

는 지속됩니다. 따라서 가족력이나 유전적 특질로 인해 유방암과 난소암 '위험군'에 속하는 모든 여성들은 35세가 될 때까지는 에스트로겐과 프로게스틴을 함유한 복합 경구 피임 제제를 복용하는 편이 이득이라고 볼 수 있습니다. 진단과 치료가 어려운 암을(난소암입니다) 막는 동시에, 치료가 가능하며 진단하기 쉬운 암이(유방암입니다) 생길 만한 위험은 비교적 낮은 수준에 머무를 것입니다.

35세 이상이 되면 '위험군'에 속하든 아니든 에스트로겐이 없는 피임법으로(IUD, 이식형 피임제, 프로게스틴 제제) 교체할 것을 모든 여성에게 권합니다. 그 이전에 복용한 에스트로겐이 10년 동안은 유방암 발생 위험을 지속적으로 억제할 겁니다. 하지만 난소암은 훨씬 더 오랫동안 예방할 수 있겠죠.

IUD(자궁 내 장치)

1. IUD의 장단점은 무엇인가요?

IUD는 두 종류가 있습니다.

구리 IUD는 기본적으로 살정 작용을 합니다. 사용하는 여성의 신체에는 영향을 (거의) 끼치지 않습니다. 가족계획센터에서 근무하는 일반의였던 제 동료의 말마따나, "IUD는 귀고리 같은 거예요. 자궁에 달아주는 장신구랄까요."

호르몬 IUD는 국소적이면서(호르몬은 자궁 경부 분비물의 농도를 진하게 만들어 정자가 통과할 수 없도록 만듭니다) 전반적인 피임 효과를 냅니다. 이 방법을 쓰는 많은 이들은(모두 그런 건 아닙니다) 주기가 중단되고 배란과 월경이 멈춥니다.

IUD의 장점

 - 피임약보다 효과적입니다. 복용을 잊을 일도 없고, 약물 사이의 해로운 상호 작용을 우려할 일도 없으니까요. IUD를 사용했을 때 임신 위험은 1퍼센트 미만인 반면, 피임약을 복용했을 때 임신 위험은 5~10퍼센트로 알려져 있습니다.

 - 제약이 적습니다. 여성 청소년이 구리 IUD를 시술하고 나서 특별한 증상이 없을 경우, 25살에 다시 진료를 받으러 가면 됩니다. 첫 자궁 경부 세포진 검사를 하러 말이죠.

 - 피임약과 비교해볼 때 확실히 비용이 적게 듭니다. 호르몬 IUD

인지 구리 IUD인지에 따라 최소 5년에서 최대 10년까지 쓸 수 있으니까요.

– 출산한 지 얼마 안 된 여성도 편하게 쓸 수 있습니다. 출산을 하고 4주가 지나면 시술할 수 있으며(즉 출산 뒤 첫 월경 주기가 시작되기 전이지요), 수유에 영향을 끼치지 않습니다.

– 가장 확실한 응급 피임법입니다. 피임하지 않고 성관계를 맺은 뒤 5일 안에 시술하면 거의 100퍼센트에 가까운 확률로 임신을 막아 줍니다.

– 정맥염 발생 위험이 높은 여성들에게 적합한데, 이동이 제한적이거나 휠체어를 사용하는 여성이라면 더더욱 그렇습니다. 장애 정도

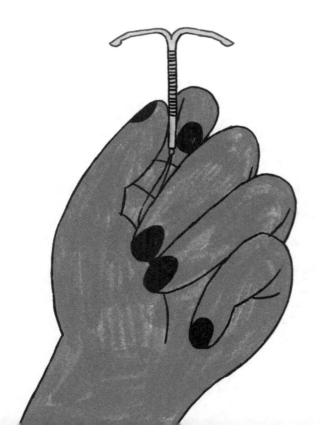

가 심한 여성이라면 월경 중단 효과가 있는 호르몬 IUD를 사용함으로써 상당한 쾌적함을 누릴 수 있을 겁니다.

– 구리 IUD는 인체에 영향을 끼치지 않습니다. 종종 월경혈의 양이 증가할 때도 있지만 모든 여성들에게 일어나는 일은 아닙니다. 호르몬 피임법을 사용하고 싶지 않은 35세 이상 여성들에게는 가장 좋은 방법입니다. 40세 이후에 시술할 경우, 교체할 일이 생기지 않는 한 완경 때까지 그대로 사용할 수 있습니다.

– 호르몬 IUD는(미레나, 제이디스 같은 종류) 월경혈의 양을 줄이고 월경과 연관된 고통을 크게 줄여줍니다. 월경 때문에 고통스러운 여성들에게는 가장 좋은 방법입니다.

IUD의 단점

– 피임약과 달리, 구리 IUD는 일정한 날짜에 월경을 하도록 유도하지 않습니다. 여러분의 주기가 짧건, 길건, 불규칙하건 그대로 지속됩니다. 생리통이 심하거나 월경혈의 양이 많은 경우에도 그 상태는 그대로 지속됩니다. 구리 IUD를 사용하는 일부 여성들은 이전보다 월경의 양이 늘고 기간이 길어집니다. 대개는 일시적으로 지나가는 현상이지만 만약 이 현상이 지속된다면 피임법을 바꿔야 합니다. 구리 IUD를 계속 사용하고 싶다면 월경이 시작되고 초기 이틀 동안 소염제(이부프로펜, 400밀리그램씩 하루에 3번)를 복용하면 됩니다. 소염제는 고통을 줄여주며 IUD의 피임 효과를 해치지도 않습니다. 프랑

스인들 사이에서 전해 내려오는 낭설과는 달리 말이죠(다른 데서는 이런 얘기를 한 번도 들은 적이 없습니다).

– 반대로 호르몬 IUD를 사용하는 사람들은 월경혈의 양이 줄어드는 경우가 많으며, 나아가서는 몇 달 동안 월경을 안 하기도 합니다. 이런 점을 미리 안내받지 못했다면 걱정이 들기 마련이죠. 그렇지만 많은 여성들은 이 효과를 긍정적으로 여깁니다.

– 의사가 IUD를 시술해주지 않는 경우도 있습니다. 드물지만 얼마든지 일어날 수 있는 일이죠. IUD를 잘못 설치하는 경우도 있습니다. 안타까운 일입니다. 얼마든지 피할 수 있는 일인데 말이죠(이어지는 질문과 답변을 참고하세요).

– 본인이 모르는 사이에 IUD가 몸 밖으로 배출되기도 합니다. 대부분 월경 때 일어나는 일입니다. 여러분이 월경혈 양이 아주 많은 편이라서 피임 기구가 제자리에 있는지 확인하고자 한다면 시술을 해준 의료진에게 IUD의 줄 위치를 손가락 끝으로 확인하는 방법을 물어보세요. 줄이 느껴진다면 걱정할 필요 없습니다.

– 마지막으로, 호르몬 IUD는 주의를 기울여야 하는 부작용을 낳을 수 있습니다. 2018년 5월, 잡지 〈프레스크리르〉(415호)는 전년도에 보고된 부작용을 발표했습니다. 성욕 문제, 우울감, 불안, 탈모증(머리카락이 빠지는 증상), 여드름, 다모증(체모가 나는 증상), 가슴 통증, 근육통, 두통이 있었습니다. 이 모든 부작용은 초기 실험 단계에서부터 널리 알려져 있었습니다. 이보다 빈도는 낮지만 사용자들이 호소

하는 또 다른 증상들도 있습니다. 충분히 일어남직한 부작용이며, 연구할 만한 가치가 있어 보입니다. 피로와 무기력, 건선, 관절 통증입니다. 당시 잡지 기사는 "환자에게 정보를 제공하고 환자의 말에 귀 기울일 것"을 권하며 결론을 맺었습니다. 모든 의사들이 이를 염두에 두면 좋겠습니다.

2. IUD 시술에 앞서 싸이토텍이라는 약을 복용해야 하나요?

전혀 아닙니다. 거기다 제약사인 화이자는 2018년 3월 1일부터 프랑스 시장에서 싸이토텍 판매를 중단하겠다고 결정했습니다. 그러니 프랑스에서는 이 약을 더는 구할 수 없죠. 한때 IUD 시술 목적으로 싸이토텍을 처방했던 건 잘못된 일이었습니다. 싸이토텍에 든 미소프로스톨이라는 물질의 주된 기능은 두 가지입니다. 소화성 궤양을 치료하고 자궁 수축을 유도하는 것인데, 이 때문에 출산이나 약물을 이용한 임신 중단을 수월하게 만드는 데 이 약을 사용했던 것입니다. 이 두 가지는 적절한 사용법입니다. 그렇지만 싸이토텍은 IUD 시술을 목적으로 만든 것도 아니고, 거기에 적합하지도 않습니다.

그런데도 상당수 의사들은 미소프로스톨을 복용하면 자궁 경부가 '확장되어' IUD를 삽입하기가 쉬워진다고 생각합니다. 아마도 정부 기관을 거치지 않고 자신들의 약이 더 많이 처방되기를 바라는 제약사의 영향을 받은 거겠죠. 의사들의 이러한 생각은 사실과 다릅니다. 자궁 경부는 닫힌 입구가 아니기 때문입니다. 만약 자궁 경부가 닫혀 있었다면 정자도 그곳을 지나가지 못했을 테고, 월경혈부터 시작해서 자궁에서 자연스럽게 나오는 분비물도 빠져나오지 못했겠죠. 자궁 경부의 크기가 작긴 해도 잘 휘는 플라스틱으로 만든 IUD가 충분히 지나갈 만큼은 됩니다. 굳이 '확장시킬' 필요가 없는 거죠. 오히려 약으로 충격을 주지 않는 편이 훨씬 낫습니다. 약을 사용하면 자궁이 고통스럽게 수축하기 때문입니다. 그런데 미소프로스톨이 하는 일이 딱 그렇습니다. 자궁을 격렬하게 수축시켜서 통증을 유발하고, 결국 IUD가 배출되는 데 일조하지요.

만약 IUD 삽입을 앞두고 미소프로스톨을 처방받았다면 복용하지 않길 권합니다. IUD 시술을 희망하는 여성이라면 진료실에 들어가기 두 시간 전에 200밀리그램 이부프로펜 두 알을 복용해도 괜찮습니다. 처방전 없이 구입할 수 있는 소염제이며 자궁이 고통스럽게 수축하는 걸 막아주죠. 시술 후 네 시간이 지나서 복용할 수도 있는데, 그러면 종종 IUD를 삽입하면서 발생해, 몇 시간이 지나야 멈추는 경련을 방지해줍니다.

3. IUD 시술은 아픈가요?

르망병원 가족계획센터에서 근무할 때 피임법 교육을 받고자 하는 일반의 인턴과 함께 환자를 맞이한 적이 몇 번 있었습니다(환자의 동의를 받아서 말이죠). 이 인턴들은 진료실에서 IUD 시술을 거들고 나서, 여성들이 수술대에서 몸을 일으킨 뒤에 "아무 느낌도 안 났어요"라고 얘기하는 걸 듣고는 놀라곤 했습니다. 시술받은 여성이 자리를 뜨자 한 인턴은 제게 이렇게 털어놓았지요. "다른 산과 선생님들이 IUD 시술을 하실 때는 펄쩍 뛸 정도로 아파하는 분들이 정말 많았어요." 그래서 저도 처음 시술을 시작했을 때는 마찬가지였다고 대답했습니다. 다른 방식으로 시술할 수는 없는 걸까 의문을 품기 전까지는 말이죠. 그때부터 저는 행동을 하나하나 뜯어 살펴보면서 통증을 유발하는 요인을 없애기로 결심했습니다.

고통을 불러일으키는 행동을 없앤 뒤에 IUD를 삽입하니 거의 모든 시술이 통증 없이 진행됐습니다. 단순히 저만의 의견이 아니었고 시술받은 여성들의 생각도 마찬가지였습니다. 여성들이 아팠다고 얘기하면 그 말을 믿어야 합니다. 아무것도 안 느껴졌다고 하면 이 역시 그대로 믿어야 합니다.

IUD 시술은 대다수 의사들이 깊게 고민하며 행동하지 않는다는 사실을 보여주는 전형적인 사례입니다. 이는 의학계의 보수주의와 부족한 공감 능력을 고스란히 드러냅니다. 남자 의사건 여자 의사건 간에, '선배들이 가르쳐줬던 대로' IUD를 삽입하면 말도 못하게 아픕니다. 정말로요. 섬세하게 하지 않는 한 고통스럽기 마련인 '골반 검진'과 검경 삽입(마찬가지로 아플 수 있는데, 특히 의사가 윤활제를 쓰지 않을 경우에는 더 심합니다) 말고도 유달리 고통스러운 행동이 두 가지 있습니다. 자궁 경부에 수술용 포치 집게(Pozzi's forcep)를 갖다 대는 것, 그리고 IUD를 삽입하는 것입니다.

수술용 포치 집게를 사용하면 무척이나 아픕니다. 이것의 집게 끝부분에는 정육점에서 고기를 매달아 두는 갈고리처럼 생긴 휜 고리가 달려 있습니다. 이 집게로 자궁 경부를 집으면 격렬한 통증을 유발하고—자궁 경부는 코나 입술처럼 예민한 기관입니다—피도 나옵니다. 영국을 비롯해 수많은 국가에서는 수술용 평집게를 사용하는 편입니다. 그런데 사실은 자궁 경부를 집을 필요가 아예 없습니다. 시술을 거칠게 하지 않는 이상, 자궁 경부를 붙잡지 않아도 IUD를 삽입할 수 있습니다.

IUD 삽입 과정도 마찬가지입니다. 삽입관(단단한 플라스틱으로 만든 일종의 파이프)을 전부 다 집어넣어 '강제로' 자궁 경부를 지나게 한다면 아플 수밖에 없습니다. 이것 역시 꼭 필요한 행동이 아닙니다. 관을 자궁 입구에 둬서 '받치면'(자궁 경부 안쪽 입구는 약간 더 좁은 편이거든요) IUD를 자궁 안으로 스르륵 집어넣을 수 있습니다. IUD는 관보다 더 얇으니, 억지로 힘을 쓰지 않아도 자궁 경부를 지나서 자궁 안의 빈 공간으로 차분히 미끄러져 들어갈 겁니다. 이 방식을 '개화식

(開花式)' 설치라고 하지요('어뢰식'이라고도 표현하는데, 이 말은 좀 멋이 없죠). 부인과 의사라면 결코 몰라서는 안 되는 방식입니다. 유튜브에 올라와 있는 여러 동영상에서 설명해주고 있고, 누구나 볼 수 있습니다.

점점 더 많은 조산사와 일반의들이 IUD를 섬세하게 시술하는 법을 익히고 있습니다. 삽입 시술이 많이 아프다면, 이는 시술받는 여성이 '예민해서'(이 말을 사전에서 없애야겠어요)가 아니라 삽입하는 사람이 잘못 시술했기 때문입니다.

4. IUD가 자궁을 손상할 수도 있나요?

딱 한마디만 하겠습니다. 아닙니다. IUD가 자궁 내벽을 찌른다면 그건 누군가 원인을 제공했기 때문입니다. 현대적인 IUD의 초기 형태 가운데 하나를 발명한 미국인 의사 잭 리프스(Jack Lippes)는 이렇게 얘기했습니다. "자궁 내벽을 찌르는 건 IUD가 아니라 집도한 의사다." 일리 있는 말입니다. IUD는 유연한 플라스틱으로 만들었고, 손가락 두 개로도 구부릴 수 있으며, 날카로운 부분이라곤 하나도 없습니다. 이것 하나만으로는 4킬로그램짜리 태아와 양수, 거기다 이따금씩 다섯 쌍둥이까지 품을 만큼 단단한 자궁 내벽을 뚫을 수 없습니다.

자궁 내벽을 뚫고 IUD가 튀어 나가게 만들 만한 의사의 행동은 두 가지입니다. 그중 하나는 단단한 금속으로 만든 자궁 측정 기구로 자궁의 깊이를 측정하는 것입니다. 이때 자칫 자궁이 뚫릴 수도 있습니다. 플라스틱으로 만든 자궁 측정 기구를 이용하면 그럴 일이 없습니다. 내벽에 부딪히면 휘니까요.

만약 의사가 자궁을 측정하자고 제안할 경우, 여러분에게는 플라스틱 자궁 측정 기구를 사용해 달라고 요청하고 금속으로 된 기구를 거절할 권리가 당연히 있습니다. 만약 플라스틱 자궁 측정 기구가 없다면, 뭐 할 수 없죠. 자궁 측정은 건너뛰어야겠지요. 자궁의 크기를 측정하지 않고도 아무 문제 없이 IUD를 삽입할 수 있습니다. 그런 목적으로 만든 것이니까요. 이미 임신을 한 경험이 있는 여성이라면, 모든 종류의 IUD를 삽입할 수 있습니다. 임신 경험이 없는 여성이라면, '쇼트'(짧은) IUD라는 걸 삽입할 수 있습니다.

자궁에 상처를 낼 수 있는 또 다른 행동은 IUD가 든 관을 '강제로' 집어넣는 것입니다. 속이 빈 관을 자궁 안에 억지로 집어넣다가 관이 송곳이나 펀치처럼 자궁 내벽을 뚫을 수도 있습니다. 그러니 앞서 설명했던 것처럼 '개화식'으로 삽입하는 편이 좋습니다.

그런데 통증 없이 부드럽게 삽입을 했는데도 IUD가 복강 안으로 빠져나가는 일이 벌어지기도 합니다. 드물게 벌어지는 사고인데, 아마 자궁 내벽이 약해지는 것과 연관이 있어 보입니다(특히 출산 후 몇 주 동안 그렇습니다). 보통은 IUD의 줄이 느껴지지 않아서, 또는 의사가 초음파 검사를 하던 중에 IUD가 제자리에 없다는 사실을 발견하곤 합니다.

IUD가 자궁을 벗어나 복부에 있을 경우 내시경 검사로 꺼내야 합니다. 이때 드는 비용을 환자에게 청구해서는 안 되는데, 그렇다고 사회 보장 제도에서 부담할 일도 아닙니다. 사실 이것은 의료 사고, 즉 의학적인 이유로 생긴 사고입니다. 이렇게 부르는 것이 합당합니다. 이를 책임지는 비용은 보험 회사나 IUD를 시술한 의사가 부담해야 하지, 사회 보장 제도나 환자인 여러분이 부담해서는 안 됩니다. 여러분은 지불을 거절할 권리가 있으며, 병원에서 계속 지불을 요구할 경우 고소할 수 있습니다.

십여 년 전부터 인터넷을 통해 제게 전해진 여러 증언에 따르면 IUD 때문에 자궁에 상처가 나도 부인과 의사들이 이를 의료 사고로 규정하는 경우는 드뭅니다. 의사가 부담해야 할 보험료가 인상될까 봐 우려해서입니다. 이것은 그저 부정직한 행동일 뿐, 그 이상도 그 이하도 아닙니다.

5. IUD가 제대로 자리를 잡았는지 확인하려면 시술 후에 초음파 검사를 해야 하나요?

아니요. 이런 검사는 거의 필요 없는 '예방책' 수준입니다. IUD가 제자리에 있는지는 초음파 검사를 하지 않고도 쉽게 확인할 수 있습니다.

삽입 직후 의사는 줄이 자궁 경부 바깥으로 잘 빠져나와서 육안으로 볼 수 있는지 확인합니다. 그 뒤에는 사용자가 직접 확인할 수 있는데, 검지나 중지를 질 안으로 집어넣어서 자궁 경부에 줄이 느껴지는지 확인하면 됩니다. 그리고 시술 첫 해 동안은 정기적으로(매달 한 번씩, 월경 후에) 직접 확인하면 됩니다. IUD가 배출되는 일은 특히 시술 후 초기 몇 달 동안에 벌어지곤 하니까요.

만약 IUD의 줄이 더는 느껴지지 않을 경우, 일반의나 조산사를 찾아가 검경으로 확인을 요청할 수 있습니다. 그렇게 해도 줄이 보이지 않는다면 초음파 검사를 해서 IUD가 제자리에 있는지(줄이 너무 짧아서 자궁 안으로 도로 올라가는 경우도 있는데, 그런 경우에는 IUD가 제자리에 있더라도 줄이 안 느껴집니다) 아니면 배출되었는지 확인할 수 있을 겁니다.

(IUD 삽입 후 며칠 또는 몇 주 뒤에) '확인 목적으로' 하는 초음파 검사는 의미가 없으며, 때로는 심각한 결과를 야기하기도 합니다. 실제 많은 의사들이 IUD가 자궁 깊은 곳, 즉 자궁 내벽 가장 안쪽에 접해 있지 않으면 효과가 없다고 생각하는데, 절대 그렇지 않습니다. IUD는 자궁 내부의 공간보다 훨씬 작습니다. 그러니 자궁이 수축할 때마다 위아래로 움직일 수 있습니다. 심지어는 뒤집히거나 옆으로 틀어질 수도 있는데, 잘 휘어지는 플라스틱으로 만들어서 그렇습니다.

뒤집혀 있다고 해서 효과가 없는 것은 아닙니다. 어느 위치에 있든 구리 IUD의 구리와 호르몬 IUD의 호르몬은 자궁 안에 잘 퍼집니다. 효과를 떨어뜨릴 만한 유일한 상황은 IUD가 질로 배출됐을 때뿐이죠. 그런데 많은 의료진은 의학적인 근거가 전혀 없는데도 예방 차원이라는 이유로(또는 이보다 덜 바람직한 이유로) '깊이 자리 잡지 않은' IUD를 끄집어내고 다른 것을 삽입하겠다는 결정을 내리곤 합니다. 비용이 많이 들고, 불편하고, 고통스럽고, 다시 한번 말씀드리지만 아무 의미 없는 행동입니다.

> 손가락 끝에 IUD의 줄이 느껴지고, 자궁이 딱히 고통스럽게 수축하지도 없으며, 월경혈의 양이 아주 많지도 않다면(보통은 월경 도중에 IUD가 배출되곤 하니까요), 여러분의 IUD가 제자리를 벗어났다고 생각할 만한 이유는 전혀 없습니다. IUD를 삽입할 때도 마찬가지입니다. 삽입 시술 후에 아무런 증상이 없다면, 확인하거나 '검사할' 필요가 전혀 없습니다.

6. IUD를 사용하면 피임약을 복용할 때보다 성매개감염병에 걸릴 위험이 높아지나요?

아닙니다. 2003년에 국제가족계획연맹(IPPF)은 구리 IUD에 관한 아주 완벽한 보고서를 펴냈습니다. 이 보고서는 피임법을 쓰지 않는 집단에 비해 IUD를 사용하는 집단이 성매개감염병을 앓은 뒤 불임이 나타나는 빈도가 더 높은 건 아니었다는 점을 명확히 밝히고 있습니다.

성매개감염병에 걸릴 위험과 감염을 치료하지 않아 불임이 될 위험은 당사자와 그 파트너의 성생활과 관련이 있지, 사용하는 피임법의 종류와는 무관합니다. 여러분이나 여러분의 파트너(들)에게 다른 섹스 파트너가 여럿 있을 경우, 성매개감염병에 걸릴 위험이 높아집니다. 여기서 여러분을 보호해줄 유일한 피임법은 바로 남성용이나 여성용 콘돔을 쓰는 것입니다. 여러분이 현재 파트너를 만나기 이전에 성매개감염병에 걸렸던 적이 없고, 여러분과 여러분의 여성 또는 남성 파트너 모두 한 명의 파트너만을 두는 사람이라면, 감염 위험은 전혀 없습니다(성매개감염병에 관해 더 알고 싶다면, 125쪽을 보세요).

그러니 '애정 관계가 안정적이지 않은' 여성에게 IUD 시술을 거부하는 의료진은 아주 어리석은 태도를 지닌 것이죠. 무증상 감염을 치료하려는 목적으로 성매개감염병 검진을 제안하는 것은 합당합니다. 그렇지만 설령 감염 사실이 확인되었다 할지라도, IUD 시술을 거절하는 일은 절대로 정당화될 수 없습니다. 감염을 치료하고 나서 IUD 시술을 할 수 있으니까요.

마찬가지로, 증상이 없는 IUD 사용자가 검진을 요청했는데 임균이나 클라미디아증에 감염되었다는 게 확인되었다면 의사는 IUD를 제거하지 않고 항생제로 치료하는 것이 바람직합니다. 파트너(들)도 분명히 치료가 필요하고요.

7. IUD를 제거하고 다시 시술할 때까지 한 달을 기다려야 하나요?

아닙니다. 그런 권유는 바보 같은 소리일 뿐입니다. '임신 능력에 아무 이상이 없는지' 확인하려면 1년에 한 달은 피임약 복용을 멈춰야 한다는 소리와 다를 바 없습니다(165쪽을 확인하세요). 근거 없고, 무의미하며, 여러분을 감수할 수 없는 위험에 빠뜨리는 행동입니다. 이렇듯 터무니없는 유예를 강요받는 바람에 임신이 돼서 낙태할 수밖에 없었던 여성들을 많이 봤습니다. 유예 기간을 종용받은 동안, 이 여성들은 별다른 조치 없이 그저 '주의하라'는 조언을 들은 게 전부였습니다. 단 한 번의 진료만으로도 얼마든지 IUD를 다른 것으로 교체할 수 있다는 사실을 감안한다면, 더더욱 용인할 수 없는 행동입니다. 줄을 잡아당겨 안에 있던 IUD를 꺼내고 곧바로 다음 IUD를 삽입할 수 있습니다. 이를 두고 불가능하다거나 위험하다거나 '그렇게는 못 한다'고 주장하는 건 틀린 소리입니다. 의사가 여러분에게 나중에 다시 찾아오라고 할 만한 유일한 이유는, 그저 진료비를 두 번 내도록 하려는 것뿐입니다. 파렴치한 짓이며, 다시 한번 말씀드리지만 여러분을 위험에 빠뜨리는 일입니다.

거기다가 IUD를 교체하는 건 절대로 급한 일이 아닙니다. 사용 설명서에는 '5년'이라 나오지만 구리 IUD는 7~10년 동안 효력이 있습니다. 효과를 발휘하는 건 구리 표면입니다. 그리고 모든 구리 IUD에는 적어도 375~380제곱밀리미터의 구리가 들었습니다. 기준이 된 IUD(파라가드380)는 12년 동안 효과가 있다고 미국에서 입증되었습니다. 한편, 시간이 흐를수록 실패 확률도 줄어듭니다. IUD를 사용하고도 임신하는 수치는 30세 이하 여성들이 30세 이상 여성에 비해 높습니다.

호르몬 IUD는 사용 기한이 훨씬 짧습니다. 제조사에 따르면 미레나는 5년 동안 효력이 있다고 합니다. 그런데 영국의 의료진들은 사용자에게 그보다 적어도 1년은 더 쓸 수 있다고 이야기합니다. 다시한번 말씀드리지만 효과가 하루아침에 사라지는 건 아니니까요.

(구리든 호르몬이든) IUD를 시술한 지 5년이 지나서 좀 더 안심하고 싶은 마음에 기구를 교체하길 바라는 건 너무나 당연합니다. 그렇지만 급한 일은 아닙니다.

8. 월경컵을 사용하면 IUD가 제자리에서 벗어날 수도 있나요?

월경컵은 실리콘으로 만든 용기로, 월경 기간에 질 안에 집어넣어 월경혈을 받는 도구입니다. 장점은 무척 많습니다. 생리대나 탐폰보다 저렴하고 친환경적인 데다 편리하기까지 하죠. 월경컵을 사용하는 사람들도 독성쇼크증후군(346쪽을 확인하세요)에 걸릴 수 있습니다. 그렇지만 세심하게 세척하고 사용 후에 건조시키기만 한다면 여덟 시간 내리 사용할 수 있습니다. 두 개를 번갈아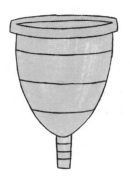
가며 사용하길 권합니다.

월경컵이 IUD를 제자리에서 벗어나게 만
들 수도 있다는 얘기가 곧잘 들립니다. 거짓말
입니다. 영미권 국가에서는 IUD와 월경컵을
20년 동안 쭉 사용해 왔지만 이 둘을 '함께 사
용할 수 없다'는 얘기는 나온 적이 없습니다.
월경컵을 사용하는 것과 IUD가 배출되는 것 사이에는 직접적인 관련
이 없으니까요.

확실한 것은 월경 시에 IUD가 더 쉽게 배출된다는 사실인데, 이는
주기 중 자궁이 가장 강하게 수축하는 시기가 월경 때이기 때문입니
다. 그러니 월경컵을 사용하는 사람의 IUD가 배출되었다고 해도 이
는 그저 우연일 뿐 인과 관계는 전혀 없습니다. 월경컵은 IUD 줄에
'달라붙을' 수 없습니다. IUD 줄은 아주 짧아서 월경컵에 닿을 가능
성이 없습니다. 또한 월경컵이 IUD를 '빨아들일' 수도 없습니다. 월
경컵의 단순한 '흡착 효과'가 IUD를 끄집어낼 만한 힘을 발휘할 수
있는지 증명된 바가 전혀 없습니다. 두 명의 캐나다 연구자 위버(Ellen
Wiebe)와 트루통(Konia Trouton)은 잡지 〈피임(Contraception)〉
(2012년 8월호)에서 월경컵이나 탐폰을 사용하는 사람들의 IUD가 그
렇지 않은 사람들에 비해 더 자주 자궁 밖으로 배출되는 건 아니라는
사실을 보여주었습니다(그러니 탐폰도 여러분의 IUD에 아무런 위협이 되

지 않습니다).

9. IUD를 스스로 제거할 수 있나요?

그럼요. 스스로 제거할 수 있는 데다 위험하지도 않습니다. IUD를 제거하러 의료진을 찾아가면 그들은 검경을 사용하면서 핀셋으로 줄을 부드럽게 잡아당길 겁니다. 줄이 충분히 길게 나와 있기만 하다면야, 사용자가 손가락으로 직접 끄집어내지 못할 이유도 없지요. IUD는 잘 휘어지니, 끌어당기다가 자궁 경부를 지나는 순간에 마치 바람에 뒤집히는 우산처럼 거꾸로 뒤집힐 겁니다. 이는 자궁에 외상을 입히지 않을 것이며, 그저 수축을 일으키는 데 그칠 것입니다. 끄집어내기 전에 손을 잘 씻으라고만 권하고 싶네요(굳이 말하지 않아도 그렇게 생각했으리라 봅니다만).

사후피임약

1. 사후피임약은 어떤 원리인가요?

사후피임약은 두 종류가 있습니다. 레보노르게스트렐 함유 피임약(노레보)과 울리프리스탈 아세테이트 함유 피임약(엘라원)입니다. 전자는 피임을 하지 않고 성관계를 맺은 뒤 3일 뒤까지 복용할 수 있고, 후자는 5일 뒤까지 복용할 수 있습니다. 이 피임약들은 피임 없이 성관계를 맺은 시기가 배란 전이면 배란을 중단시키고(일시적으로 멈춥니다) 배란 후면 정자가 난모 세포까지 이르지 못하도록 막습니다(질 분비물과 자궁 내벽에 영향을 주어 정자가 지나가지 못하게 만듭니다).

정자는 아주 빨리 이동합니다. 따라서 사후피임약은 피임하지 않고 성관계를 맺은 뒤 24~48시간 안에 복용해야 효과가 극대화됩니다(성공률이 거의 100퍼센트입니다). 그렇지만 120시간이 지났어도 레보노르게스트렐 피임약은 여전히 50퍼센트의 효과를 냅니다. 그러므로 피임 없이 성관계를 맺은 지 이틀이 지났지만 닷새는 넘어가지 않은 시점이라면 얼마든지 사후피임약을 복용해볼 만합니다. 어떤 사후피임약이든 말이죠.

사후피임약을 복용하고 나서 다시 새로이 성관계를 맺을 경우에는 다른 피임법을(이를테면 콘돔) 추천합니다. 다시 월경이 시작되고 여러분의 주기가 어떻게 되는지 확인할 때까지는 말이죠.

사후피임약에는 프로게스틴이 들어 있어서 이를 복용하면 종종 다음과 같은 부작용을 겪게 됩니다. 구역질, 가슴 팽창, 미약하지만 며칠 정도 지속되는 출혈 등. 사후피임약은 월경을 앞당기거나 늦출 수도 있습니다. 혹시 임신이 아닐까 두려워하는 때라면 이렇게 월경이 늦어지는 것은 걱정스러운 일입니다. 하지만 피임약이 임신 테스트 결과를 뒤바꿀 수는 없으니 결과가 음성으로 나왔다면 안심하셔도 좋습니다.

2. 사후피임약을 1년에 여러 번 사용하면 위험한가요?

전혀 아닙니다. 노레보처럼 레보노르게스트렐을 활용한 응급 피임약은 여성을 위한 엄청난 발전입니다. 세계보건기구 웹사이트의 응급 피임약 설명 페이지에는 이렇게 나옵니다. "모든 여성, 또는 재생산이 가능한 연령에 접어든 여자아이들은 원치 않는 임신을 피하기 위해 응급 피임약이 필요할 수 있습니다. 이러한 피임약을 사용하는 데에 절대적인 의학적 금기 사유는 없습니다. 사용 시의 연령 제한도 없습니다."

계속 이어집니다. "어떤 여성들은 … 사후피임약을 반복적으로 사용하거나 … 주된 피임법으로 사용합니다. 이런 경우에는 피임법에 관한 추가적인 진료를 … 더욱 주기적으로 받아야 합니다. 그렇게 하는 편이 훨씬 적절하고 효과적일 것입니다."

레보노르게스트렐을 1년에 세 번 사용하든, 세 달 연이어 사용하든, 아니면 한 달에 세 번 사용하든 전혀 위험하지 않습니다. 하지만 몸이 잘 감당하지 못하는 경우가 많습니다. 반복해서 복용하면 때로는 지속적으로 월경을 늦출 수도 있고(혹시나 임신했을까 봐 걱정이 될 때에는 결코 달가운 일이 아니죠), 때로는 엉뚱한 시점에 출혈이 일어날 수도 있기 때문입니다. 또 사후피임약을 반복적으로 복용하는 방법이 다른 영구적인 피임법만큼 효과가 좋지는 않습니다. 그렇지만 복용하는 사람의 목숨을 위협하지는 않습니다. 원치 않는 임신을 할 위험을 떠안는 것보다 응급 피임약을 여러 번 사용하는 편이 낫습니다.

3. 사후피임약은 과체중인 여성에게는
효과가 떨어지나요?

체중이 80킬로그램을 넘는 일부 여성들에게는 효과가 덜할 수도 있습니다. 약물이 몸 안에 퍼지고 작용하는 정도가 신진대사에 따라 달라지기 때문입니다. 영미권 국가에서는 체중이 80킬로그램이 넘는 여성들에게 한 알 대신 두 알을 복용할 것을 권고하고 있습니다.

 만약 여러분의 몸무게가 80킬로그램 이상이라면, 두 알을 복용하는 편이 좋습니다. 만약 사후피임약을 한 알만 갖고 있더라도 피임을 하지 않고 성관계를 가진 뒤라면 무조건 가능한 한 빨리 복용하세요. 어쨌든 효과가 전혀 없지는 않을 테니까요.

가장 좋은 응급 피임법은 구리 IUD를 삽입하는 것입니다(174쪽을 확인하세요). 피임 없이 이성과 성관계를 맺고 나서 5일 뒤까지, 또는 월경 첫날을 기준으로 19일 뒤까지 시술받을 수 있습니다. 피임 효과는 거의 100퍼센트에 이르며, 일단 시술하면 지속적인 피임 효과를 보장하죠.

그 밖의 피임법

1. 월경 주기를 활용하는 '자연 주기법'은 괜찮은 피임법인가요?

제 소견으로는 괜찮습니다. 저는 의사가 반대했다는 피임법을 쓰는 여성이나 커플을 여러 번 만나봤습니다.

이 피임법을 사용하는 당사자들이 만족한다는데 대체 무슨 권리로 그게 틀렸다고 단정할 수 있겠어요? 의료 전문가의 역할은 특정한 피임법을 찬양하거나 죄악시하는 게 아니라 모든 피임법을 상세하게 설명하고, 여성이나 커플이 한 가지 피임법을 고르고 나면 그 피임법을 가장 잘 활용하는 데 필요한 모든 정보를 제공하며 돕는 것입니다. 가장 좋은 피임법은 장점과 단점, 한계를 잘 알고 나서 여러분이 직접 선택하는 피임법입니다. 여러분이 고른 피임법의 불확실성을 얼마나 감내할 수 있는지는 여러분에게 달린 일입니다. 의사는 여러분의 선택을 함부로 평가할 수 없습니다. 혹시 실패할 경우에 그 결과를 받아들일 사람도 여러분이기 때문이지요.

→ 다른 피임법과 비슷한 효과를 보장하는 유일한 방법은 바로 증상 체온법입니다. 자가 관찰(자궁 경부 점액, 체온, 자궁 경부의 위치를 관찰하는 것입니다)과 주기적으로 성관계를 중단하는 방법을 합친 것이죠. 다른 방법은 실패할 확률이(그러니까 피임법을 시작하고 나서 1년 안에 원치 않는 임신을 할 확률이) 더 높습니다.

2. 더는 임신을 원치 않는 경우, 프랑스에서 허용된 불임 수술로는 어떤 게 있나요?

2017년까지는 외과적 수단이 두 가지 있었습니다.

첫 번째는 복강경을 이용한 방법입니다. 외과 의사가 배꼽 부위를 절개해 광섬유 기기를 집어넣습니다. 거기로 수술에 필요한 기구가 든 관도 삽입하죠. 그리고 나팔관을 '클립'으로(집게로) 집어 두는데, 수술을 받은 여성이 나중에 마음이 바뀌면 제거할 수 있는 장치입니다. 또는 열을 이용해 나팔관을 파괴할 수도 있고(의사들은 '응고시킨다'는 표현을 씁니다) 절단한 다음 양쪽 끝부분이 서로 멀리 떨어지도록 결찰할 수도 있습니다(조직이 스스로 재생하는 경우가 많거든요). 나팔관 결찰술은 감염 우려가 가장 높고(절개하는 부위가 넓기 때문이죠), 제왕 절개를 한 뒤에 많이 사용하는 수술법입니다. 더는 임신하고 싶지 않다는 결정을 내린 여성에게 말이죠.

두 번째는 자궁경을 이용하는 방법입니다. 외과 의사가 자연스러운 경로를 통해(질을 거쳐서 자궁으로) 광섬유 기기를 집어넣고, 나팔관 안에 나팔관을 막는 기능을 하는 장치를 밀어 넣는 방법입니다(이 장치의 상표명은 '에슈어'입니다). 에슈어를 이용한 불임 수술은 미래가 밝아 보였습니다. 나팔관 결찰술 같은 수술을 하지 않아도 됐거든요. 국소 마취나 일시적인 전신 마취를 하고선 장치를 삽입했습니다. 그렇게 장치가 자리를 잡고 나면, 나팔관 세포가 조금씩 조금씩 장치로 몰

려들어 몇 달 안에 나팔관을 완전히 막았죠.

안타깝게도 이 방법은 상당수 여성들에게 심각한 부작용을 가져왔습니다. 염증 반응, 알레르기(장치에 니켈이 함유되어 있었거든요), 만성 통증, 자궁 출혈이 일어났습니다. 합병증이 수도 없이 보고되었습니다. 2017년 말, 점점 늘어나는 수치를 보며 제조사인 바이엘은 전 세계 대부분 지역에서 에슈어 판매를 중단했고, 이듬해 미국에서도 판매를 중단했습니다.

오늘날, 이 장치를 시술받은 프랑스 여성들 가운데 많은 이들이 잘 지내고 있습니다. 바람직하지 않은 증상이 나타날 가능성은 시간이 흐를수록 점차 줄어드는데, 대부분의 부작용은 시술 이후 몇 주나 몇 달 안에 나타나기 때문입니다. 반면 장치를 제거해야 했던 여성도 많았습니다. 어떤 이들은 여전히 만성적인 골반 통증에 시달리고 있고요. 이 방법이 생활을 더 편하게 만들어줄 거라고 했지만 실제로는 정반대의 일이 벌어졌습니다.

메디아토르(443쪽을 보세요) 피해자들이 맞닥뜨렸던 장애물을 떠올려본다면, 에슈어 사례에서도 제조사가 책임을 인정하고 사용자들이 보상을 받기까지 마찬가지로 어려움을 겪을 우려가 있습니다.

3. 나팔관 결찰술을 해준다는 의사를 찾기가
   어려운 것 같은데, 왜죠?

프랑스에서는 여성과 남성 모두 2001년부터 자발적인 불임 수술이 합법화되었습니다. 공중보건법에 명시되어 있지요. 유일한 조건 두 가지는 성인이어야 한다는 점과 4개월의 숙려 기간을 거쳐야 한다는 점입니다. 눈여겨볼 점은, 캐나다에는 숙려 기간이 없다는 사실입니다. 불임 수술을 받고자 하는 성인은 아이를 갖기로 결심하는 성인과 마찬가지로 자신이 하려는 일이 어떤 것인지를 잘 알고 있으리라고 본다는 뜻이죠.

그런데도 프랑스에서는 상당수의 의사들이(부인과 의사, 비뇨기과 의사, 일반의) 이런 요청에 응하지 않습니다. 어떤 이들은 '35세 이상이어야 한다' '아이가 최소 두 명이어야 한다' '안정적인 관계를 맺고 있어야 한다' 등 있지도 않은 '조건'을 강요합니다. 또 어떤 이들은 거부하는 수준까지는 아니지만 완전히 합법적인 행위를 요청하고자 의사를 믿고 찾아온 여성들에게 도덕적인 설교를 늘어놓습니다.

도저히 용인할 수 없는 이런 태도들은, 불임 수술이 합법화되기 이전 의료 전문가들이 강요하던 제약 조건을 아주 쏙 빼닮았습니다. 그때는 제약 조건을 내세워도 이해할 수 있었습니다. 당시에는 이런 수술이 불법이었고 신체를 훼손하는 것과 마찬가지라고 생각했거든요. '맹장염'이라든가 '난소 낭종 제거 수술'이라고 둘러대고는 비밀리에 수술을 했습니다. 그래서 수술을 받고 나서 생각이 바뀌거나 합병증이 발병한 사람이 고소하는 위험을 줄이고자 정해 둔 조건이었습니다. 하지만 오늘날에는 이런 두려움을 품을 이유가 없지요. 합법적인 수술이니 말입니다.

또 수술을 받고 10년, 20년, 또는 30년이 흐른 뒤에 '후회할 수도 있다'고 호소하는 의사들도 있습니다. 1970년대부터 불임 수술을 시행해 온 국가들에서는(특히 영국과 미국에서) 수술받은 사람들이 정말로 나중에 후회하는지 철저히 조사한 바 있습니다. 수술 후 20년 뒤에 인터뷰를 한 사람들 가운데 평균 12퍼센트가 후회한다는 의사를 밝혔습니다. 당사자의 연령과 불임 수술을 결정한 배경이 중요한 요인이었습니다. 30세 이전에, 출산 직후 몇 주 이내에, 파트너와 관계가 나빴거나 (당연한 얘기겠지만) 의사의 압박 때문에("제왕 절개를 세 번이나 했으니 이만하면 됐습니다. 더는 아이를 낳으면 안 돼요.") 수술을 한 경우 후회가 가장 많이 나타났습니다. 이런 경우에 해당한다면 숙려 기간을 두는 편이 좋습니다. 이런 상황에서 불임 수술을 하겠다고 결정을 내리면 나중에 후회할 위험이 높아진다는 점을 알려주면 더욱 좋지요.

그러나 '후회 요인'으로 추정된 것 가운데 몇몇은 명확히 입증되지 않았습니다. 이 요인들을 명확히 할 필요가 있습니다. 아이를 낳지 않은 상태에서 나팔관 결찰술을 받은 여성들이 아이를 낳고 나서 수술받은 여성보다 더 '후회하지는' 않았습니다. 또 유산을 하고 나서 나팔관 결찰술을 받은 여성이 다른 여성에 비해 더 후회하지도 않았습니다.

그러므로 '나중에 후회하실 겁니다'라는 생각에는 의학적 근거도, 도덕적 근거도, 법적 근거도 없습니다. 그저 개인에게—특히 여성에게—재생산 기능을 강요하는 이데올로기적인 반대일 뿐이지요.

완전한 정보를 갖출 수 있도록 말씀을 드리자면, 30세 이하 여성은 결찰술 대신 나팔관을 집어 두는 '클립' 수술법을 선택할 경우에 실패할 확률 즉 임신할 확률이 더 높아진다는 것을 알고 계셔야 합니다. 또, 아직 25~30세 이하인 젊은 여성들은 나팔관 결찰술이 실패할 위험이 IUD에 비해 더 높다는 것도 알고 계셔야 합니다.

이 모두는 통계에 따른 것이며, 불임 수술을 요청하거나 받지 못하게 막으려는 속셈으로 말씀드리는 게 아닙니다. 필수적인 정보를 모두 확인하고 숙려 기간을 거친다면, 불임 수술을 받겠다는 결정을 의사가 문제 삼을 근거는 전혀 없습니다.

불임 수술을 요구했을 때 "뭔지나 알고 하시려는 겁니까"라거나 "언젠가 후회하실 겁니다" 같은 소리를 내뱉는 의사는 의사 자격이 없습니다. 전문가답지 않고 그저 가부장적인 태도일 뿐입니다. 또 그런 말은 법에 어긋나죠.

인공 임신 중단 수술을 거부하는 의사와 마찬가지로, 외과 의사 역시 불임 수술을 거부할 권리가 있습니다. 그렇지만 의사 '양심 조항'에서 허용하는 것은 딱 거기까지입니다. 법에 따르면 이와 같이 수술을 거부하는 의사는 수술을 받아들이는 의사에게 여성을 안내해야 합니다. 그리고 병원의 과장은 자신이 담당하는 과의 동료 의사나 인턴이 이렇게 안내하는 것을 가로막을 권한이 없습니다. 그런데도 이런 일이 빈번하게 벌어지죠.

2020년 프랑스의 현실을 들여다보면 의사가 여성의 자유를 가로막고 나아가서는 모욕적인 상황에 몰아넣는 일이 마치 '당연한' 일인 양 벌어지고 있습니다. 진료를 받으러 온 여성에게 수술 동기를 알아내려고 신문하는 것부터 시작해서는(여성은 수술 동기를 밝힐 의무가 전혀 없습니다), 불임 수술을 하겠다는 결정을 계속해서 비난하고, 수술과 관련된 온갖 문제를 들먹이며 협박하고, 죄책감을 심어주면서 끝내는 불임 수술을 거부하고, 진료비는 빼먹지 않고 청구하며, 초과 진료비를 요구하는 일도 잦은 '의료 전문가들'(이런 사람들에게 이런 호칭을 부여해서는 안 될 겁니다)에 관한 증언은 차고 넘칩니다.

완전히 자격 미달인 태도입니다. 외과 의사가 불임 수술을 할 의향이 없을 경우, 해당 의사는 그 사실을 대기실에 분명하게 안내해놓거나 불임 수술을 받으러 찾아오는 사람들에게 이 사실을 얘기해 달라고 접수 담당자에게 일러 두어야 합니다. 어떤 경우에도 여성이 자기 돈과 보험료를 부담하면서 신문을 받아서는 안 되니까요.

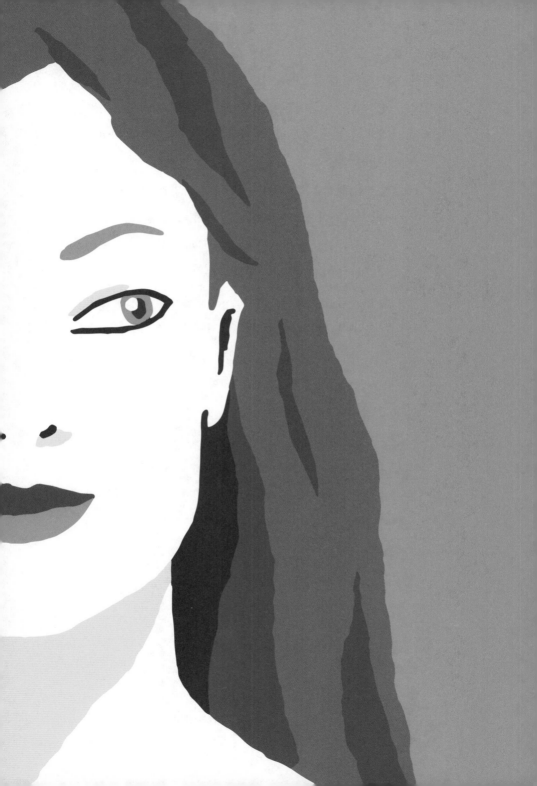

4장

아이를 바라거나,
바라지 않거나

임신 중에 위험을 짊어지는 것은 바로 여성입니다.
자신의 몸과 건강에 관한 결정을 내리는 것도 바로 여성입니다.

임신을 위해

1. 임신할 수 있는 상태인지는
   어떻게 확인할 수 있나요?

별 탈 없이 성장했고, 사춘기 이래로 1년에 6~10회 월경을 하며(월경을 시작한 연령이나 월경이 얼마나 '규칙적인지'는 별로 중요하지 않습니다. 여러분은 살아 있는 생명체지, 원자 시계나 메트로놈이 아니니까요), 위중한 병을 앓고 있지 않고, 만성 질환에 시달리지 않으며, 장기간 약을 복용하고 있는 게 아니라면 여러분의 임신 능력은 '정상적일' 가능성이 아주 높습니다. 정상이라는 말을 따옴표 안에 집어넣은 까닭은, 당연한 얘기지만 모든 사람은 서로 다르며 '정상'이라는 걸 규정하기에는 임신 능력과 연관된 요인이 너무나 많기 때문입니다.

임신을 하려면 다음이 필수입니다.
- 생식기가 건강해야 합니다: 자궁, 나팔관, 난소가 제 기능을 해야 합니다.
- 난모 세포(최소한 한 개는 필요하니까요): 주의할 점은, 난소가 생식 능력이 있는 난모 세포를 반드시 매달 내보내는 것은 아니라는 사실입니다.
- 생식기가 제대로 작동하는 남성 파트너 한 명이나 여러 명: 음경의 크기는 전혀 상관없습니다.
- 정자: 이론적으로 남성은 정자를 매일 만들지만 모든 정자가 활

동성이 높고 자유롭게 움직이는 건 아닙니다. 더군다나 여성은 어떤 파트너와는 빨리 임신하지만 다른 파트너와는 그렇지 않을 수 있습니다. 정자와 난모 세포가 항상 잘 들어맞는 게 아니기 때문입니다.

　- 생존력: 정자는 5일 동안 생존하지만, 난모 세포는 24시간밖에 살 수 없습니다. 이 둘이 제때에 만나야만 합니다.

　- 규칙적인 성관계

　- 운: 어쩌면 운이라는 얘기에 깜짝 놀랄 수도 있겠지만 사실입니다. 임신은 로또거든요. 난모 세포와 정자가 결합했다고 해서 모두 다 임신이 되는 게 아닙니다. 난모 세포와 정자가 '만나도' 상당수는 임신으로 이어지지 않는 것으로 추정됩니다. 배아가 살아남지 못할 수 있기 때문이죠. 임신 능력은 여성마다 아주 다르며, 같은 여성이라도

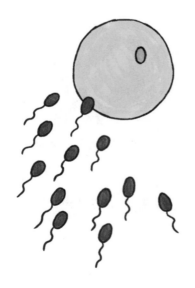

수정하는 순간의
난자와 정자

연령에 따라 다릅니다. 그렇지만 원칙적으로는 피임 없이 이성과 성관계를 맺은 경험이 있는 모든 건강한 여성들은 임신이 가능하다고 추정할 수 있습니다.(또 그렇게 가정해야만 합니다. 임신을 원치 않는다면 말이죠.) 그 반대라는 증거가 확인되기 전까지는 말이죠.

2. '규칙적인 성관계'란 무엇인가요?

정해진 기준은 전혀 없고 사회적인 강요만 있을 뿐입니다. 여러분이 얼마든지 거부할 수 있는 강요죠. 하지만 임신하고 싶을 때는 간단한 기준을 충족하면 됩니다.

> 정자는 5일 동안 생존합니다. 남성 파트너와 일주일에 두 번 성관계를 맺는다면 충분하죠. 그러면 언제 배란을 하든, 여러분의 나팔관 안에는 늘 정자가 자리 잡고 있으면서 난모 세포를 수정시킬 준비를 하고 있을 테니까요. 성관계를 더 자주 맺는 게 임신의 필수 요건은 아닙니다. 이보다 적게 관계를 맺어도 얼마든지 임신할 수 있고요. 앞서 말한 것처럼 임신은 우연의 산물이니까요.

3. 너무 뚱뚱하거나 너무 말라서 임신이 어려운 경우도 있나요?

거듭 말씀드리자면, 원칙적으로는 피임하지 않고 이성애적 성관계를 맺은 경험이 있는 건강한 여성들은 모두 임신이 가능하다고 간주합니다. 그렇지 않다는 증거가 나타나기 전까지는요. 의사들은 임신하기에 '알맞은 조건'을 갖추려면 '이상적인' 몸무게를 넘어서는 안 된다고 생각하는 것 같습니다. 이런 생각은 폭력적이고, 아무런 소용도 없으며, 사실도 아닙니다. 비만 혐오는 임신을 바라는 여성들에게도 예외 없이 가혹하게 적용됩니다. 그럼 대체 진실은 무엇일까요?

체질량지수가 30을 넘어서면 임신 능력이 떨어지는 것으로 보입니다. 그렇지만 체질량지수가 30이 넘어도 임신은 가능합니다. 그런 의사들 말에 마음 상하지 마세요. 임신 능력이 '떨어진다'고 해서 임신 능력이 '사라진다'는 뜻이 아닙니다. 임신을 계획할 때는 당사자 여성의 몸무게 말고도 따져봐야 할 것들이 한참 더 많습니다. 게다가 여성에게 "살이 너무 쪄서 절대로 임신을 못 할 겁니다"라고 얘기하는 일은 커피를 다 마시고 잔 바닥에 남은 커피 자국을 보고 미래를 점치는 것과 마찬가지로 비과학적입니다. 의학은 점치는 일과는 다릅니다.

체질량지수 (BMI)

체질량지수는 누구나 간단히 계산할 수 있습니다. 자신의 몸무게(킬로그램)를 키(미터)의 제곱으로 나누면 됩니다.

예를 들어, 키가 1.75미터이고 몸무게가 60킬로그램인 사람의 BMI는 '60 ÷ (1.75 × 1.75) = 19.6'입니다.

현재는 BMI가 18.5에서 25 사이에 있을 경우 '건강한 몸무게'에 해당한다고 봅니다. BMI가 25보다 높으면 과체중이라고 합니다. 30을 넘어가면 비만이라고 하고요.

마찬가지로 몸무게가 많이 줄어든 여성은 임신 능력이 감소할 수 있습니다. 병을 앓았거나 격렬한 신체 활동이나 다이어트를 한 뒤에는 월경 주기가 중단될 수 있습니다. 월경을 하지 않으니 더더욱 임신을 할 리 없겠지요. 몸무게가 다시 늘어나면(2킬로그램 정도면 충분할 겁니다) 주기가 다시 시작되고 그와 함께 월경도 나타납니다. 일반적으로는 BMI가 18.5보다 낮으면 임신 가능성이 낮아진다고 봅니다. 이렇게 임신 능력을 '잠재우는' 것은 '진화하면서 습득한 형질'이라고 합니다. 이는 인간 종이 진화하면서 나타난 메커니즘인데, 몸에 저장된 에너지가 부족해서 여성과 태아가 위험해질 수도 있는 임신을 막는 것이 목적입니다.

다시 말해 몸무게가 줄어 월경 주기가 중단된 여성이라고 해서 임신할 수 없다고 추정하면 절대로 안 된다는 것입니다. 언제든지 배란이 다시 시작될 수 있으니까요(그러면 월경도 다시 나타날 테고요).

→ 체중이 줄었는데 임신을 원치 않는다면 의사에게 찾아가 피임약을 처방해 달라고 강력하게 요청하세요. 가장 적절한 것은 구리 IUD일 것입니다. 이는 여러분의 월경 주기에 영향을 끼치지 않으면서 언제 다시 월경이 시작되는지도 알 수 있게 해줍니다.

4. 피임약 복용을 멈추면 어떤 여성들은 몇 달 동안 월경을 하지 않기도 합니다. 이 경우, 피임약 때문에 임신 능력이 떨어진 것인가요?

전혀요. 앞서 154쪽에서 살펴보았듯이 피임약이나 이식형 피임제, 호르몬 피임 기구와 같이 호르몬을 이용한 피임법은 여성의 몸을 '임신 상태'로 접어들게 합니다. 이 때문에 배란이 일어나지 않죠. 피임을 중단하면 어떤 여성들은 몇 주 또는 몇 달 동안 월경이 일어나지 않습니다(의사들은 이를 두고 '무월경'이라 하죠). 출산 직후의 여성에게도 동일한 현상이 벌어집니다. 아홉 달의 임신 기간과 (만약 수유를 한다면) 수유 중에는 월경 주기가 멈춥니다. 그리고 주기가 다시 시작하려면 몇 달이 걸리죠.

호르몬 피임법이 임신 능력을 떨어뜨린다는 과학적 증거는 아직 없습니다. 만약 그게 맞다면 피임약 복용을 깜빡 잊어서 임신하는 일은 벌어지지 않아야겠죠.

많은 여성들이 사춘기부터, 더러는 월경 주기가 확고히 자리 잡기 전부터 피임약을 복용하기 시작합니다. 아주 신중한 행동이죠. 성생활을 시작하는 시점에 곧바로 임신하고 싶지는 않을 테니까요. 10년쯤 지나 피임을 중단하면 월경 주기가 불규칙할 수도 있습니다. 만약 이러한 여성과 파트너, 또 가족들 모두 이 여성이 한 달 안에 임신하기를 기대하는 상황이라면 임신하는 데 시간이 너무 오래 걸린다고 느낄 겁니다. 그러다 기다림이 길어지면 임신이 늦어지는 것이 피임약을 복용했기 때문이라며 자의적으로 판단을 내리겠죠. '임신이 늦다'며 쉽게 여성을 비난하는 사회에서는 많은 여성들이 마음먹은 즉시 임신하지 못하면 죄책감을 느끼니까요.

5. 초산을 하기에 너무 늦은 나이는 몇 살 정도일까요?

"서른다섯인데 아직 애가 없다고? 그러다 아예 못 낳게 되면 어떡해?" 이런 식으로 불안감을 조성하는 말이 여러분을 괴롭히도록 내버려 두지 마세요. 물론 나이가 들수록 임신 능력이 떨어지기는 합니다. 특히 40세가 지나면 말이죠. 그렇지만 여성은 완경 전까지 임신할 수 있습니다. 안타깝게도 임신중단센터에서 45세 이후에 임신한 여성들을 숱하게 만났습니다. 그 나이에는 더는 임신할 걱정이 없으니 굳이 피임할 필요가 없다는 의사의 말을 듣고 피임을 중단했던 여성들이었습니다. 끔찍한 일입니다.

연령과 임신 능력

임신을 하려는 여성들이 성공할 확률입니다(24개월 동안 시도했을 경우입니다).

> 20~24세 = 94퍼센트

> 25~29세 = 91퍼센트

> 30~34세 = 85퍼센트

> 35~39세 = 70퍼센트

> 40~44세 = 35퍼센트

(출처: 캐나다 산부인과의사협회)

남성의 연령도 중요합니다. 남성 파트너의 나이가 60세를 넘어가면 대개는 임신이 한층 어려워집니다. 나이 든 남성의 정자에는 25세 남성의 정자에 비해 유전적인 돌연변이가 더 많이 들어 있습니다. 따라서 태아의 기형은 어머니의 연령과 마찬가지로 아버지의 연령과도 관련이 있습니다.

오늘날에는 앞선 세대에 비해 첫 임신을 하는 나이가 늦어지고 있습니다. 35세를 넘겨—심지어는 40세를 넘겨서도—임신하는 일이 허다하고, 늦은(?) 나이라 해도 임신에서 출산까지 딱히 걱정할 것 없이 진행됩니다. 어머니나 할머니 때보다 여성들의 건강 상태가 훨씬 더 좋기 때문이죠.

6. 임신을 시도하고부터
   얼마나 오래 임신 소식이 없으면 문제일까요?

피임을 중단하고 임신하기까지 걸리는 시간은 커플마다 다릅니다. 저마다 임신 능력이 다르기 때문입니다. 임신하는 데 몇 달을 기다리는 것은 수치스러운 일도, 걱정스러운 일도 아닙니다.

참고할 만한 통계로는 이런 게 있습니다. 프랑스 국립보건의학연구소에 따르면, 피임을 중단한 커플 중 85퍼센트 가까이가 1년 안에 임신합니다. 나머지 커플들 중 5퍼센트는 2년 안에 임신합니다.

> ━━━▶ 이것은 곧 피임을 중단하고 2년 안에 임신할 확률이 90퍼센트라는 뜻입니다. 그러니 기다려보세요!

꼭 기억해 두세요. 임신은 우연입니다. 그리고 보통은 이런 우연을 만나려면 기다려야 합니다. 임신은 수많은 요인에 따라 좌우되는 섬세한 생물학적 현상이거든요. 그중 몇몇 요인을 꼽아보자면 다음과 같습니다.

  - 연령: 앞서 설명한 내용을 참고하세요.
  - 규칙적인 성관계: 얼마나 규칙적인지가 성관계 횟수보다 중요합니다.
  - 생활 방식: 만약 커플 가운데 한 사람은 낮에 일하고 다른 사람

은 밤에 일한다면 임신하기 어려울 수 있겠죠.

　- 담배: 흡연은 자궁 외 임신을 유발하는 가장 큰 요인이 되었습니다. 과거에는 자궁 외 임신은 성매개감염병을 치료하지 않아서 생기는 경우가 많았습니다. 담배도 염색체 이상, 조산, 유산 확률을 높입니다. 최근 연구를 살펴보면 담배는 남성의 불임에도 영향을 끼치는 것으로 보입니다. 그러니 흡연을 멈추는 편이 도움이 되겠지요. 커플 두 사람 모두 말입니다.

　앞서 말씀드렸듯이 건강한 이성애자 커플인 경우에는 2년 내내 피임하지 않고 규칙적으로 성관계를 맺었는데도 한 번도 임신이 되지 않았을 때만 임신 능력에 문제가 있을 가능성이 있다고 여깁니다. 기억해야 할 점은 임신이 자연적으로 중단되는 경우도(즉, 유산하는 경우도) 임신과 동일하게 취급한다는 사실입니다. 자연 유산은 생존할 수 없는 배아를 제거하는 생리적 현상으로, 임신 능력이 없다는 의미가 아닙니다. 임신 능력이 없는 커플이었다면 애초에 아예 임신하지 못했겠지요.

　그리고 이 사실을 절대 잊지 마세요. 걱정은 여러분의 적이며 시간은 여러분의 편입니다. 통계로 봤을 때 임신에 도움을 주는 상황과 그렇지 않은 상황이 있습니다(도움이 되는 상황은 휴가 같은 것이고 도움이 안 되는 상황은 스트레스가 심할 때, 에너지를 많이 쓰는 일을 하거나 실업 상태일 때, 과도한 활동, 강도 높은 운동, 이사 등입니다). 걱정에 휩싸이지만 않는다면 섣불리 진찰을 받으러 가거나 불필요한 검사를 받는 일을 막을 수 있습니다. 그런 검사는 불안을 키울 뿐이죠(검사 결과가 확실하지 않을 때는 더 불안해지는데, 검사 결과는 대부분 이렇게 불확실하죠). 불안은 배란과 임신 능력에 해로운 영향을 끼칩니다.

→ '불안을 다스린다'는 목적으로 의사가 항우울제나 진정제, 신경안정제를 권유해도 거절하세요. 이 약물들은 신경계에 영향을 끼치고 배란을 방해할 수도 있습니다.

→ '월경을 다시 시작하게 해준다'거나 '월경 주기를 규칙적으로 만들어준다'고 하는 약물도 거절하세요(51쪽을 참고하세요). 아무 효과도 없습니다!

7. 불임의 원인은 무엇인가요?

불임에는 여러 가지 원인이 있을 수 있습니다. 월경 주기 문제(배란이 없거나 드문 경우), 담배, 성매개감염병(그중 클라미디아 감염에 관한 건 127쪽을 참고하세요), 자궁내막증(62쪽을 참고하세요), 다낭성난소증후군(408쪽을 참고하세요), 기형 자궁, 유전적 이상, 조기 완경 등.

모두들 곧잘 잊어버리지만 여성만 불임인 것은 아닙니다(실제로 많은 여성들이 임신은 오로지 여성인 자신에게 달린 일이라고 생각하거나 혹은 차츰 그렇게 믿게 되었지요). 프랑스 국립보건의학연구소에 따르면 불임 커플 중 열에 일곱은 여성의 임신 능력에 문제가 있었고, 열에 여섯은 남성의 임신 능력에 문제가 있었습니다. 남성과 여성 모두의 임신 능력이 원인이었던 것은 열 쌍 중 네 쌍이었죠.

또한 연구에 따르면 전체의 4분의 1 가량은 불임의 원인을 설명할 수 없었습니다. 어떤 여성들은 특정 남성들과는 '임신이 잘 안 되지만' 다른 남성들과는 아주 잘 되기도 하며, 반대 경우도 마찬가지입니다. 같이 있을 땐 임신하지 못했던 남성과 여성이 갈라서고 나서 각각 다른 파트너들과 임신하는 일도 흔히 볼 수 있습니다.

8. 난자를 냉동할 수 있나요?

난자 냉동은 젊은 여성이 항암 치료를 받을 때에 취할 수 있는 귀중하고도 합법적인 수단입니다. 조기 완경이 될 위험이 있기 때문이죠. 이처럼 의학적인 이유가 있는 경우를 제외하고는, 프랑스에서는 난자 냉동을 오랫동안 금지해 왔습니다. 그래서 난자를 냉동하고 싶은 여성들은 벨기에나 에스파냐로 간다는 '플랜 B'를 확보하고 있었죠.

2019년 9월 27일, 프랑스 의회에서는 찬성 39표에 반대 5표로 생명 윤리에 관한 법안 2조를 통과시켰습니다. 미래의 임신을 목적으로 자신의 생식 세포를 보존하는 것을 허용하는 법안이었습니다. 난자를 보존하는 기간은 10년으로 제한되며, 비영리 목적으로 운영하는 공공 의료 기관에서만 허용됩니다. 법률의 내용은 2020년 안에 완전히 확정될 예정입니다.* 자신의 난자를 냉동하는 일이 프랑스 법으로 보장되는 것이죠.

그렇지만 이 법이 생긴다고 해서 일이 쉬워지거나 편해지는 건 아닙니다. 난자를 채집할 목적으로 난소를 자극하는 과정은 부담스럽고 위압적입니다(인공 수정을 겪어본 여성들이라면 잘 아실 겁니다). 이 과정은 건강한 여성에게도 피로와 스트레스, 고통을 안겨줍니다. 정자와는 달리, 난자가 꼭 냉동 상태를 잘 견뎌내는 것도 아닙니다.

게다가 난자 냉동만으로는 충분하지 않습니다. 냉동 후 10년 안에 파트너를 만나야 하죠. 파트너를 만났거나 정자 은행에서 익명 기증자의 정자를 받아 혼자서 아이를 낳기로 결정했을 때, 체외 수정과 배아 이식이 성공하리라는 보장도 없습니다. 이 단계를 넘어선다 해도 성공을 확신할 수는 없습니다. 프랑스 국립보건의학연구소에 따르면 한 번 체외 수정 시술을 받을 때 임신할 확률은 10~22퍼센트 사이이며 이 확률은 사용하는 기술에 따라 달라진다고 합니다. 다시 말해, 열 번 시도하면 겨우 한 번이나 두 번 성공한다는 얘기죠.

여러분의 의지를 꺾으려고 이런 이야기를 하는 게 아닙니다. 그러나 프랑스에서든 다른 나라에서든 난자 냉동을(그리고 이후에 체외 수정과 자궁 착상까지를) 고려하고 있다면, 어떤 제약과 비용이 따르는지 철저하게 확인하는 게 좋을 겁니다. 가능한 한 현명한 선택을 내리려

---

* 이 법률은 2021년 8월에 공표되었습니다.

면 말이죠.

9. 유산은 걱정스러운 일인가요?

1960년대까지는 임신이 전부 다 '결실을 맺는 것은 아니'며 임신과 임신 사이에 유산을 하더라도 결국은 아이를 여럿 낳을 수도 있다는 걸 여성들은 알고 있었습니다. 가끔은 출산하고 나서 고작 몇 달 있다가 임신하는 바람에 이번 임신이 부디 '유지되지 않기를' 간절히 빌기도 했습니다. 연달아 두 번 임신을 경험하거나 암암리에 행해지는 임신 중단 수술을 받지 않아도 되도록 말이죠.

피임법이 등장하면서 이런 생각은 자취를 감췄습니다. 이제 여성들은 피임을 중단하면 바로 다음 달에 임신이 될 거라고 예상하곤 합니다. 하지만 그런 일이 생기지 않는 경우가 더 많습니다. 앞서 말씀드렸듯이 임신은 우연의 산물이며, 정자와 난자끼리 '제비뽑기'를 하는 것이니까요(사실 최근 몇몇 연구에 따르면 난자가 정자를 선택하는 것이지, 정자가 난자를 선택하는 게 아니라고 합니다).

현재의 지식 수준에서는 임신 초기 3개월 안에 일어나는 유산은 배아의 생존 가능성이 없기 때문으로 보고 있습니다. 배아는 자궁 내벽에 자리를 잡고 나면 자신이 생존하는 데 필요한 호르몬을 스스로 만들어냅니다. 여성의 면역 체계가 배아를 받아들이고, 또 배아가 자랄 수 있게 자궁이 팽창하도록 말이죠.

특정한 유전적 결합은 배아를 발달시킵니다. 그 밖의 경우에는 그러지 못합니다. 이유는 아직도 설명할 수 없습니다. 그래서 일부 배아는 생존하지 못합니다. 며칠이나 몇 주를 못 넘기죠. 이는 월경이 며칠 늦거나 임신 초기 3개월 안에 자연스럽게 임신이 중단되는 식으로 드러납니다. 단순하게 얘기하자면, 유산이란 생존하기에 부적합한 배아를 여성의 몸이 거부하면서 생기는 일입니다.

여성의 건강과 미래의 임신을 고려한다면 이런 절차가 있다는 건 다행스러운 일입니다. 유산이라는 과정이 없었다면 심각한 기형을 지닌 아이들이 훨씬 더 많이 태어났겠죠.

아이를 원하는 때라면 자연스럽게 임신이 중단되는 일은 정신적으로나 신체적으로나 아주 고통스러운 시련일 겁니다. 하지만 유산은 여성의 몸이 자신을 보호하는 생리적인 현상일 뿐입니다.

이런 사실들은 임신을 계획하고 있는 모든 커플에게 알려주어야 합니다. 저는 피임을 중단하고 싶다는 여성이 찾아올 때마다 얘기해줍니다. 유산의 가능성을 말하고, 유산한다고 해서 임신 능력에 해가 되는 것은 아니라고 안심시키죠. 또 유산을 겪은 여성의 이야기를 잘 듣고 지지해줘야 합니다. 유산은 결코 시시한 일이 아니며, 여성에게는 의사와 주변 사람들의 포용과 이해가 필요합니다.

 임신 3개월에 다다른 뒤에야 임신 사실을 밝히도록 권하는 관습은 다음의 이유로 생긴 것입니다. 이 기간을 넘기기 전에는 그 임신이 결실을 맺을 수 있는지 결코 확신할 수 없기 때문입니다. 그렇지만 이건 어디까지나 관행이고 문화적인 관례일 뿐이니, 여러분은 하고 싶은 대로 하면 됩니다. 임신 테스트를 하자마자 곧바로 지인들에게 임신했다고 알려도 괜찮습니다. 만약 유산을 하더라도 그 사실을 밝힐 수 있을 것이며, 훨씬 더 많은 도움을 받겠죠. 그저 여러분이 지지받길 바랄 뿐입니다.

반대로, 유산이 반복되는 건(적어도 세 번 연달아 일어나는 경우) 임신 능력이 없다는 신호일 수 있습니다. 이를테면 자궁 안에 있을 때 디에틸스틸베스트롤에 노출되었던 여성들이라면 이런 일이 벌어질 수 있습니다(445쪽을 참고하세요). 그렇다 하더라도 가능성은 아주 낮습니다. 대개 유산은 다른 요인과 영향을 주고받지 않는 독립적인 사건입니다. 여성이 재생산 능력을 지니는 40여 년 동안 유산이 두세 번 벌어질 수도 있으나, 임신과 마찬가지로 유산 역시 우연의 산물일 뿐입니다.

10. 아이의 성별을 결정할 수 있는 방법이 있나요?

전혀요. 결정할 수 있다고 주장하는 이들은 여러분에게 무언가를 팔려는 속셈이 있는 것입니다. 인터넷에 떠도는 말과 달리, 이를테면 'Y 염색체 정자가 X 염색체 정자보다 더 빨리 갈 수 있도록 질 내

환경을 바꾸는 것'은 불가능합니다. 질 내부의 박테리아 균형을 깨뜨리면 박테리아가 증식해서 세균성 질증이 생기기 쉽습니다(330쪽을 참고하세요). 그런 건 절대 권하지 않습니다. 더욱이 이런 질증을 치료하는 '처방법'에 질 내부에 요구르트를 집어넣으라는 소리가 있다면 말이죠(337쪽을 참고하세요).

어쨌든 세상에 나오는 아이는 복잡한 생물학적 과정을 거친 우연의 산물입니다. 태어나는 아이의 성별을 결정하는 유일한 방법은 실험실에서 체외 수정을 이용하는 것입니다. 아이의 성염색체와 연관된 심각한 질병이 생길 위험이 있을 때는 이와 같은 방법을 고려해볼 수 있습니다. 하지만 이건 예외적인 경우죠.

임신 중단

1. 임신 중단을 하려면
구체적으로 어떻게 하면 되나요?

→ 의사나 조산사, 또는 가족계획센터 상담사에게 문의하셔야 합니다. 보건소를 찾아가도 괜찮고, 지역에 있는 가족계획센터 지부에 가도 괜찮습니다.

→ 주의하세요! 자발적 임신 중단을 반대하는 여러 단체들이 임신을 중단하려는 여성들의 뜻을 꺾으려고 조작된 정보를 담은 사이트를 만들었습니다. 온라인에서 정보를 찾을 때는 검증된 기관의 사이트만 참고하세요.

자발적 임신 중단은 두 가지 방법이 있습니다. 약물을 이용한 방법과 흡입술을 이용한 방법입니다.

약물을 이용한 자발적 임신 중단*은 임신 5주차까지(마지막 월경 첫날 이후 7주까지) 실시할 수 있습니다. 공식적인 교육과 허가를 받은 일반의, 부인과 의사, 또는 조산사가 약을 처방합니다. 약물을 이용한 자발적 임신 중단을 병원에서 시행할 경우, 시술이 가능한 시기는 임신 7주차까지(마지막 월경 첫날 이후 9주까지) 늘어납니다. 여성이 처방받는 두 가지 약물(미페프리스톤과 미소프로스톨)은 유산과 유사하게

---

* 현재까지 한국에서 이 방법은 불법입니다.

배아를 조기에 배출하는 효과를 냅니다. 최대 48시간 간격을 두고 두 번에 걸쳐 약을 복용하는 동안에는 집에 머무를 수도 있고, 원할 경우 입원을 할 수도 있습니다. 그렇지만 약을 먹고 발생하는 증상이(고통스러운 경련, 출혈 등) 사나흘 지속될 수 있다는 점은 알고 있어야 합니다. 배아가 배출되지 않았을 경우에는 자발적임신중단센터를 다시 찾아가 흡입술을 받아야 합니다.

흡입술을 이용한 자발적 임신 중단은 임신 12주차까지(마지막 월경 첫날 이후 14주까지) 실시할 수 있습니다. 이름에서 드러나듯이, 배아를 흡입하는 방법입니다. 대개는 자발적임신중단센터에서 실시하지만 어떤 부인과 의사들은 공인을 받은 개인 병원에서 수술을 합니다. 흡입술은 간단해서 전신 마취나 국소 마취를 하지 않고도 몇 분이면 할 수 있으며, 자궁에도 전혀 손상을 입히지 않습니다. 수술을 마치고 나서 몇 시간 정도 경과를 살펴보기만 하면 됩니다(한나절이면 충분합니다). 즉, 의사들이 여러분을 돌볼 것입니다. 가족계획 및 자발적임신중단센터에서는 자원봉사자들이 여러분을 보살펴줍니다.

어떤 여성들은 혼자서 해결하는 쪽을 선호합니다. 어떤 여성들은 빨리 처리하고 싶어 하죠. 상황이 허락한다면 두 방법 가운데 어떤 것을 선택할지는 각자에게 달린 것입니다. 의사에게는 여러분에게 어떤 방법이 좋을지 얘기할 권리가 없습니다. 하지만 이 두 가지 방법이 어떤 과정을 거쳐 진행되는지 정확히 설명하고, 여러분이 각 방법에 대해 잘 알고 결정을 내릴 수 있도록 여러분의 질문에 대답하는 일은 얼마든지 가능하죠.

프랑스 보건부 공식 사이트에서 강조하듯이 자발적 임신 중단은 법이 보장하는 권리입니다. 이 법은 여성의 몸은 오로지 여성의 것이며, 임신을 지속할지 말지 결정하는 것은 여성이라는 사실을 분명하게 드러냅니다.

어떤 이들은 여성이 임신했을 경우에 생물학적 아버지도 분명 '할 말이 있을' 것이라면서 임신 중단을 반대합니다. 저는 남성이지만 주저 없이 단언할 수 있습니다. 여성이 임신을 이어갈지 말지 결정하는 것에 대해 남성은 아무런 할 말이 없다고요. 제아무리 자기 DNA를 배아에게 줬다 하더라도 말이죠.

이유는 간단합니다. 임신은 여성의 몸에서 벌어지는 일이니까요. 임신으로 인한 합병증(유산에서 조산까지, 자궁 속 태아가 심각한 기형이거나 자궁 내 태아 사망을 포함해서), 검사, 필요하거나 불필요한 치료, 가치 평가, 가부장적이거나 죄책감을 지우는 말, 임신 중에 사망할 위험(임신 중 출혈, 양수색전증, 혈관 질환, 자궁 파열), 분만으로 인한 합병증, 회음절개술, 산후우울증, 외음부 통증, 수유 중 유방 농양……. 이런 일이 일어나는 건 여성의 몸입니다.

그러니 생물학적 아버지는 아무런 할 말이 없습니다. '생명을 보호한다'거나 태아의 '권리'를 지켜야 할 '도의적인 필요'가 있다는 구실도 내세우지 않았으면 좋겠습니다. 이런 말은 곧 여성이 임신하는 순간 더는 자율적인 개인이 아니며, 자신이 바라는 대로 몸을 다룰 권리를 잃고, 생물학적 아버지와 가족, 종교, 사회의 요구에 순응해야만 한다는 뜻이니까요.

임신한 여성을 노예처럼 취급하는 '도의적인 필요'에 대체 무슨 가치가 있는 것이죠?

2. 임신 중단을 여러 번 하면
나중에 임신하기 어려워지나요?

아닙니다. 프랑스에서는 1975년에 일명 '베유(Veil) 법'이 제정되기 전까지는 불법 임신 중단 수술로 인해 임신이 어려워지는 경우도 있었습니다. 감염성 합병증 때문에 나팔관염(나팔관이 감염되는 것)에 걸리기도 했고 치명적인 패혈증도 많이 일어났기 때문입니다. 저는 이 시기에 불법 임신 중단 수술로 인해 사망하는 여성들을 많이 봤습니다.

흡입술을 이용한 임신 중단, 또 그 뒤로 약물을 이용한 임신 중단이 가능해지면서 모든 게 바뀌었죠. 더는 임신 중단 수술 때문에 죽지 않으며, '불임'이 되지도 않습니다. 하나 더 살펴보자면, 통계적으로 봤을 때 자발적 임신 중단 이후에 심각하거나 치명적인 증상이 발생할 확률은 임신이나 분만에 따른 합병증으로 사망할 확률보다 낮습니다. 이런 사망 위험 자체도 프랑스 같은 국가에서는 이미 낮은 수준입니다.

자발적임신중단센터에서 25년을 보내는 동안, 저는 여성들이 자발적 임신 중단 때문에 '불임이 될까 봐', 아니면 자신의 선택 때문에 상징적인 '벌을 받을까 봐' 두렵다고 털어놓는 이야기를 종종 들었습니다. 앵글로색슨 계통 국가에서는 이런 두려움이 덜합니다. 가톨릭과 개신교는 개인의 책임이라는 관념에 각기 다른 영향을 끼쳤습니다. 가톨릭은 교조주의적이고 경직되었죠. 개인에게 대단한 자유를 허락하지 않습니다. 가톨릭 신자들에게 임신 중단은 언제나 죄입니다. 성폭력을 당했거나 어머니나 아이의 생명이 위험해서 임신을 중단한 경우여도 말이죠. 임신을 중단하겠다는 생각을 품는 것만으로도 죄라고 여깁니다. 개신교는 훨씬 실용적입니다. 각자가 자기 행동에 책임을 지고 그 결과를 받아들입니다. 이런 이유로 프랑스에 비해 영국과 네덜란드에서는 자발적 임신 중단이 더 일찌감치 합법화되었습니다. 그리고 같은 이유로 이 국가들에서는 여성이 재생산에 관해 내린 선택을 두고 의사가 독설을 퍼부으며 평가를 내리는 일이 적습니다.

　프랑스에서 아이를 낳아본 적 없는 여성이 자발적 임신 중단을 하는 경우에 겪는 압박을 생각하면 여성들이 걱정하는 건 당연합니다. 그렇지만 임신 중단으로 불임이 될지 모른다는 두려움은 아무런 근거가 없습니다. 20살에 자발적 임신 중단을 선택하고 나서 이후 20년에 걸쳐 자신이 선택한 시점에 아이를 셋 낳는 일도 얼마든지 가능합니다.

　또 자발적 임신 중단에 반대하는 사람들 입에서는 임신 중단은 '평생 지워지지 않는다'는 말도 곧잘 나옵니다. 여성들의 머릿속을 어떻게 안다고 그런 말을 하는 걸까요? 그냥 제쳐 두겠습니다. 여성들의 마음에 지워지지 않고 남는 것은 위협적이고 죄책감을 유발하는 말이라 생각합니다. 인터넷에 넘쳐나는 자발적 임신 중단 반대 사이트들이 이 분야에 특히 능통합니다. 제일 혀를 내두를 만한 곳은 'IVG.net'입니다. 전염병을 피하듯이 이 사이트를 멀리하고 주변 친구들에게도 절대 접속하지 말라고 주의를 주세요. 이들의 목적은 단 하나입니다. 가장 취약한 여성들이 자유를 누리고 권리를 행사하지 못하도록 막는 것입니다.

저는 임신을 바라거나 바라지 않는 여성들의 이야기를 들으며 30년을 보냈습니다. 많은 이들이 과거에 자발적 임신 중단을 잘 겪어냈습니다. 또 어떤 이들은 자발적 임신 중단을 후회하기도 합니다. 당장 제 가족 중에도 그런 이가 있고요. 이런 여성들에게는 모두 한 가지 공통점이 있습니다. 삶이 다른 선택지를 허락해줬더라면 좋았을 것이라고 생각한다는 거죠. 그렇지만 그 순간에는 다른 해결책이 없었습니다. 상황 때문에, 또 많은 경우 주변 사람들 때문에 임신 중단을 선택할 수밖에 없기도 합니다. 자발적 임신 중단은 결코 '충동적으로' 또는 '가볍게' 내리는 선택이 아닙니다. 늘 신중하게 고려해서 내린 결정입니다. 또 대부분의 여성들은 이렇게 말합니다. "만약에 피임이 잘 됐더라면, 더 효과적인 피임법을 접할 수 있었다면, 나팔관 결찰술을 받고 싶다고 했을 때 받아들여지기만 했더라면, 그런 일은 일어나지 않았을 텐데요." 이 여성들이 저마다의 방식으로 정신적 고통을 겪었다는 것은 분명합니다. 하지만 이들이 고통스러워한 까닭은 자발적 임신 중단 자체가 아닙니다. 혼자서 결정을 내렸다는 느낌, 어느 누구에게도 의지할 수 없었다는 느낌, 다른 상황이었더라면 내리지 않았을 결정을 할 수밖에 없었다는 느낌 때문입니다.

이렇게 30년을 보내는 동안, 자발적 임신 중단을 향한 사람들의 태도가 바뀌는 것을 볼 수 있었습니다. 1980년대에 여성들이 가족계획 센터에 올 때에는 자연의 섭리를 거스르는 수치스러운 범죄를 저지르는 것인 양 자신을 감추기에 급급했습니다. 혼자서 오는 경우가 많았고, 배우자나 가족들에게 알리지도 않았습니다. 이들이 겪는 고독감은 시련과 같았죠. 우리는 할 수 있는 만큼 위로해주었습니다. 우리 센터의 감독관인 이본 라뇨(Yvonne Lagneau)가 특히 보탬이 되었습니다. 그 자신도 한때 어려운 시기를 겪었기에 몇몇 여성들이 겪는 혼란스러움을 아주 잘 이해했죠. 눈물을 흘리며 진료실로 들어갔다가 기운을 얻고 나오는 여성들을 많이 봤습니다.

2000년대 초반에는 분위기가 많이 바뀌었습니다. 자발적 임신 중단을 선택한 여성들 대부분의 마음가짐이 과거와는 달랐습니다. 가족 중 누군가가(어머니나 언니나 이모, 혹은 친구) 임신을 중단한 경험이 있었고, 바로 그 사람에게서 자발적 임신 중단이 삶을 가로막지는 않았다는 말을 들은 거죠. 21세기 여성들은 새로운 본보기를 따릅니다. 지난 세기에 가해졌던 수치심을 느끼지 않게 해주는 본보기를 말이죠.

기쁜 일입니다.

제가 보기에는 이제 여성들은 자유롭고 독립적인 존재로서 자발적 임신 중단을 선택하고 그 결정에 대해 역설적이거나 복잡한 감정을 느낄 수 있게 된 것 같습니다. 최근에 화가인 오드 메르미오(Aude Mermilliod)는 자신의 이야기를 그림으로 그려《나의 임신중지 이야기》라는 그래픽노블을 펴냈습니다. 메르미오는 자신이 겪은 일을 들려주되 에둘러 표현하지 않았습니다. 자신의 경험을 비극적으로 과장하거나, 독자들에게 감동을 주려고 하지도 않았습니다. 이 책은 임신 중단은 여성이 더 오랫동안 풍요롭게 살도록 해주는 수많은 사건 중에 하나라는 걸 보여줍니다.

그 이상도 이하도 아닙니다.

3. 여러 피임법이 있는데도 자발적 임신 중단이 많이 일어나는 까닭은 무엇인가요?

이런 질문을 던진다는 것은 가장 피임이 필요한 여성들이 피임을 접하지 못하게 만드는 경제적이고 사회적인 제약을 인식하지 못한다는 뜻입니다. 143쪽에서 살펴봤던 것처럼 모든 여성들이 제대로 된 정보를 접할 수 있는 것도, 피임법을 선택할 수 있는 것도 아니니까요. 피임을 하지 않거나 잘못 피임하는 일은 빈번합니다.

더군다나 임신을 중단해야 한다는 것이 꼭 피임하지 않았다는 뜻은 아닙니다. 자발적 임신 중단을 요청하는 여성들 가운데 절반에서 3분의 2 정도는 피임을 한 여성들입니다. 이렇게 실패한 데에는 여러 가지 요인이 있을 수 있습니다. 사람의 실수일 수도 있고(피임약 복용을 깜빡 잊을 수도 있죠), 의사가 불완전하거나 잘못된 정보를 줬을 수도 있고(부적절한 피임약인데 강제로 처방받았다면 임신할 수도 있습니다), 각 피임법이 지닌 어쩔 수 없는 실패 확률로 피임이 안 됐을 수도 있고(예를 들어 IUD의 성공률은 99퍼센트지 100퍼센트가 아닙니다), 사건이나 사고(약물끼리 상호 작용을 한다든지요)가 벌어졌기 때문일 수도 있습니다.

프랑스 국립인구문제연구소에서 활동하는 사회학자 나탈리 바조스(Nathalie Bajos)의 연구가 보여주듯이, 시간이 흐르면서 원치 않는 임신의 수는 감소했지만, 원치 않는 임신을 했을 때 자발적 임신 중단을 선택하는 경우는 늘어났습니다. 다시 말해 여성이 피임을 한다는 건 절대로 임신하고 싶지 않다는 의미인 거죠. 그리고 피임에 실패했을 때는 자발적 임신 중단을 선택한다는 뜻입니다. 이는 출산을 막는 '일상적'이거나 '일반적'인 방식이 아니라 최후의 수단입니다. 피임법이 실패했을 때 쓰는 수단이죠.

프랑스에서는 매년 215,000번의 자발적 임신 중단이 일어납니다

1990년 이래로 자발적 임신 중단의 총 횟수는 사실상 크게 변하지 않았습니다. 1년에 215,000건가량이죠. 출생 수치와 비교했을 때의 비율도 거의 일정합니다. 거의 30년 동안, 출산 100건 당 자발적 임신 중단은 25~28건 정도입니다. (출처: 프랑스 국립인구문제연구소)

마지막으로, 살면서 여러 번 자발적 임신 중단을 한다는 건 무책임하다는 의미가 아닙니다. 반복해서 자발적 임신 중단을 하는 여성들은 가장 취약하고 빈곤한 인구 집단에 속한 경우가 많습니다. 물질적으로나 정신적으로나 말이죠. 경제적으로도 사회적으로도 어려운 환경에서 살아가며, 주변 사람들의 폭력에 시달리고, 이미 아이를 여러 번 잃은 경험이 있는 이들입니다. 이런 여성들은 피임을 할 방법이 없습니다. 심지어는 피임법을 처방해줄 만한 의료진을 만날 수 없는 경우도 허다합니다.

르망의 자발적임신중단센터에서 우리는 이런 상황에 놓인 여성들 가운데 겨우 10명 정도를 계속해서 지켜볼 수 있었습니다. 당시 센터에서 한 해에도 수천 건씩 자발적 임신 중단 수술을 하던 때였습니다. 자발적 임신 중단이 달갑고 '편리한' 해결책이라고 말하는 여성은 없었습니다. 오히려 이 여성들은 또다시 우리에게 도움을 요청하러 왔다는 사실에 늘 망연자실했습니다. 그리고 우리가 자신들을 전혀 평가하지 않는다는 사실을 확인하고는 안도했죠.

자발적 임신 중단을 '연달아' 하는 여성이 드물다고 해도, 여성들이 살아가면서 자발적 임신 중단을 여러 번 한다는 사실은 놀라운 일도, 충격적인 일도 아닙니다. 13살부터 54살까지(점점 더 많은 여성들이 이 연령대에 환경을 맞이합니다), 임신이 가능한 시기는 40년이나 됩니다. 그렇게 오랜 기간 동안 모든 것을 통제하기는 어렵습니다. 사용하는 사람의 의지와 상관없이 모든 방법에는 실패할 확률이 있으니 말이지요. 또 프랑스에서는 여전히 많은 의사들이 나팔관 결찰술을 받고 싶다는 여성들의 요청을 거절하고 있으니 말입니다(202쪽을 참고하세요). 평생 동안 자발적 임신 중단을 여러 번 하는 것은 그리 충격적인 일이 아닙니다. 자녀를 여럿 낳거나, 사는 동안 반려자가 여럿 바뀌거나, 직업을 여럿 거치는 것과 다를 바 없습니다. 16살에 콘돔을 썼다가 실패해서, 33살에 이혼 절차를 밟는 중인데 (감정, 가족, 성생활 측면에서) 삶이 복잡해서, 또 의사가 질 내 피임 기구를 시술하기엔 '너무 나이가 많다'고 얘기하는 바람에 45살에 원치 않는 임신을 해서 자발적 임신 중단을 해야 할 수도 있습니다. 저는 이런 모든 상황을 지켜봤고 또 함께 겪었습니다. 한 여성이 살아가는 동안 이 모든 일을 겪을 수도 있습니다.

우리는 임신하는 시점을 결정하지 못합니다. 아이의 성별이나 쌍둥이 혹은 세쌍둥이를 낳을 건지도 결정할 수 없습니다. 아이가 건강할지 결정하는 것도 우리의 몫이 아닙니다. 임신이 살아가다가 벌어지는 우연한 일이라면, 자발적 임신 중단도 그저 우연입니다. 자발적 임신 중단이 더는 치명적인 사건으로 취급받지 않는 것은 기쁜 일입니다.

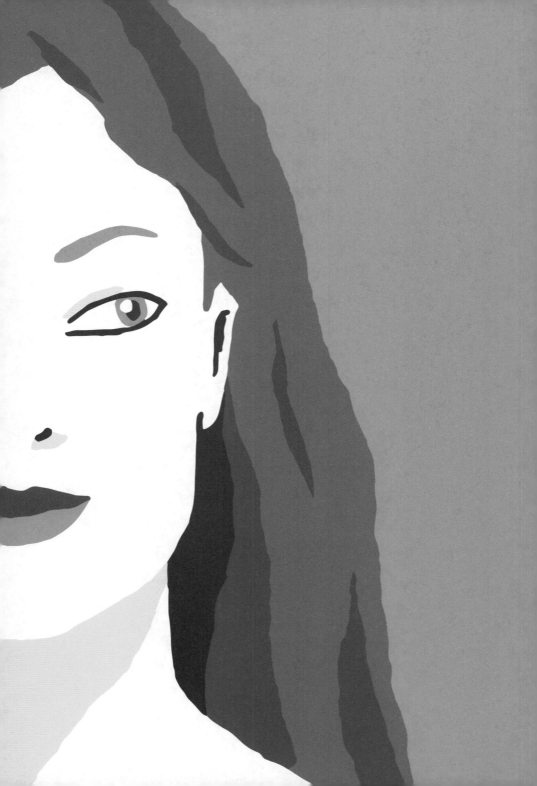

5장

아이를 품에 안기까지

임신은 질병이 아닙니다.
그런데도 임신한 여성을
환자 취급하는 의사들이 너무 많습니다.

임신

1. 임신을 하면 몸이 약해지나요?

임신은 걸음마를 시작하거나 사춘기를 거치며 성인의 신체로 거듭나는 것처럼 생리적인 과정입니다. 영장류는 450만 년 전에 지구에 나타났으며, 최초의 인류(호모 하빌리스)는 200만 년 전, 최초의 현생 인류(호모 사피엔스)는 아무리 못해도 30만 년 전에 등장했습니다. 오늘날 우리 모두가 살아 있는 것은, 임신이라는 과정이 진화를 거치며 완전하게 다듬어졌기 때문입니다.

그런데 프랑스에서는 임신을 일종의 질병으로 여기거나 적어도 아픈 상태로 취급합니다. 이런 태도가 생겨난 데는 역사적, 종교적, 문화적, 사회학적, 이념적, 정치적 원인이 있습니다. 프랑스 사회는 성차별적이며 여성들을 무조건 '잠재적인 어머니'로 여깁니다. 엄마가 되어야지만 '완전한 여성'이 될 수 있다는 거죠. 아이를 낳지 않은 여성을 함부로 대하고, 아이를 낳을 생각이 없는 여성을 경계하고 적대하며, 아이를 낳을 수 없는 여성을 불행하다고 여기고, 그리고 이런 여성이 임신하도록 돕는 의사들을 찬양하는 것이('아이를 만들어준 의사들'이라고까지 할 정도죠) 그 증거입니다.

이런 편견과 그 기반이 되는 고리타분한 종교적, 문화적 가치는 여성이 임신하자마자 성스러운 존재이자 절대적으로 보호받아야 하는 가엾고 연약한 존재가 된다고 말합니다. 심지어 임신한 자기 자신을 경계하면서까지 스스로 보호해야 하죠.

물론 임신에 위험이 아주 없는 것은 아닙니다. 절반은 이질적인 생명체를 자신의 몸 안에 들이는 일이니까요. 아주 독특한 동거인 셈입니다. 태아가 있으면 면역력, 신진대사, 혈액이 응고하는 정도, 동맥의 혈압, 호르몬 순환이 변화합니다. 임신이 완전히 위험하지 않은 건 아니지만, 프랑스처럼 환경이 좋은 국가에 사는 사람들에게는 임신과 관련된 심각한 사고가 점차 드물어지고 있습니다.

반면 임신하는 상황은 우려스럽습니다. 원치 않은 때, 혹은 건강이 나쁘고, 취약하고, 빈곤한 상황에서 임신하는 것은, 임신을 바라고 준비를 갖추어 개인적으로나 가족과 직업 측면에서 상황이 좋을 때 임신하는 것보다 위험 부담이 훨씬 더 큽니다. 다시 말해 가난할수록 위험이 높아집니다.

한편 최근에 아팠거나 만성적인 건강 문제가 없고, 특별한 가족력이 없고, 일자리와 집이 있는 여성이라면 임신해도 괜찮습니다. 별다른 의심을 하지 않아도 됩니다. 검사나 약을 한 트럭씩 받을 필요도 없죠. 많은 의사들이 저지르는 과잉 진료에 관해 제가 여기서 하나하나 설명해드리지는 않겠습니다. 이 주제를 다룬 탁월한 책이 있습니다. 《여성들에겐 더 나은 출산을 할 권리가 있다》라는 책입니다. 이 책을 쓴 마리엘렌 라아예(Marie-Hélène Lahaye)는 법률가인데, 임신한 여성들에게 강요되는 대부분의 주의 사항에 아무런 과학적 근거가 없다는 점을 보여줍니다. 이를테면 지속적으로 모니터링하는 기계를 달고 누운 채 병원에서 출산을 해야 한다는 것만 해도 말이죠. 경막외 마취를 필수로 해야 하거나 제왕 절개를 계획해 둔 게 아니라면 꼭 병원에서 출산할 필요는 없습니다.

마리엘렌 라아예의 책은 저항에 제대로 힘을 실어주는 도구입니다. 여러분이 조만간 임신을 할 계획이라면, 또는 임신하고 나서 주위 사람들이 견디라고 하는 것 때문에 고통받는 여성이 주변에 있다면 이 책을 강력히 추천합니다. 직접 읽어보기 전에 여기서 몇 가지 기준만

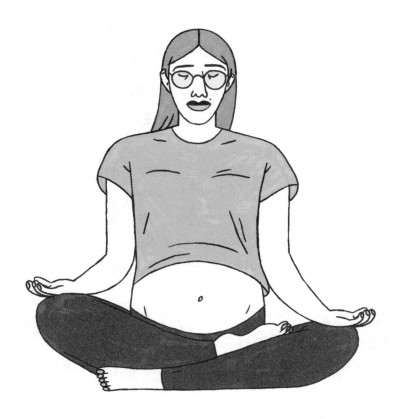

간략히 알려드리겠습니다.

→ 건강 상태가 좋다면 임신 기간을 아무런 문제 없이 보낼 확률이 높습니다. 다른 사람들이 나쁜 상황을 억측하면서 여러분에게 겁을 주는 일은 용납하지 마세요.

→ 혹시나 문제가 생긴다면 이 점을 가장 먼저 명심하세요. 그 일은 당신 몸에서 일어나는 겁니다. 여러분이 괜찮다고 느끼면 아무 쓸모도 없는 추가 검사를 받을 필요는 없습니다. 의사가 스스로 안심하려는 목적일 뿐이니 말이죠. 특히 여러분이 직접 증상을 확인한 게 아니라면(출혈이 있거나 평소와 다른 분비물이 나오는 것처럼요), 임신하고 진찰을 받으러 갈 때마다 여러분에게 부인과 검사를 강요하는 건 아무 의미가 없습니다.

→ 출산은 아홉 달에 걸쳐 준비합니다. 그러니 산부인과 병원, 조산사나 의사, 또 여러분의 추이를 지켜볼 의료진을 고를 만한 시간 여유가 있습니다. 여러분은 출산 계획을 이야기하고 미리 담당 전문가와 의논할 권리가 있습니다. 여러분이 무엇을 원하고 또 원치 않는지 명확히 밝힐 수 있습니다.

→ 아무것도 강요되어선 안 된다는 사실을 기억하세요. 검사나 치료를 제안받으면 언제든 시간 여유를 두고 생각해도 괜찮습니다. 제안을 받아들이기에 앞서 다른 의사에게 의견을 구할 수 있는 것은 물론이고요.

어떤 상황에서도 여러분은 자율적인 개인이라는 점을 명심하세요. 의료 전문가들은 여러분을 돕는 존재이지, 그 반대가 아닙니다. 특히 이들은 여러분의 질문에 답할 의무가 있습니다. 그리고 여러분을 위협하거나, 멸시하거나, 조롱하거나, 꾸짖거나, 협박하거나, 여러분에게 급하게 결정을 내리도록 강요할 권리가 없습니다. 이런 태도는 모두 법에 어긋나는 것이며, 윤리 규정에도 어긋납니다. 그리고 여러분은 언제든 동의를 철회할 수 있습니다.

2. 40세 이후에 임신했을 때 현실적으로 겪을 수 있는 위험은 무엇인가요?

당사자가 어떤 환경에서 임신하는지, 또 건강 상태는 어떤지가 중요합니다. 가정 환경부터 사회적, 경제적, 지리적 환경 모두 우호적인 상태에서 살아온 건강한 40대 여성이라면 그렇지 않은 20대 여성보다 훨씬 위험이 덜합니다. 적어도 그 40대 여성은 고민스러운 일이 생기면 주변 사람들이 살펴주고 돌봐줄 테니까요.

즉, 나이가 들면서 증가하는 위험은 연령과 관련된 위험뿐입니다. 예를 들어 당뇨나 고혈압 같은 만성 질환처럼요. 유산도 좀 더 빈번하게 일어나는데, 이는 40세 이상인 남성과 여성은 25세인 이들에 비해 정자와 난모 세포에 이상이 있는 경우가 더 많기 때문입니다. 배아가 '자리를 잡는다' 하더라도, 초음파 검진이나 양수 검사로 태아의 염색체를 확인해보면 이상이 드러날 수 있습니다. 염색체에 이상이 생길 확률이 35세일 때 80번에 한 번이었다면, 40세에는 60번에 한 번으로 증가합니다. 이는 곧 40대가 임신한 태아 60명 가운데 59명은 아무런 이상이 없다는 뜻이지요.

제 생각에, 임신한 여성들은 모두 뱃속에 든 아이가 혹시나 심각한 기형일까 봐 두려워합니다. 만약 그럴 경우 의료적 임신 중단을 할 수 있습니다. 여성과 그 가족들이 내리기에는 막중하고도 어려운 결정입니다. 그렇지만 이런 상황을 맞닥뜨린 커플을 만날 때마다 저는 이 부모들이 용기 있게 맞서는 모습에 감명을 받고는 했습니다. 주변 사람들과 의료진이 지지하든, 그렇지 않든 말이지요.

마지막으로, 40세 이상이면 출산할 때 문제가 생기는 일이 잦아집니다. 조산도 더 자주 일어나고, 제왕 절개 확률도 높아지지요.

양수 검사

양수에는 태아의 세포가 들어 있습니다. 그래서 양수 검사를 할 때는 임신한 여성의 복부 내벽을 통해 아주 가느다란 바늘을 넣어 양수를 소량 채취합니다. 통증도 없으며, 마취도 필요 없습니다.

초음파 검진을 했을 때 염색체 이상이나 가족 유전병, 태아의 기형 위험이 높다는 결과가 나왔거나 태아 감염이 의심되는 경우에는 의사가 양수 검사를 제안할 수 있습니다.

그렇지만 양수 검사를 하면 유산 위험이 있는데, 확률은 0.5퍼센트로 추산됩니다. 유산 위험을 억제하고자 검사 당일 여성들에게 휴식을 권합니다.

그래도 '늦은' 임신, 이를테면 35세 이후에 하는 임신이 가져올 수 있는 장점을 이야기하며 마무리를 짓겠습니다. 삶이 좀 더 안정적으로 자리를 잡았을 때지요. 여러 관계를 겪어보고 나서, 뜻을 잘 맞춰 아이를 함께 기를 만한 파트너를 만났을 수도 있겠죠. 더 성숙하기도 하고요. 심지어 몇몇 연구를 보면 느지막이 아이를 낳은 부모들이 더 오랫동안 왕성한 지적 활동을 하며, 더 오래 산다는 얘기도 있답니다!

3. 임신 중에 술을 마시고 담배를 피워도 되나요? 아니면 정말로 위험한 행동인가요?

담배와 알코올이 태아에게 유독하다는 사실은 증명되었습니다. 니코틴은 혈관을 수축시키는데 특히 태반의 혈관을 수축시켜 태아의 발달에 필요한 영양분이 이동하는 것을 방해합니다. 한편 알코올은 성인과 동일하게 태아의 세포에도 유독합니다. 특히 간과 신경 세포에 영향을 끼칩니다.

의학계는 다량의 알코올을 주기적으로 섭취할 경우 배아나 태아에게 어떤 영향을 끼치는지 잘 알고 있습니다. 이를 태아알코올증후군이라고 하죠. 하지만 알코올 섭취량이 얼마 이상이어야 해로운지는 알지 못합니다. 게다가 기준이 되는 섭취량은 각 여성마다, 임신마다, 태아마다 다를 수도 있지요. 그래서 알코올을 가끔 섭취하는 일이 장기적으로 어떤 결과를 낳는지, 특히 태아의 신경계에 어떤 영향을 끼치는지는 정확히 모르는 상태입니다.

→ 요약하면 여러분의 건강을 생각해서 (또 여러분 주변 사람들의 건
강을 생각해서) 담배를 (아예) 피우지 말 것을 강력히 권합니다.
마찬가지로 여러분과 태아를 위해서라면 임신과 수유 중에는 술
을 (아예) 마시지 않는 편이 좋습니다. 알코올은 모유로도 들어가
거든요. 산모가 술을 마시고 나서 세 시간만 지나도 모유에서 알코
올이 검출됩니다. 이렇게 과학적 사실을 보여드렸으니, 어떻게 할
지 결정하는 건 여러분 몫입니다. 임신한 건 여러분이지, 여러분의
의사가 아니니까요. 또 여러분이 어떤 결정을 내리든 여러분에게
훈계를 늘어놓거나 죄책감을 덮어씌울 자격은 아무에게도 없습니
다. 의사들에게 부여된 건 여러분에게 정보를 줄 의무이지, 명령을
할 권한이 아니니까요.

4. 톡소플라스마증 항체가 음성인 경우엔
반려묘와 떨어져 지내야 하나요?

아닙니다. 톡소플라스마증은 인간에게는 경미한 기생충병입니다.
면역 억제 반응이 있는 사람을 제외하곤 말이죠. 임신한 여성의 경우,
임신 중에 이 병에 처음으로 감염되었을 경우에만 문제가 됩니다. 그
러면 태아의 기형을 유발할 수 있거든요. 이런 경우는 드뭅니다. 프랑
스 국립톡소플라스마증자료원에 따르면, 프랑스에서 1년에 일어나는

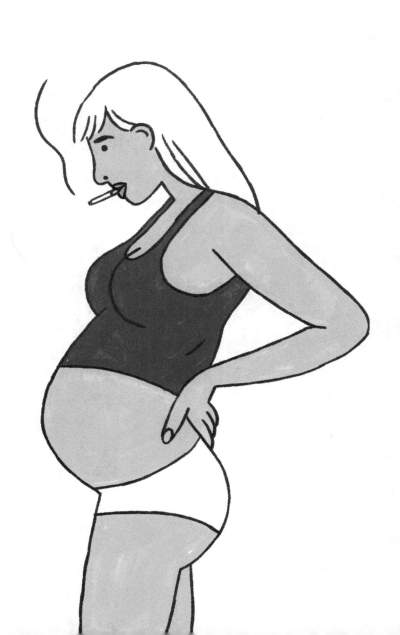

출산 80만 건 중에 약 250건이 여기에 해당합니다.

고양이에 관한 이러한 선입견이 떠도는 까닭은 톡소포자충이라는 이름을 지닌 아주 작은 기생충이 고양이를 통해서 인간에게 옮기 때문입니다. 이 기생충은 고양이의 내장 속에서 증식하여 배설물을 통해 배출되고는 합니다. 이 배설물이 인간에게 닿거나 인간이 섭취하는 과일, 채소, 육류에 묻으면 인간이 감염될 수 있습니다. 집에서 기르는 고양이의 25~45퍼센트가 이 기생충에 감염된 것으로 추정하지만 이 기생충을 외부로 배출하는 고양이는 고작 1퍼센트입니다. 고양이는 톡소포자충과 접촉하자마자 아주 빠르게 항체를 만들기 때문에 그 이후에는 배설물을 통해 기생충을 내보내지 않거든요.

그러므로 여러분이 임신했는데 톡소플라스마증 항체가 음성이라는 혈액 검사 결과를 받았더라도 여러분이 기르는 반려묘와 떨어져 지내는 건 아무 소용 없습니다. 반면에 의사나 조산사는 톡소플라스마증에 감염되지 않도록 주의를 기울이라고 얘기를 할 겁니다. 그 내용은 프랑스 식품환경노동위생안전청(ANSES) 사이트에 나와 있습니다. 여기에 그대로 적어 두겠습니다.

⟶ 식품을 다루기 전과 후, 정원을 손질한 후, 또는 흙이 묻은 물건을 만진 후에는 손을 씻고 손톱을 깨끗이 하세요.

⟶ 생채소는 흙을 완전히 제거할 수 있도록 꼼꼼히 씻으세요.

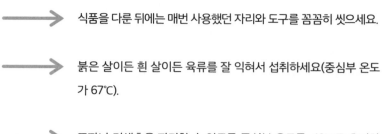

식품을 다룬 뒤에는 매번 사용했던 자리와 도구를 꼼꼼히 씻으세요.

붉은 살이든 흰 살이든 육류를 잘 익혀서 섭취하세요(중심부 온도
가 67℃).

포자나 기생충을 파괴할 수 있도록 중심부 온도를 -12℃로 유지하
며 최소 사흘 동안 육류를 냉동하세요.

고양이를 키운다면 매일 뜨거운 물로 화장실 모래를 청소해주세
요. 그렇게 할 만한 사람이 없다면 장갑을 착용하세요. 표백제를
이용해서 청소한다고 특별히 더 도움이 되지는 않습니다. 고양이
가 할퀸 상처는 전혀 위험하지 않습니다. 집 안에서만 살면서 통조
림과 사료만 먹는 고양이는 감염원에 노출되지 않습니다.

5. 임신 중에 성관계를 맺으면 위험한가요?

여러분과 태아 모두에게 전혀 위험하지 않습니다. 파트너가 남성이
라면 그저 이 점만 알고 계세요. 정자는 전립선에서 나오는 물질인 프
로스타글란딘을 함유하고 있습니다. 삽입하는 성관계를 맺고 질 내에
사정하면 프로스타글란딘은 종종 자궁을 수축시킵니다. 임신 중에는
이 점이 걱정스러울 수도 있지만 그렇다고 해서 조산이 되진 않습니
다. 낭설에 따르면 임신 후반부에는 성관계가 진통을 유발할 수 있다

고 하지만 이는 전혀 증명된 적 없습니다. 아무튼 전혀 위험하지 않습니다. 그러니 성관계가 즐겁다면 이를 포기하지 마세요.

다만 어디까지나 여러분이 즐거워야만 합니다.

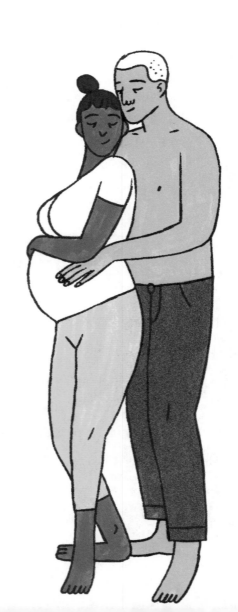

분만

1. 분만이 시작되는 원인은 무엇인가요?

먼저 확실한 수치를 볼까요. 모든 의사와 임신한 여성들이 꼭 읽어야 하는 책, 마리엘렌 라아예의《여성들에겐 더 나은 출산을 할 권리가 있다》에 인용된 수치입니다. 세계보건기구는 전 세계적으로 봤을 때 임신한 여성의 70~80퍼센트가 진통이 시작되는 시점에 약간의 위험을 부담한다고 봅니다. 아시아 국가에서는 이 비율이 90퍼센트에 이릅니다.

분만은 무의식적이고 반사적인 현상입니다. 진통이라고 부르는 분만의 첫 단계는 복잡한 원리에 따라 일어납니다. 이 메커니즘과 연관이 있는 것은 자궁의 이완과 자궁 근육에 '준비가 되었다'는 걸 알리는 태아의 호르몬 분비입니다. 그러므로 언제 진통을 할 것인지 결정하는 건 여성이 아닙니다. 차로 이동해도, 성관계를 맺어도, 출산이 '끝나기를' 바란다고 해도, 진통을 일으킬 만한 강력한 힘을 발휘하지는 않습니다.

대개는 인위적으로 진통을 유발합니다. 자궁 내벽에 달라붙은 양막을 분리하거나, 양수를 터뜨리거나, 옥시토신을 주사해서 자궁 경부를 변화시킬 만큼 강력한 수축을 일으켜 진통이 시작되도록 합니다.

어떤 상황이 되어야 의사나 조산사가 유도 분만을 시작할까요? 대답하기 쉽지 않습니다. 나라마다(프랑스, 벨기에, 영국은 제각기 산달이 다릅니다), 또 병원마다(어떤 병원은 출산 예정일을 넘기지 못하게끔 하고,

또 어떤 병원은 예정일보다 5일까지는 늦어져도 괜찮습니다) 다르거든요. 그렇지만 임신 기간이 순조로웠고, 태아가 별다른 이상 징후를 보이지 않는다면 임의로 정한 날짜에 출산할 이유는 전혀 없습니다. 출산 예정일은 첫 초음파 검사를 할 때 정해지는데 항상 며칠 정도 오차가 생길 수 있기 때문입니다.

> 유도 분만에 앞서, 의사들은 여러분과 의논하고, 자신들의 견해를 설명하고, 여러분의 질문을 듣고 답해야 합니다. 아기의 안전보다 의사들의 일정에 맞춰 편의를 보려 한다는 생각이 든다면 거절하세요.

2. 출산 시에 취할 수 있는 조치는 무엇이고, 산모가 거부할 수 있는 조치는 무엇인가요?

전부 다 거부할 수 있습니다. 농담이 아닙니다. 모두 다 거부할 권리가 있습니다. 법에서 보장해주거든요. 먼저, 반드시 병원에서 출산해야 할 필요는 없습니다. 집에서 출산할 수도 있습니다. 하지만 자발적으로 병원을 택했다면 여러분의 권리와 자유와 자율성을 지키세요. 그러므로 반복적으로 골반 검진을 하는 것부터 시작해서 회음 절개술까지, 양막을 자궁 경부에서 분리하는 것, 옥시토신을 주사하는 것, 양수를 터뜨리는 것, 복부를 압박하는 것과 신생아 기도 청결을 포함한 모든 조치를 거부할 수 있습니다. 이 책에서는 이 모든 것들을 정해드릴 수도 없고, 의사들이 왜 특정 조치를 여러분에게 제안하거나 강요하는지 하나하나 설명할 수도 없습니다. 그 대신에 마리엘렌 라아예의《여성들에겐 더 나은 출산을 할 권리가 있다》를 읽어보기를 다시한번 권해드립니다. 이 주제를 두루 다루고 있거든요. 한마디로 말하자면, 의사들이 여러분에게 이런 조치를 강요하는 건 의사 본인이 안심하고, 일을 더 수월하게 처리하고, 진료비를 받기 위해서입니다.

⟶ 실제로는 의료 조치를 하나하나 할 때마다 여러분과 상의해야 하며, 여러분의 동의가 있어야 처치가 가능합니다. 동의는 각 조치마다 따로 구해야 합니다. 한 항목에 동의했다고 해서 뒤이은 조치들에도 동의했다는 뜻은 아닙니다. 임신 기간 중에는 여러 정보를 찾아볼 시간적 여유가 있습니다. 따라서 출산 전에 가능한 한 빨리 의료진과 상의할 것을 강력히 권합니다.

프랑스의 일부 산과 의사들은 여성이 자신에게 적합한 방법을 스스로 결정하는 데 반감을 품고 있습니다. 반대로 미국에서는 2016년 산부인과의사협회에서 다음과 같은 권고 사항을 발표한 적이 있습니다.

제목은 "임신 중 의료 조치의 거부"이며 acog.org. 사이트에 방문하면 영어로 확인할 수 있습니다. 맨 처음 두 문단을 여기에 적어 두겠습니다.

"임신했다고 원칙에서 제외되는 건 아니다. 원칙적으로 의사 결정 능력이 있는 환자는 조치를 거부할 권리가 있다. 설령 그 조치가 생명과 직결된 것이라도 말이다. 따라서 임신한 여성이 의료 조치나 외과 조치를 거부하겠다고 결정할 경우, 이 결정을 존중해야 한다."

"임신한 여성에게 의료 조치를 강요하는 행위는 윤리적으로 용납할 수 없을 뿐만 아니라 의학적으로도 현명하지 않다. 이는 예측의 불확실성과 의료 지식의 한계 때문이다. 이에 따라 환자가 의료 조치를 수용하도록 산부인과 의사가 제재를 가하여 압박하는 행위는 용인되어서는 안 된다. 여성들이 특정한 의료 조치를 따르도록 유도하고자 산부인과 의사가 정신적인 압박, 조작, 물리력 또는 위협을—법원이나 아동보호센터에 연락하는 것도 여기에 포함된다—가하지 않도록 엄격히 권고한다."

나머지 내용은 부드럽습니다. 권력 관계를 이용하기보다는 대화를 하고, 또 낙인을 찍기보다는 거부 의사를 존중하고 이해하도록 노력하기를 권고합니다. 그리고 여성의 결정은 어떤 순간에도 존중받아야 한다는 점을 강조합니다. 설령 산과 의사가 보기에 태아의 건강이나 생명이 걱정스럽더라도 말이죠.

이보다 더 명확할 수는 없을 겁니다. 북미 의료 전문가들은 임신한 여성을 행동력과 결단력을 지닌 주체로 바라봅니다. 프랑스 전문 기관과 의료계 노동 조합이 이 권고 사항의 전문을 번역해서 프랑스 전역의 모든 산부인과 의사들이 이를 속속들이 익혔으면 좋겠습니다.

3. 회음절개술을 받는 것보다는
   회음부에 열상을 입는 편이 더 나은가요?

회음절개술은 질벽과 회음부 근육을 몇 센티미터 정도 절개하는 방법입니다. 아이가 '더 쉽게 나오도록' 의사나 조산사들이 취하는 조치이지요. 원칙적으로는 회음부가 심각하고 까다롭게 찢어지는 것을 막으려는 목적입니다.

그런데 세계보건기구에 따르면 회음절개술은 극히 제한적으로 실시해야 합니다. 회음절개술은 신체를 훼손하는 행위기에 수술을 받는 여성에게 깊은 후유증을 남기는 경우가 많거든요. 회음절개술은 회음부의 손상을 예방하는 것이 아니라 오히려 악화시킵니다. 피부를 절개하면 회음부는 더 손쉽게 상처를 입기 때문이죠. 외음부와 질도 마찬가지입니다. 더군다나 회음절개술로 입는 상처보다 자연스러운 열상의 부위가 더 국소적이고 표면적입니다. 따라서 회복하기도 훨씬 쉽고, 더 빠르게 낫죠.

프랑스 국립보건의학연구소에 따르면, 2016년 프랑스에서는 전체 출산 중 20퍼센트가 회음절개술을 실시했습니다(초산일 경우 35퍼센트, 초산이 아닌 경우 10퍼센트였습니다). 빈도는 지역에 따라 달랐습니다. 낭테르 지역에서는 2.5퍼센트였고 브장송에서는 1퍼센트였습니다. 세계보건기구에 따르면 이 비율이 10퍼센트를 넘어서는 안 됩니다.

4. 출산 후에 얼마나 오랫동안 출혈이 일어나나요?

아주 다양합니다. 모두 '하혈'이라 부릅니다. 출산을 한 여성은 약 500밀리리터의 혈액을 내보내며, 가벼운 출혈이(또는 '산욕 배설물'이) 2주 정도 이어질 수 있습니다.

출산하고 나면, 수유하는 여성이나 프로게스틴 제제를 복용하는 여성은 몇 달 가량 가벼운 출혈이 있을 수 있습니다.

이와 같은 출혈은 '후진통'에 비하면 불편함이 덜합니다. 후진통을 하면서 자궁이 수축하면 본래의 형태를 되찾을 수 있습니다. 후진통은 수유하면서 시작하거나 촉진되는데, 아주 고통스러운 경우가 많습니다.

⟶ 아프다면 이부프로펜을 복용할 수 있습니다. 기형아요인자료원(CRAT)에 따르면 이 약은 다른 소염제와 마찬가지로 임신 6개월 이전까지는 복용하지 않을 것을 권하며, 임신 7개월~9개월차 동안에는 복용이 금지됩니다. 그러나 수유 중인 여성은 이부프로펜을 복용할 수 있습니다.

5. 회음부 재활 치료는 필수인가요?

아닙니다. 필수인 건 아무것도 없습니다. 물론 적극적으로 권고하기는 합니다. 장기적으로 봤을 때 회음부 재활 치료는 요실금을 예방할 수 있습니다. 출산 후 6~8주 차에 치료를 시작할 수 있으며, 프랑스에서는 10회까지 사회 보험으로 처리할 수 있습니다. 여러분의 상태를 전문가와 함께 점검해볼 수 있습니다(물리치료사, 조산사).

여러 방법을 활용할 수 있는데, 모든 여성들에게 모든 방법이 맞는 것은 아닙니다.

– 손을 이용한 재활 치료: 치료사가(물리 치료사, 조산사) 질에 손가락을 삽입하고, 항문올림근을 다양한 방법으로 반복해서 수축하도록 여성에게 지시합니다.

– 전기 자극: 질 내시경으로 회음부 근육에 전기 자극을 가합니다. 회음부 근육이 '저절로', 즉 수동적으로 수축합니다.

– 바이오피드백: 수축과 이완을 일으키는 음성 또는 시각 신호와 질 내시경을 결합하여 회음부의 기능에 대한 인식을 개선합니다.

6. 베이비블루와 산후우울증은 어떻게 구분하나요?

베이비블루는 출산 후 며칠 뒤에 나타납니다. 며칠 동안 지속되며, 최대 2주까지 이어집니다. 산모가 의기소침해지고 우울한 기분을 느끼기는 하지만 침대에서 꼼짝 못하지는 않습니다. 몸을 일으키고, 자기 할 일을 열심히 하며, 결국은 지나갑니다. 자료를 찾아보면 30~80퍼센트의 여성이 이와 같은 상태를 경험합니다. 출산 스트레스 그 자체 때문이긴 하지만, 한편으로는 출산 직후 벌어지는 생리적 변화 때문이기도 합니다. 이제 막 출산한 여성의 몸과 호르몬 작용은 임신했을 때와는 순식간에 달라지거든요. 이토록 급격한 변화에는 몸과 마음이 적응할 여유가 필요합니다.

산후우울증은 이보다 증상이 두드러집니다. 웃는 게 불가능하고, 모든 게 자신의 책임인 것 같고, 죄책감이 들고, 일상적인 일을 수행할 수 없으며, 죽고 싶은 마음이나 자해하고 싶은 마음이 들고, 자기 아이와 유대감을 형성하기 어렵습니다. 자가 진단도 가능한데 대표적으로는 에딘버러 산후우울증 척도가 있습니다. 온라인에서 직접 검사를 받아볼 수 있습니다.

출산한 여성의 10퍼센트가 산후우울증을 겪습니다. 드물지 않은 거죠. 출산을 한 여성이 쇠약하거나, 슬프거나, 불안한 상태가 길어지는 일을 결코 가볍게 취급해선 안 됩니다.

수유

1. 모유 수유를 한 아이가
분유를 먹은 아이보다 건강한가요?

이 질문에 대답하기는 거의 불가능합니다. 세계 여러 나라에서 실시한 연구 결과를 보면, 4~6개월 동안 모유를 먹은 아기들이 분유를 먹은 아기들보다 건강 문제를 덜 겪는 것으로 보입니다(특히 유아기 전염병, 유아 돌연사, 비만증을요). 모유는 아기를 위해 만들어진 것이라 특정 전염병을 막아주는 항체를 함유하며, 항상 적정한 온도로 유지되고, 언제든 먹을 수 있으며, 접촉하고 애착을 형성하는 데도 도움을 줍니다.

하지만 모유를 수유하는 게 늘 가능하지는 않습니다. 현대적인 생활 방식은 모유 수유에 적합하지 않으니까요. 세계보건기구에서는 6개월 동안 모유를 수유하라고 권고하지만 출산 휴가는 결코 그만큼 길지 않죠.

더군다나 아이의 건강에는 정말 많은 요인이 개입합니다. 그중에는 이런 것들이 있습니다.

- 유전
- 어머니 그리고/또는 부모의 사회경제적 상태
- 우호적인 가정 환경 조성 여부(아버지, 조부모 등)
- 환경, 기후, 공해 등
- 지리(전쟁 중이거나 자연재해가 덮친 나라에서 태어나면 건강에 해롭

겠죠)

따라서 이상적으로 따져본다면 대체로 모유 수유를 하는 편이 좋으나, 현실에서는 모든 여성들이 그렇게 할 수가 없으며 모유 수유는 아이의 건강에 영향을 끼치는 유일한 요인이 아닙니다. 전혀 거리가 멀죠.

거기다가 여성의 몸은 오로지 여성 자신의 것입니다. 여성이 수유하지 않겠다고 결정하는 것은 수치스러운 일도, 불명예스러운 일도 아닙니다. 19세기에는 상당수의 여성들이 모유 수유를 하지 않았다는 사실을 다들 너무 잊고 지내는 것 같습니다. 당시에는 유모들이 그 일을 도맡았죠.

따라서 모유 수유를 권하는 건 좋지만 수유를 할 수 없거나 수유를 원치 않는 여성들에게 죄책감을 심어주어선 안 됩니다.

여러분이 어떤 선택을 내리든 지지해줄 만한 우호적인 의료 전문가와 최대한 빨리 이야기를 나눠보세요. 그리고 첫째 아이에게 모유 수유를 하지 않았더라도 둘째 아이에게는 얼마든지 모유를 먹일 수 있다는 점을 알아 두세요. 마음이 내킨다면 말이죠. 다른 선택과 마찬가지로, 수유에 관해 결정할 때 여성들에게 필요한 건 지지이지, 죄책감을 유발하는 말이 아닙니다.

2. 수유를 하면 가슴 모양이 변형되나요?

꼭 그렇진 않습니다. 모든 여성들이 똑같지는 않은데, 그 이유는 이번에도 유전이 많은 영향을 끼치기 때문입니다. 유선을 감싸고 있는 피부의 탄력은 사람마다 다릅니다. 출산 후에 여성들의 몸이 모두 똑같이 변하는 것은 아닙니다. 수유를 하고 나서도 마찬가지죠. 저는 수유하고 나서 유방이 본래 모습을 되찾았다고 느꼈다는 여성들을 만나봤습니다. 수유를 하지 않았는데 가슴이 변형되었다는 여성들도 있었죠. 이들이 자신의 몸을 어떻게 인식하든, 모두 부인할 수 없는 사실입니다. 그리고 어떤 일이 벌어질지는 아무도 예견할 수 없죠.

3. 수유 중에는 피임할 필요가 없다던데, 사실인가요?

수유하면 배란이 중단됩니다. 임신했을 때와 마찬가지죠. 다음 세 가지 조건을 만족할 경우, 새로 임신하는 것을 확실히 막을 수 있습니다(세계보건기구의 권고 사항입니다).

- 아기에게 모유만 수유해야 하며 아기가 이를 요구해야 합니다(아기는 젖병을 쓰지 않고 원할 때 여성의 가슴에서 나오는 젖만 먹어야 합니다).
- 아기가 6개월 이하여야 합니다(이 기간을 넘어가면 배란이 일어날 확률이 높아집니다).
- 출산 이후 첫 번째 월경이 시작되지 않았어야 합니다.

이 조건들을 만족시킬 경우, 수유를 하면 90퍼센트 확률로 임신을 방지할 수 있습니다.

> 피임에 100퍼센트 성공하고 싶다면 프로게스틴 제제를 복용하면 됩니다. 이 약은 여러분과 아기 모두에게 해를 끼치지 않으며 출산 후 8일째부터 복용할 수 있습니다. 또 IUD를 삽입할 수도 있으며(자궁 내 장치이며, 구리나 호르몬을 사용할 수 있습니다), 이는 출산 이후 4주째부터 시술 가능합니다.

임신한 여성을 담당하여 진찰할 때면 저는 출산하기 몇 달 전부터 여성과 피임 문제를 의논하곤 했습니다. 사용할 수 있는 모든 방법을 설명하고, 질문에 대답하며, 수유 중 임신 가능성에 대해서도 얘기했죠. 그렇게 대화를 나누고 나서 여성들이 사용하고자 하는 방법에 딱 맞춘 처방을 내렸습니다(예를 들면, 한 달 동안은 프로게스틴 제제를 복용하고, 그 뒤에 IUD를 시술한다든지 하는 식으로요). 이렇듯 임신한 여성들은 미리 자신들이 사용할 피임법을 자유롭게 확보할 수 있었으며 일이 터졌을 때 약국으로 달려갈 필요가 없었습니다. 피임법은 미리 의논할 수 있습니다.(그리고 반드시 그래야 한다고 봅니다. 제 생각에는요.) 산부인과 병동을 떠나는 날, 일행은 차를 빼러 갔고 갓난아기는 요람에서 꿈틀거리는 와중에 당직을 서느라 지친 인턴과 3분 만에 의논을 끝내서는 안 됩니다.

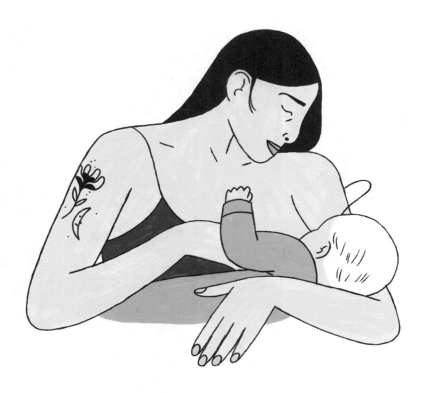

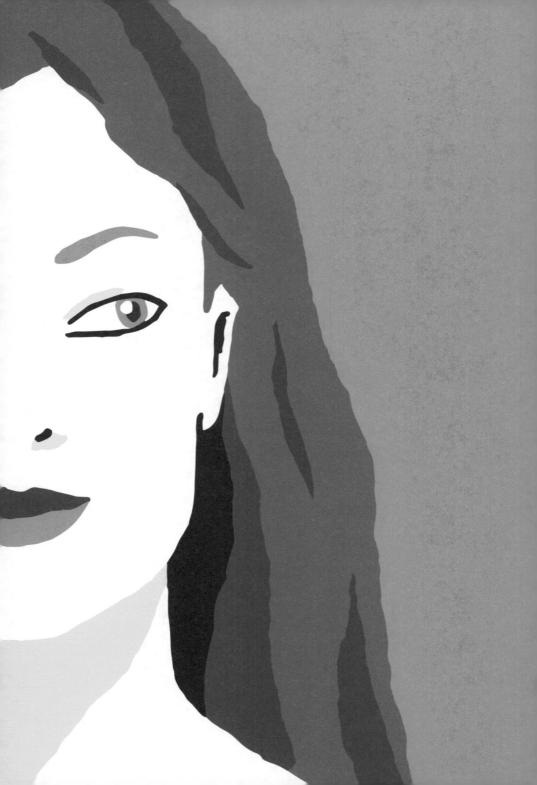

자라나는 아이 보살피기

아이들이 자라나도록 돕는 일은 여성의 몫이라 여겨집니다.
특히 아이들이 바라는 여성 또는 남성의 모습으로
성장하도록 돕는 것 말이지요.
6장에서는 소아과 관련 사안은 다루지 않고,
상당히 중요한데도 일반 육아서에서 거의 다루지 않는
몇 가지 사항을 짚어보겠습니다.

아이들의 몸

1. 여자아이인지 남자아이인지는 반드시,
그리고 돌이킬 수 없이 태어날 때 확정되나요?

"여성은 태어나는 것이 아니라 되는 것이다." 시몬 드 보부아르 (Simone de Beauvoir)는 《제2의 성》에 이렇게 썼습니다. 보부아르는 이 책에서 사회적 관습 속에서 여성들은 남성이 강요한 역할에 부합 하도록 강요받는다고 말했습니다. 많은 경우 남성들을 '기쁘게 만들 기' 위해서 말입니다. 오늘날 우리는 처음부터 여자로 태어나는 게 아 니라는 사실을 알고 있습니다. 또 '여자로 태어난다'는 말이 다양한 현실을 덮어버린다는 사실도 알고 있죠.

이어지는 이야기가 여성의 건강과 거리가 멀다고 느낄 수도 있습 니다. 하지만 결코 그렇지 않습니다. 아이의 성별과 젠더에 관한 모 든 문제는 두 측면에서 여러분과 관련이 있습니다. 여러분은 '여자로 태어났습니다'. 이것이 어떤 의미를 지니는지 모르는 채로 말이죠. 또 여러분은 어쩌면 어렸을 적에 통용되던 규범에 들어맞지 않는 '여자 아이'와 '남자아이'를 낳고 기르거나 그런 사람을 반려자로 삼을 수도 있습니다.

유전적인 성별: 이론적으로 인간은 46개의 염색체를 지니고 있는데 (23개는 아버지한테서, 23개는 어머니한테서 옵니다), 그 가운데 둘은 성 염색체입니다. 성염색체는 X와 Y라는 두 가지 형태가 있지요. 이론적

으로 여성은 '46XX'이고 남성은 '46XY'입니다.

'이론적으로'라고 표현한 이유는 이 일반적인 법칙을 현실이 반박하고 있기 때문이죠. X는 있지만 Y는 없이 태어날 수도 있고(45X0), Y는 있지만 X는 없이 태어날 수도 있습니다(45Y0). 47XXY, 47XYY, 47XXX도 가능하죠. 남성으로 여겨지는 이들은 46XY입니다. 여성으로 여겨지는 이들은 46XX죠. 변이형 가운데 어떤 이들에게는 발달 문제가 나타나고(이를테면 작은 키, 불임 등) 어떤 이들에게는 나타나지 않습니다. 그래서 47XXX나 47XYY인 사람은 자신이 유전자 변이를 지니고 있다는 걸 모르는 경우가 많습니다.

게다가 XY 염색체를 지녔지만 호르몬에 이상이 있어 남성 호르몬을 인지하지 못하는 사람들은 여성의 모습으로 성장해 갑니다. 또 XX 염색체를 지녔지만 부신(좌우 신장 위에 있는 내분비 기관)에서 남성 호르몬이 너무 많이 분비되는 사람들은 외견상 남성의 특징을 띠게 됩니다. 여성의 특징을 지니고 태어난 아이가 사춘기를 보내면서 남성으로 변모해 가는 일도 있습니다. 이는 5-알파환원효소결핍이라는 유전자 특성 때문에 생겨난 결과인데 특히 브라질에서 많이 나타납니다. 제프리 유제니디스(Jeffrey Eugenides)가 쓴 아주 아름다운 소설 《미들섹스》와 1978년에 미셸 푸코(Michel Foucault)가 펴낸 인터섹스 여성 에르퀼린 바르뱅(Herculine Barbin) 회고록은 이 주제를 아주 섬세하게 다룹니다.

해부학적 성별: 우리는 아이의 성별을 가장 먼저 확인합니다. 심지어 아이가 태어나기도 전에 말이죠. 태아의 '가장 초기 단계의 생식기'가 '비교적' 여성에 가까운지 아니면 '비교적' 남성에 가까운지를 초음파 검사로 분간할 수 있기 때문입니다. 하지만 주의해야 합니다. 실수는 얼마든지 일어날 수 있거든요. 특히 무(無)월경 13주차 이전까지는요(마지막 월경이 있었던 때로부터 13주까지입니다). 초음파 검진을 하는 사람은 인간이지 기계가 아닙니다. 태아의 성별을 초음파로 진단할 때는 무월경 20~25주차 사이에 이뤄지는 두 번째 초음파 검사 결과가 거의 확실하다고 봅니다.

임신 3개월이 지나기 전 배아는 '분화되지 않은'(남성도 여성도 아닌) 상태로 봅니다. 성기는 같은 세포와 같은 조직에서 시작되어 발달합니다. '가장 초기 단계의 생식기'는 음경이나 클리토리스로 변합니다. 생식선(생식에 쓰이는 선)은 여성 배아일 경우 난소로 변하여 복부에 머무르고, 남성 배아일 경우 고환으로 변하여 신체 외부로 나갑니다.

이분법적 사고에서는 아이가 태어나면 해부학적으로 남성 '또는' 여성이기를 기대합니다. 대음순이 보인다면 여자아이고, 음경과 고환이 보인다면 남자아이인 것이지요. 하지만 '해부학적인 성기의 전형'이란 것은 없습니다.

더군다나 모든 기관의 발달 과정에는 변이형이 끊임없이 등장합니다. 일반적으로 심장이 가슴 왼쪽에 있고 간이 배 오른쪽에 있지만 심장이 오른쪽에 있고 간이 왼쪽에 있는 사람이 태어나기도 합니다. 이런 사례를 두고 '내장 역위증'이라 합니다. 몸의 모든 부분은 개인마다 아주 다른 양상을 띨 수 있습니다.

마찬가지로 남자아이는 고환이 '전위된' 상태로 태어날 수도 있습니다. 다시 말해 고환이 밖으로 나와 음낭과 함께 있지 않고 배 속에 있는 것이지요. 또 여성이나 남성이 복부에 유두가 한 개나 여러 개 추가로 있는 경우도 있습니다. 사춘기에 이른 여자아이들의 가슴은 같은 크기로 발달하지도 않고, 같은 형태로 발달하지도 않지요.

즉 탄생 시점, 유년기의 해부학적 발달과 신체의 특성을 놓고 본다면 '정상'은 없습니다. 변이형이 있을 뿐입니다. 이런 변이형이 인구 전반에서 어떤 빈도로 나타나는지에 차이가 있을 뿐이죠.

인터섹스: 유엔이 내린 정의에 따르면 전형적인 '남성' 또는 '여성'의 규정에 부합하지 않는 성적 특성을 지니고 태어난 사람을 '인터섹스' 또는 '간성'이라 합니다.

인터섹스는 드문 현상이 아닙니다. 2천 명 가운데 한 명꼴로 인터섹스의 특성을 띤 성기를 지닌 사람이 태어난다고 추정됩니다. 예를 들어 남자아이가 왜소음경으로 태어날 수도 있고, 여자아이가 음핵비대로 태어날 수도 있습니다. 또 다른 변이형이 나타날 수도 있습니다. 변이형의 특성을 띠고 태어나더라도 평범한 생활을 온전히 영위할 수 있는 경우가 가장 많고, 당사자인 아이나 성인의 건강에 영향을 끼치지도 않습니다.

안타깝게도 프랑스에서는 해부학적 변이형을 지닌 아이가 태어나면 의사들이 신체적인 특징을 '정상으로 만드는' 수술을 거의 항상 권합니다. 이런 조치가 합당한 경우도 있습니다. 이를테면 아이에게 비뇨기 감염이 있을 경우엔 수술을 해야 합니다. 그렇지만 해부학적 변이형을 지닌 대부분의 아이는 아무 문제 없이 건강하게 성장할 수 있습니다.

현재 세계보건기구는 생식기가 '규범에 맞지 않는다'는 이유로 인터섹스인 아이에게 특정한 성별을 '다시 부여하는 조치'는 의학적으로 정당화될 수 없으며, 도덕적인 관점에서도 받아들일 수 없다고 규정합니다. 사실 수술을 한다고 해서 인터섹스의 삶이 더 나아지지는 않습니다. 반대로 수술이 문제를 일으킬 가능성은 아주 높습니다. 특히 나중에 성생활을 하는 데 문제를 불러올 수 있지요.

실제로는 인터섹스의 상당수가 외과적 조치를 취해 왜소음경이나 음핵비대를 절제합니다(가장 간단한 방법이기 때문이죠). 하지만 이런 의학의 개입은 트라우마를 가져오는 '관례적인' 생식기 훼손입니다. 이는 일부 지역에서 어린 여자아이와 남자아이에게 가하는 할례와 똑같습니다.

이제 외과 의사들이 이런 수술을 해서는 안 됩니다. 수술을 받은 후 건강과 성생활에서 겪는 위험뿐 아니라, 어릴 적 수술을 통해 어떤 성별을 인위적으로 부여받은 뒤 6~7세 정도가 된 아이가 자신을 다른 성별로 인식할 위험도 큽니다. 게다가 이런 수술은 인터섹스 또는 염색체 변이형을 지닌 사람이 성인이 되면 수술을 '강력하게' 원할 것이라 예상하고 하는 일이죠. 하지만 이를 입증하는 근거는 전혀 없습니다. 수술을 받지 않은 인터섹스들은 자신들이 아무것도 부족하지 않다고 말합니다. 또 많은 이들이 자신이 선택한 파트너와 함께 아주 만족스러운 애정 생활과 성생활을 누립니다. 따라서 '규범에 맞는' 외양을 갖춰주겠다는 구실로 아이들을 수술하는 것은 폭력일 뿐 아니라 심각한 결과를 낳는 신체 훼손입니다.

2006년 미국인터섹스협회는 성기 발달 변이를 지니고 태어난 신생아를 대하는 의사의 행동 지침을 발표했습니다. 그 내용입니다.

"정상이란 모든 이들에게 동일한 것이 아니다. 의료 전문가는 사회적 규범에 들어맞도록 환자를 압박해서는 안 된다. 반대로 다음과 같이 행동해야 한다.

– 성기 발달 변이가 아이의 건강을 위협하는 경우에만 의료적 또는 외과적 조치를 제공해야 한다.

– '양성구유'같이 낙인을 찍는 용어 사용을 피해야 한다.

– 생식기 부위를 반복적으로 검사하는 것을 피해야 한다.

– 환자가 자신의 신체에 어떤 선택을 내릴지 결정할 수 있을 만한 분별력을 지니게 될 때까지 외과적 또는 호르몬 치료를 가능한 한 피해야 한다. 치료를 실시할 경우 의료 전문가는 항상 이 질문을 던져야

한다. 이 치료는 정말 아이의 건강에 꼭 필요한가? 아니면 부모의 걱정을 덜어주려고 하는 것인가?

– 부모와 아이들이 그때그때 요구하는 것들을 존중해야 한다. 부모가 심리 검사를 바랄 경우 전문가의 지원을 받도록 도와야 한다.

– 전문가가 진행하는 사회심리 검사를 아이에게 직접 제안해야 하며, 아이에게는 가족들의 지지가 필요하다는 사실을 아이의 가족들에게 설명해야 한다.

– 아이와 그 가족들의 질문에 답할 때는 언제나 아이의 성기 발달 변이에 관해 진실만을 이야기해야 한다."

데이비드 라이머 이야기

1970년대 많은 철학자와 심리학자 들이 생각했던 것과는 반대로 젠더 정체성은 환경에 영향을 받아 '만들어지는' 것이 아닙니다. 젠더 정체성은 각자가 타고나는 특성입니다.

1965년 미국에서 태어난 남자아이 데이비드 라이머(David Reimer)의 비극적인 이야기가 이를 증명합니다. 데이비드 라이머는 포피 절제술을 받는 과정에서 음경을 크게 다치는 사고를 당한 뒤 음경을 절제하는 수술을 받았습니다. 남성의 성기를 잃은 채 당대 저명한 심리학자이자 성과학자였던 존 머니(Jone Money)의 조언에 따라 여자아이로 길러졌죠. 머니의 '사회심리학' 실험을 위한 연구 대상으로 전락한 데이비드는 여자아이처럼 옷을 입고 행동하도록 강요받았습니다. 젠더 정체성을 형성하는 주된 요인이 환경이라는 점을 '증명하기' 위해서요. 하지만 데이비드는 자신을 여자아이라 생각하지 않았습니다. 사춘기에 이르자 데이비드는 실험에 반기를 들면서 남성의 정체성을 받아들이기로 결정했습니다. 안타깝게도 유년 시절에 겪었던 피해와 상처 때문에 그의 건강은 많이 약해진 상태였습니다. 데이비드는 38세의 나이에 삶을 마감했습니다. 데이비드가 겪은 끔찍한 일들은 저널리스트 존 콜라핀토(John Colapinto)의 저서 《이상한 나라의 브렌다》에 자세히 나와 있습니다.

젠더 정체성: 성별(sex)은 생물학적 개념입니다. 젠더(gender)는 서로 중복되지 않는 '남성/여성'이라는 이분법에서 생겨난 사회적 구성물입니다. 우리는 시대, 종교, 문화, 또는 지역에 따라 끊임없이 변화하는 규범을 바탕 삼아 개인을 '여성' 또는 '남성'이라 정의합니다. 옷의 경우를 살펴볼까요. 제2차 세계대전 이전 서유럽에서는 바지를 입는 것을 '남성성'의 상징으로 여겼고, 치마를 입는 것은 '여성성'의 상징으로 여겼습니다. 하지만 터키나 고대 페르시아에서는 전통적으로 여성들이 바지를 입었으며, 스코틀랜드에서는 치마 형태의 하의인 킬트가 남성적인 것으로 여겨졌지요. 본질적으로 또는 절대적으로 '남성적'이거나 '여성적'인 것은 하나도 없습니다.

개인은 태어나면서 자신의 성기가 지닌 해부학적 특성에 따라, 그리고 자신이 속한 문화나 가족이 그 시점에 받아들이고 있는 관습에 따라 젠더를 부여받습니다.

남성 우월적인 사회에서는 젠더 규범을 활용해 개인에게 역할과

일을 부여합니다. 이를테면 남성다움과 힘을 연결 짓고, 여성다움과 감수성을 연결 짓는 식으로요. 젠더 규범은 비난할 때에도 쓰입니다. 여성에게 '머슴애처럼 군다'고 하거나 남성에게 '여자처럼 군다'든지 '여자애처럼 눈물이나 흘린다'고 하는 것처럼요. 이런 인위적이고 이분법적인 기준은 권력 관계, 지배 관계, 차별을 만들어냅니다.

오늘날 이런 기준은 현실을 설명하기에 적합하지 않다는 것이 자명해졌습니다. 음경을 지니고 태어나 남성이라는 젠더를 부여받았으나 자신을 여성이라고 생각하는 사람들이 있습니다. 질을 지니고 태어나 여성이라는 젠더를 부여받았으나 자신을 남성이라고 생각하는 사람들도 있습니다. 또 이쪽도 저쪽도 아니거나 성별이 이분법적이지 않다고 생각하는 사람들도 있습니다. 이들을 젠더퀴어라고 부릅니다. 정체성이 유동적으로 전환되는 젠더플루이드도 있고, 젠더 정체성이 없는 에이젠더도 있지요. 어떤 것이 되었든 간에 이들이 지닌 젠더 정체성은 사회가 부여한 정체성이 아닙니다.

오늘날 우리가 얘기하는 트랜스 정체성(아직도 의학 용어로는 '성별 불쾌감gender dysphoria'이라 부릅니다)은 오랫동안 정신의학적인 장애로 여겨져 왔습니다. 이젠 그렇지 않습니다. 상당수의 국가에서는 적어도 개인이, 즉 당사자만이 자신의 젠더 정체성을 규정할 수 있다고 여깁니다.

자신을 여성 또는 남성이라고 느끼는 것은 반박할 여지가 없는 확실한 인식입니다. 감정을 느끼고, 맛을 감지하고, 색을 보고, 고통이나 기쁨을 느끼는 것과 마찬가지입니다. 트랜스젠더는 자신이 어떤 사람이고, 또 어떤 사람이 아닌지를 아주 일찌감치 깨달은 사람입니다.

캐나다의 법안 C-279에는 젠더 정체성 보호에 관한 내용이 들어 있습니다. 이 법안에서는 젠더 정체성을 다음과 같이 정의합니다. "개인이 자신의 젠더를 내밀하고 개인적이고 뚜렷하게 경험하는 것이며, 이 젠더는 태어나면서 부여받은 성별과 일치할 수도 있고 아닐 수도 있다."

프랑스에서 이런 법안이 마련되려면 한참 멀었습니다. 2017년까지 프랑스에서는 신분증에 쓰이는 성별을 바꾸고자 하는 트랜스젠더에게 불임 수술을 강제했습니다. 2017년 당시 유럽인권재판소는 이와 같은 수술 요구가 트랜스젠더가 사생활을 보호받을 권리를 침해한다고 선언했고 프랑스 정부는 이것이 잘못된 결정이었다고 인정했습니다. 그 뒤로는 수술을 받았다는 사실을 필수적으로 증명하지 않고도 트랜스젠더가 신분증의 성별 표기를 바꿔 달라고 요구할 수 있게 되었습니다. 여전히 정신적이거나 제도적인 괴롭힘, 모욕, 트랜스포비아 의사의 치료 거부는 계속되고 있습니다. 여기에 가족이나 주변 사람들에게 거부당하는 괴로움까지 더해지지요.

성적 지향: 동성애 '유전자'는 없습니다. 그리고 어떤 사람이 이성이나 양성 모두가 아니라 동성에게 더 끌리는 이유는 모릅니다.

성별이 구분된 생명체의 상당수가 이성애를 따르는 이유 역시 모릅니다. 이성애 유전자도 마찬가지로 없거든요. 오히려 우리가 관찰할 수 있는 사실은 그 어떤 생물종도 섹슈얼리티와 젠더가 '이분법적'이지 않다는 것입니다. 유전적 관점으로 봤을 때 침팬지와 더불어 우리와 가장 가까운 영장류인 보노보들이 이 점을 아주 잘 보여줍니다. 보노보는 겉으로 드러나는 개체의 성별과 상관없이 서로 애무를 하며 갈등을 해소합니다. 이런 상호 작용이 개체마다 다르게 나타난다는 점은 다양한 성적 행동이 배타적인 형태로 나타나지 않고 하나의 동일한 집단 안에 공존한다는 사실을 보여줍니다. 영장류의 사례에서도 알 수 있듯이 '정상'이란 없으며 변이형만이 있을 따름입니다.

　'다름'에 아주 관용적인 사회에서 살아가는 사람들은 자신을 이성애자로, 양성애자로, 동성애자로, 범성애자로, 무성애자로 다양하게 규정합니다. 이는 곧 "나의 몸은 당신의 몸과 같지 않다. 내가 누구인

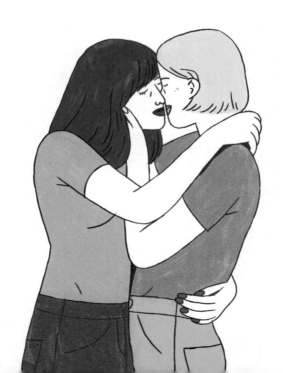

지 드러내는 일을 어느 누구도 막지 못하게 할 것이며, 나 자신이 아닌 다른 누군가가 되라고 어느 누구도 나에게 강요할 수 없다."는 의미입니다.

본질을 따져봤을 때 이 주장은 억압받는 모든 여성의 주장과 똑같지 않은가요?

마음을 열어보세요. 여러분의 아이를 위해서 말이죠. 아이 하나를 세상에 내놓겠다고 결심할 때는(이 아이는 다른 모든 아이들과 마찬가지로 세상에 나오겠다며 자기가 부모에게 요청한 것이 아닙니다), 아이의 몸과 인격은 부모의 뜻에 따라 빚어낼 수 있는 게 아니라는 점을 명심하는 게 중요하다고 봅니다. 우리 모두는 세상을 다르게 바라보니까요.

여러분이 세상에 내보낼 아이는(또는 이미 세상에 내보낸 아이는) 여러분의 상상과는 아주 다른 어른으로 자랄 겁니다. 아이가 태어나면, 그리고 아이가 변화를 거치는 동안 여러분은 아이에게 나타날 모든 가능성에 확실하게 열려 있어야 합니다. 어쩌면 여러분의 아이는 여러분이 줄곧 그렇게 자랄 것이라 믿어 왔던 사람과 '다른 사람'일지도 모릅니다. 여러분의 아들이 "전 여자예요"라고 할 수도 있고, 여러분 딸이 "전 남자예요"라고 할 수도 있습니다. 아이가 6살이 되면 그런 일이 일어나기도 합니다. 시간이 흘러 아이가 같은 성별을 지닌 사람에게 끌릴 수도 있지요. 애정을 듬뿍 담아 조언해드리자면, 이렇게 아이가 자기 자신을 드러내는 것을 두고 고함을 지르거나 아이의 존재를 부정하지 마세요.

아이는 우리가 훈련시키는 동물도 아니고, 우리가 손수 만드는 물건도 아닙니다. 아이의 인격은 부모의 지지를 받으며 형성될 수밖에 없습니다. 압박을 가하지 않고 함께하는 것을 보살핌이라 정의한다면 아이를 보살피는 일은 아이가 자신의 정체성과 특성, 그리고 열망을 유지하면서 자라도록 돕는 것입니다.

2. 여자아이의 외음부와
남자아이의 음경 포피 내부를 씻겨줘야 하나요?

수많은 젊은 부모가 맞닥뜨리는 대표적인 문제를 꼽아본다면, 바로 아이가 태어나는 순간부터 의사들이 수도 없이 무언가를 강요한다는 것입니다. 아이를 낳은 초기에는 수면부터 시작해서("아이가 부모와 같이 자도록 내버려 두면 아이한테 안 좋아요.") 영양 섭취("뭐라고요? 모유 수유를 안 하신다고요? 말도 안 됩니다!" "네? 아직까지도 모유를 먹이신다고요? 아이가 성장하는 데 방해가 될 겁니다!"), 예방 접종에 이르기까지 이래라저래라 간섭하는 말을 듣습니다. 일반적인 예방 접종과(이롭습니다) 인유두종바이러스 예방 접종(오히려 해로운 편입니다)에 관한 제 생각은 307쪽에서 다시 얘기하겠습니다.

오래전부터 귓속을 면봉으로 청소하지 말라고 권하는 데 반해, 일부 의사들은 사춘기에 이르기 전 아이들의 성기를 '씻어주라고' 어머니들에게 충고합니다.

이는 잘못된 판단입니다. 성기는 '자정 작용'을 할 수 있습니다(나이가 몇 살이건 말입니다). 별다른 증상이 없는 한 여자아이의 외음부와 남자아이의 음경 포피는 절대로 건드려선 안 됩니다. 성기를 지니고 있는 당사자는 예외지만요. 당사자가 아무런 불편을 느끼지 않는다면 성기를 검사할 필요도 없습니다.

특히나 외음부를 면봉으로 청소하라고 충고하는 건 아주 야만스럽게 느껴집니다.(그렇지만 현실에서는 이런 일이 벌어집니다. 그래서 언급하는 것이고요.) 의사와 소아과 전문의가 아들의 음경 끝부분을 벗겨내는 포피 절제술을 최대한 빨리 하라고 강요하는 일도 자주 일어납니다. 하지만 꼭 모자를 벗기듯이 포피를 잡아당겨 귀두가 드러나게 해야 할 이유는 전혀 없습니다. 여러분의 아들이 무언가로 인해 성기에 고통을 느낄 때 포피 절제술은 합당한 조치가 되지 않습니다. 만약 딱히 괴로워하는 게 없다면 이 조치는 더더욱 정당화될 수 없고요. 포피 절제술은 고통스럽고, 포피가 파열되도록 만들고, 출혈을 일으키며, 아무 쓸모가 없습니다.

이런 '조언'이나 '지침'은 어릴 때 포피를 벗겨내지 않으면 성인이 되어서 성관계를 맺기가 어려울 것이라는 반과학적인 생각 때문에 생겨났습니다. 그래서 '정상적인' 성생활을 하려면 수술을 받아야 한다고 말이죠. 하지만 음경 포피에 난 개구가 협착된 상태인 포경을 방지하려고 포피를 벗겨내는 것은 아무 의미 없는 수술입니다. 유년기 남자아이의 요도는 생리학적인 이유로 좁아져 있습니다. 아이가 자라면서 요도는 자연스럽게 팽창합니다. 그리고 사춘기에 이르러 남성 호르몬이 변화를 일으키면 포피가 귀두를 따라서 '미끄러져 내리고' 내벽이 매끄러워지도록 윤활 작용을 합니다.

'나중에 성관계를 잘 맺을 수 있도록' 어머니들에게 남자아이의 포피를 벗겨내라고 강요하는 것은, '나중에 성관계를 잘 맺을 수 있도록' 사춘기에 이르지 않은 어린 여자아이의 외음부에 탐폰을 삽입하라고 강요하는 것과 마찬가지입니다.

성기를 둘러싼 선입견과 그 쓸모없음을 강조하는 까닭은 이로 인해 아이들과 그 어머니들이 고통을 겪기 때문입니다. 어머니들은 이런 선입견을 따르든 따르지 않든 죄책감을 느낍니다. 그런데도 일부 의사들은 고통스럽고 의미 없는 행동을 하라고 강요하면서 어머니들을 학대의 공범이자 희생자로 만듭니다.

우리는 또한 아주 오래 이어져 온 의례인 포피 절제술이 개인의 건강에 전혀 도움이 안 된다는 점을 알아야 합니다. 포피 절제가 '위생적인' 효과를 보인다는 생각이 시작된 건 20세기 초반으로 거슬러 올라가는데, 여기에는 아무런 과학적 근거가 없습니다. 포피를 절제한 남성이 그렇지 않은 남성보다 더 '청결'하지도 않습니다. 또 포피 절제는 후유증을 남길 수도 있습니다.(솔직히 말씀드리면 저는 태어난 직후 포피 절제술을 받았고 후유증을 겪지는 않았습니다. 그렇지만 수술 후 고통받는 남성들을 만난 적이 있습니다.)

의사가 아이(여자아이건 남자아이건 인터섹스건)의 성기에 어떤 조치를 '꼭' 취해야 한다고 하려면 조건을 충족해야 합니다. 과학적으로 타당한 근거를 들어 이유를 상세히 설명해야 하고, 그 조치가 긴급한 것인지 명확히 밝혀야 하며, 그 조치를 꼭 취해야만 한다면 통증이 없도록 보장해야 합니다.

다시 말해 여러분은 의사의 조치를 거부할 권리가 있습니다. 여러분 아이의 몸이니까요. 의사는 여러분을 대신해서 결정을 내릴 수 있는 합법적인 위임자가 아닙니다. 의사가 보기에 여러분의 아이에게 비정상적인 면이 있다 하더라도 자신을 방어할 수 없는 사람의 몸에 손을 대기에 앞서 여러분은 언제나 다른 사람의 견해를 구할 수 있다는 걸 명심하세요.

프랑스 의사 윤리 규정 36조와 42조에서 명시하듯이 의사의 모든 행위는 당사자 또는 특정한 경우에는 책임자(주로 어머니죠)의 동의를 얻어야 합니다. 그러므로 의사가 미리 알리지 않고 고통스러운 조치를 취하는 행동은 받아들여질 수 없습니다. 의사가 무단으로 포피를 벗기는 것은 그저 성폭행일 뿐입니다.(프랑스 형법 222-22조에 이렇게 나옵니다. "성폭력이란 폭력, 강요, 협박 또는 기습을 통한 성적인 침해 모두를 가리킨다.") 소아과 의사가 외음부를 거칠게 씻거나 강제로 확장하는 것도 성폭력에 해당합니다.

3. 가슴이 발달하는 것을 내켜하지 않는 아이를 어떻게 달래면 좋을까요?

사춘기는 생리적인 현상이지만 당사자에게 혼란을 불러일으키는 경우가 많습니다. 일반적으로 여자아이는 가슴이 발달한 다음 음모와 겨드랑이 털이 나고, 키와 덩치가 조금 커진 뒤 마지막에 월경을 합니다. 그렇지만 각 단계가 같은 시기에 동시에 일어나는 경우도 많고 조금씩 순서가 바뀌기도 합니다. 사춘기에 이른 여자아이가 평소와 다름없이 잘 지내고 딱히 고통스러워하지 않는다면 걱정하지 않아도 됩니다. 어떤 아이들은 9~10세 정도의 아주 이른 나이에 월경을 시작하기도 합니다. 심지어 아직 가슴이 커지기 전인데도 말이죠. 이런 일이 아주 빈번하게 일어나지는 않지만 다시 한번 강조하자면 이런 현상을 꼭 질병의 증상이나 비정상적인 성장이라고 볼 수는 없습니다.

마찬가지로 여자아이의 가슴이 '너무 작다'거나 '너무 발달했다'고 해서 그 아이가 아프거나 '비정상'인 것은 아닙니다. 아이는 이런 사실을 알고 있어야 합니다. 또래 여자아이들이 괴롭히거나 놀리는 데 맞서려면 말이죠. 또 가슴 한쪽이 다른 쪽보다 먼저 발달하거나 두 쪽 다 발달하더라도 사춘기가 끝나고 나면 양쪽 가슴의 형태나 크기가 다른 경우가 많습니다. 모든 크기와 모든 형태가 존재할 수 있기 때문입니다.

커다란 가슴을 지닌 채 지내는 것은 쉽지 않습니다. 많은 여자아이들이 작은 가슴보다 큰 가슴이 좋다고 말하지만 가슴 무게는 자세에 영향을 끼칩니다. 또 어떤 경우에는 목 근육과 등 위쪽 근육을 영구적으로 수축하게 만들기도 합니다. 이런 증상은 대체로 물리 치료를 받고 호전될 수 있습니다. 많은 경우 가슴 크기와 무게를 축소하는 수술을 받는 것이 고통을 멈추고 만성 질환으로 나아가는 것을 막는 유일한 해결책이기도 합니다. 일반적으로는 사춘기가 끝날 때까지 기다린 다음 유방 축소술을 진행합니다. 이 수술을 요구하는 여자아이를 모욕적으로 대하는 것은 용납할 수 없는 처사입니다.

브래지어에 관해서도 잠깐 언급하겠습니다. 브래지어는 비교적 최근인 19세기 후반 들어서야 재발견되었으며(1904년《라루스 백과사전》에 이 단어가 등장합니다) 사람들이 코르셋을 내던지는 과정에서 브래지어의 사용이 확산되었습니다(오스트리아에서는 중세 시대에 쓰던 브래지어가 발견되긴 했지만요). 일부 사교계 사람들 사이에서 가슴을(특히 유두를) 가리는 동시에 가슴을 앞으로 내보이려는 목적으로(1950년대 브래지어들을 떠올려보세요) 브래지어를 받아들이고 장려한 것이 아닌지 의문을 품어볼 수 있을 겁니다.

브래지어를 꼭 입어야 할 이유는 없습니다. 현재 브래지어를 입은 여성이 그렇지 않은 여성보다 건강하다는 것을 보여주는 연구는 전혀 없습니다. 따라서 사람들이 브래지어를 착용하는 것은 편안함과 개인적인 미적 추구의 문제이죠. '브래지어를 입으면 유방암에 걸린다'거나 '브래지어를 입지 않으면 가슴 모양이 망가진다'는 소리를 가만히 듣고 있지 마세요. 과학적인 근거가 전혀 없는 주장입니다.

4. 남자아이의 유두가 커지고 아플 수도 있나요?

사춘기가 되어 음모와 겨드랑이 털이 날 무렵 호르몬의 자극을 받아서 남자아이의 '유방눈'(유선이라고도 부릅니다)이 약간 부풀어 오르고 예민해지는 일은 아주 빈번합니다. 이런 증상을 겪는 남자아이는 불편하겠지만, 그래도 전혀 위험하지는 않습니다. 아이를 놀리지 않고 안심시켜주며 일시적인 현상이라고 분명히 알려주는 것이 중요합니다. 그리고 아이가 아파한다면(이런 일이 많습니다) 고통을 덜어줄 만한 방법을 제공해야 합니다.

5. 여자아이가 너무 말랐거나 너무 뚱뚱하면 반드시 식생활에 문제가 있는 걸까요?

오늘날 미디어에 나오는 미적인 '모범'에 들어맞지 않는 여성들은 (거의 모든 여성이 해당합니다) 저체중인지 과체중인지에 따라 다양한 폭력을 겪습니다. 그렇지만 키와 몸무게는 여러 요소 가운데 특히 다음과 같은 요소에 영향을 받습니다.

- 유전
- 가정 환경: 근본적으로는 식습관을 가리킵니다.

– 사회경제적 환경: 앞선 가정 환경 요소에 상당한 영향을 끼치며, 여성들이 자신을 '너무 뚱뚱하다'거나 '너무 말랐다'고 바라보게 만드는 방식에도 큰 영향을 끼칩니다. 칼로리가 높고 설탕과 지방이 많이 든 식품의 가격이 가장 저렴한 경우가 많습니다. 과자와 탄산 음료, 소스와 조미료 따위가 해당되지요. 과체중은 경제력이 부족한 결과로 흔히 나타납니다. 다른 식품을 살 만한 능력이 모자라기 때문에 살을 찌우는 식품을 사게 되니까요.

– 건강 상태와 신체 활동: 어린 시절 오랫동안 아픈 경험이 있다면 '이상적인' 몸무게를 지니기 어렵습니다. 신체 활동이 적으면 개인에 따라 저체중이나 과체중을 유발할 수 있습니다.

– 농식품 분야의 광고와 마케팅의 영향: 소비자들의 건강을 보호하기보다 제품을 파는 것을 추구합니다.

마른 몸에 과도하게 의료적 조치를 취하는 것: 한번은 제 친구가 딸의 '식욕 부진'을 '무시'하고 '부정'한다며 소아과 의사한테 비난을 받은 적이 있습니다. 항상 호리호리한 편이었던 친구의 딸은 또래 여자아이들보다 키가 컸고, 마음껏 먹어도 체중이 1그램도 늘지 않았습니다. 아이 아버지가 딸과 같은 나이였을 때의 자기 사진을 보여줬습니다. 어릴 적 아버지는 지금의 딸보다 훨씬 더 마른 편이었습니다. 소아과 의사는 그 사진을 보고도 전혀 개의치 않았습니다. 그리고 딸아이를 입원시켰죠. 입원해 있는 동안 의료진은 아이의 몸무게를 재고 아이가 구토를 하는 게 아닌지 확인하며 시간을 보냈습니다. 당연한 얘기겠지만 감시를 받으니 아이는 입맛이 떨어졌습니다. 의사는 아이의 말을 듣지 않았고, 아이가 무슨 말을 해도 믿어주지 않았습니다. 여자아이들이 심한 식욕 부진을 겪을 때 나타나는 심각한 신체적 징후는 전혀 없었습니다. 그래서 결국 아이는 병원에서 나올 수 있었죠. 25년이 지난 뒤 성인이 된 친구의 딸은 몸매를 그대로 유지하고 있고, 무척 잘 먹으며, 2주에 한 번 하프마라톤을 뛰고, 1년에 세 번씩 마라톤을 완주하며 아주 잘 지내고 있습니다. 딸아이 아버지는 개인의 경험보다 '정상'에 집착하던 의사 때문에 온 가족이 고생한 것을 잊지 않고 있습니다.

사람마다, 그리고 어떤 활동을 하는가에 따라 식욕이 달라집니다. 청소년 자녀가 집에서 '먹지 않는다'고 해서 아무것도 안 먹고 지내는 건 전혀 아닙니다. 또 설령 부모가 좋은 의도로 주는 음식이라 해도 아이에게는 그것 말고 다른 것을 먹고 싶어 할 권리가 있습니다.

그러므로 청소년들에게 '너무 말랐다'거나 '식욕 부진'이라고 말하기 전에 부모와 조부모가 그 나이였을 때 체격이 어땠는지를 물어보는 편이 좋습니다. 그리고 아이가 정말로 아무것도 안 먹을 때에나 걱정을 하는 편이 좋습니다. 버터를 바른 빵과 초콜릿을 먹어치우는 '아주 마른' 여자아이는 식욕 부진이 있는 것이 아닙니다. 반대로 자기가 너무 뚱뚱하다고 생각하면서 기본적으로 누려야 할 즐거움마저 거부하는 마른 여자아이에게는 주의를 기울여야 합니다. 동시에 포용력과 인내심도 발휘해야 합니다. 선불리 결론을 내리고 과잉 진료로 인한 막중한 결과를 떠안기 전에 말이죠.

과체중 여성의 치료를 거부하는 것: 실제로 과체중이든 스스로 과체중이라고 생각하는 것이든, 과체중인 여자아이는 또 다른 유형의 폭력을 겪습니다. 바로 비만 혐오입니다. 부모가 너무 쉽사리 딸에게 모욕을 주는 경우가 많습니다. 딸의 몸집이 조그맣건 크건 아이의 식욕이나 통통한 몸 또는 신체 활동이 적은 것을 두고 괜히 한마디 더하는 것이죠. 모욕을 받은 아이는 불안을 느끼고 자기 내면으로 파고들게 됩니다. 위가 가득 찰 때까지 폭식을 하고, 꾸벅꾸벅 졸고, 불안을 잊어버릴 때까지 늘어지곤 합니다. 그리고 당연하게도 불안을 해소하는 중요한 방법 가운데 하나가 먹는 것이지요. 되도록 몸에 필요한 것들을요. 따라서 몸무게를 가지고 아이를 들볶을수록 아이의 식욕이 왕성해질 위험도 커집니다. 또는 아이를 억지로 굶게 만들 위험도 있습니다. 어떤 경우든 비만 혐오는 역효과를 내며 정신적인 폭력입니다.

과체중인 여성들을 사실상 철저하게 거부하고 모욕하는 것은 그들이 치료를 접할 수 없도록 하는 중요한 이유가 됩니다. '너무 마른' 여성들은 과잉 진료를 받고 자기 의사와는 반대로 강제로 입원당할 위험이 있습니다. 반면에 '너무 통통한' 여성들은 의사가 옷을 벗으라고 할 때마다 모욕을 느끼고, 피임약 처방을 거절당하며, 성생활이나 그밖의 것과 관련된 건강 문제가 모두 몸무게 때문이라는 소리를 들을

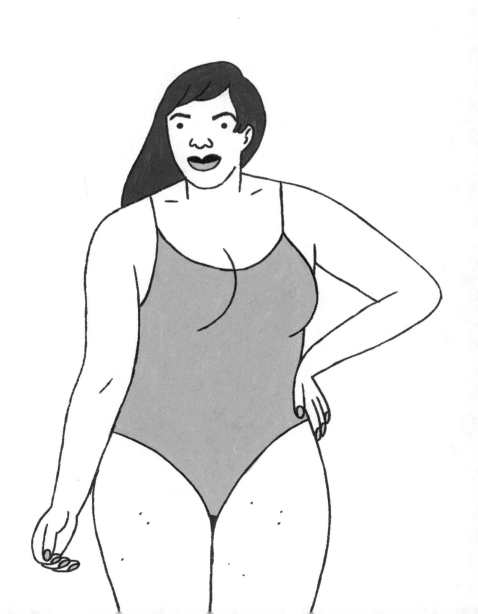

위험이 있습니다.

과체중인 여성들은 '나약하고' '내키는 대로 먹고' '노력을 하지 않는다'고 비난받습니다. 잘 알려져 있듯이 과체중인 여성은 신진대사 때문에 체중을 감량하기가 어렵습니다. 이는 당뇨병을 앓는 사람에게 너무 '게을러서' 자기가 필요한 인슐린을 췌장에서 분비하지 못한다며 욕을 하는 것과 마찬가지입니다.

따라서 너무 많은 의사들이 마음속에 품고 있는 비만 혐오는 단순히 차별적이고 존중이 부족한 태도일 뿐만 아니라 전문가의 자질을 떨어뜨리는 심각한 무지의 증거이기도 합니다.

예방 접종

1. 아이에게 예방 접종을 해야 하나요?

아이의 예방 접종 문제에서는 여성들이 최전선에 서 있습니다. 어떻게 해야 한다고 시키는 소리를 듣고, 협박, 죄책감, 경고를 감내하는 사람은 바로 여성들입니다.

> **예방 접종**
>
> **예방 접종은 어떤 효과가 있나요?** 백신의 목표는 백신을 접종한 사람이 다른 방법으로는 막을 수 없는 심각한 전염병에 감염되는 것을 방지하는 것입니다. 절대로 중대한 합병증으로 이어지지 않는 여러 바이러스성 질병(감기, 돌발성발진 등)에는 백신이 없습니다. 굳이 신경 쓸 필요가 없으니까요.
>
> **예방 접종은 어떤 원리인가요?** '약해진 바이러스'(질병을 유발하지 않습니다) 또는 바이러스나 박테리아의 일부를 몸속에 투입합니다. 면역 세포는 바이러스에 대항하는 항체를 만듭니다. 예방 접종을 받은 사람이 바이러스를 맞닥뜨리면 항체는 질병에 감염되기 전에 바이러스를 파괴합니다.

예방 접종의 원리는 '자연스럽다'고 볼 수 있습니다. 아기가 보이는 족족 물건을 죄다 입에 집어넣으면 침에 들어 있는 항체가 주변 환경에 있는 박테리아를 만나 면역 작용을 하는 것과 같은 원리죠.

산업화된 백신이 등장하기 한참 전 아프리카와 인도, 중국에서도 이미 천연두를 물리치고자 관례적으로 '예방 접종'을 실시했습니다.

천연두에 걸린 사람의 피부에 있는 수포(물집)에 든 액체를 병에 걸리지 않은 사람에게 접종하는(피부에 주사를 놓는) 방식이었습니다. 이렇게 '천연두 접종'을 하면 질병 증상이 가볍게 나타났지만, 대신 치명적인 일반 천연두를 피하는 효과를 기대할 수 있었습니다. 대개 이런 천연두 접종은 효과를 제대로 발휘했습니다.

18세기 초 영국인들이 이 방법을 도입했습니다. 1718년, 과거에 천연두를 앓아 얼굴이 흉하게 변한 메리 워틀리 몬터규 부인은 다섯 살 난 아들을 보호하고자 천연두 접종을 하기로 결심했습니다. 그리고 3년 뒤 영국 왕실의 의사들 앞에서 자신의 딸에게 천연두 접종을 했습니다. 천연두 접종 과정은 귀족들에게 알려졌고, 그 다음에는 일반 대중에게까지 퍼졌습니다.

같은 시기 대서양 너머에서는 천연두 접종이 이미 시행되고 있었습니다. 뉴잉글랜드 지역 청교도인들은 아프리카인 노예들을 통해 천연두 접종을 받아들였습니다. 1721년 미국 보스턴 주민 1만 2천 명 가운데 절반이 천연두에 걸렸고, 병에 걸린 사람들의 14퍼센트가 사망했습니다. '천연두 접종을 받은'(면역이 생긴) 사람들 가운데는 사망자가 2퍼센트에 불과했습니다.

1764년, 여덟 살 때 '천연두 접종을 받았던' 영국인 에드워드 제너(Edward Jenner)는 13살 때 '농장 일꾼 여자아이'가 이렇게 말하는 걸 들었습니다. "나는 천연두에 절대로 걸리지 않아. 보호받고 있거든. 우두에 걸린 적이 있어서 말이야." 우두는 천연두와 비슷하지만 소들이 걸리는 질병이었는데, 시골 여성들이 소 젖을 짜다가 걸리기도 했습니다. 훗날 의사가 된 제너는 이 일을 떠올리고는 사람을 우두에 노출시키면 천연두에 걸리지 않도록 보호할 수 있지 않을까 하는 가설을 세웁니다. 몇몇 사람들에게 실험해보니 이 방법은 효과적이면서도 천연두 접종보다 위험이 덜했습니다. 천연두 접종은 진짜 천연두에 걸릴 수도 있었거든요. 1798년 제너는 실험 결과를 소책자로 발표했습니다. '백신'이 탄생한 것이죠.

예방 접종에 대한 제 입장: 저는 원칙적으로 예방 접종에 우호적입니다. 의사로서 일하는 내내 주저 없이 예방 접종을 해 왔습니다. 저 역시 상당수 질병에 대한 예방 접종을 받았습니다. 제 아이들도 마찬가지입니다.

어린 시절 공부를 하는 동안, 그리고 25년 동안 일을 하면서 예방 접종을 받지 않은 채 질병에 감염되면 어떤 결과가 따르는지 직접 확인할 수 있었습니다. 소아마비에 걸려 사지가 마비되고, 백일해를 심하게 앓은 뒤 장애를 얻고, 유행성 이하선염 때문에 뇌막염과 고환염에 시달리고, 홍역 때문에 심각한 폐렴과 뇌염에 걸리고, B형 간염 바이러스 때문에 사망하고, 인공호흡기의 도움을 받아야 할 정도로 심각한 파상풍에 걸리는 사람들을 보았습니다.

제가 청소년기를 보낸 1960~1970년대에는 소아마비를 앓고 나서 팔이나 다리가 마비되거나 그보다 심각한 장애를 겪는 사람들이 흔했습니다. 세계보건기구와 상당수의 국가, 또 구호 단체에서 노력을 기울인 덕에 소아마비는 사라져 가고 있습니다. 소아마비는 천연두 이후 두 번째로 지구상에서 자취를 감추게 될 치명적인 바이러스성 질병일 것입니다.

한편 저는 예방 접종이 부작용을 유발하는 것도 보았습니다. 대개는 주사 맞은 부위에 염증이 생기거나 '사소한 감기'나 '사소한 홍역'처럼 위중하지 않은 경우였습니다. 심각한 부작용을 목격한 적은 없습니다. 그렇다고 해서 부작용이 없다는 것은 아니지만 드문 일이죠.

부작용이 나타날 수 있다고 해서 예방 접종 전반에 대한 제 견해가 바뀌진 않았습니다. 저는 예방 접종이 여러 질병을 예방하는 데 유용하고 바람직하다고 봅니다. 예방 접종 후 따를 수 있는 심각한 부작용은 질병 자체가 불러일으키는 심각한 합병증보다 드물게 생기니까요. '사소한 홍역'은 달갑지 않죠. 그러나 홍역의 합병증으로 발생하는 뇌염은 비극적입니다. 아이를 죽음으로 몰고 가거나 심각한 장애를 남기기 때문입니다.

아이 예방 접종에 관해 부모들에게 보내는 조언*: 프랑스에서는 2018년부터 아이들에게 열한 가지 예방 접종이 의무화되었습니다.

---

* 한국에서는 만 12세 이하의 모든 어린이는 2014년 1월 1일부터 지정 의료기관에서 받은 무료접종 대상 백신 접종비 전액을 지원받을 수 있습니다. 자세한 내용은 질병관리청 예방접종도우미 사이트에서 확인할 수 있습니다.

필수 예방 접종

아기와 어린이들에게 필수인 11가지 예방 접종은 다음과 같습니다.

- 디프테리아, 파상풍, 소아마비 (DPT)

- 백일해

- B형 헤모필루스 인플루엔자 감염(뇌막염을 유발할 수 있습니다)

- B형 간염

- 폐렴구균 감염

- C형 수막구균 감염

- 홍역, 유행성 이하선염, 풍진

프랑스령 기아나 거주자의 경우

- 1세부터 황열병 예방 접종

추천하는 예방 접종은 다음과 같습니다.

- 결핵 등의 질병

- 수두, 독감, 대상포진

- 인유두종바이러스 감염

- 무료접종 대상 백신(17종)
결핵(BCG, 피내용), B형간염(HepB), 디프테리아/파상풍/백일해(DTaP), 파상풍/디프테리아(Td), 파상풍/디프테리아/백일해 (Tdap), 폴리오(IPV), 디프테리아/파상풍/백일해/폴리오(DTaP-IPV), 디프테리아/파상풍/백일해/폴리오/b형헤모필루스인플루엔자 (DTaP-IPV/Hib),b형헤모필루스인플루엔자(Hib), 폐렴구균, 홍역/유행성이하선염/풍진(MMR), 수두(VAR), 일본뇌염 불활성화 백신(IJEV), 일본뇌염 약독화 생백신(LJEV), A형간염(HepA), 인유두종바이러스(HPV), 인플루엔자(IIV)

예방 접종에 관한 명확한 지침이랄 게 없어서 어떤 부모들은 압박감을 느끼며 자신들의 의사에 반해 아이에게 예방 접종을 하도록 '강요받습니다'. 저는 특정 질병에 대한 예방 접종이 필수라고 믿긴 하지만, 아이에게 예방 접종을 하기를 거부하는 어머니들을 덮어놓고 나쁜 사람으로 취급하지 않으려 늘 경계해 왔습니다. 이들을 공공 기관에 '신고한' 적은 절대로 없었죠. 죄책감을 심어준 적도 없습니다. 특히 운이 나빠서 이들의 아이가 면역을 갖추지 않은 질병에 걸리면 제 진료실 문을 열고 아이들을 보살피는 일을 마다하지 않았습니다. 저는 어머니에게 설교를 늘어놓지 않고 백일해, 유행성 이하선염, 홍역

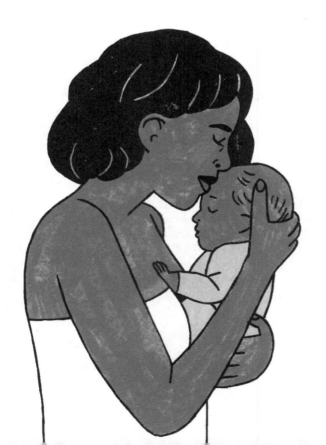

에 걸린 아이들을 돌봤습니다. 의사의 일은 사람들을 보살피는 것이지 힐난하는 게 아니니까요.

아이에게 예방 접종을 하지 않겠다고 하는 부모가 다른 부모보다 덜 존중받아야 하는 것은 아니라고 생각합니다. 예방 접종에 관한 태도 그 자체만으로 부모의 역량을 판가름할 수는 없습니다. 제가 아는 부모들 중에는 아이들에게 예방 접종은 했지만 차에 탔을 때 안전벨트를 해주지 않거나 아이들이 땅콩을 주워 먹도록 내버려 두고, 창문이 열린 아파트에 아이들만 남겨 두거나 아이들이 수영장 근처에서 보호 없이 뛰어놀게 두는 사람들도 있습니다. 매년 자동차나 집에서 벌어지는 사고와 전염병의 위험을 수치로 비교해보자면, 아이들에게 예방 접종을 하는 것은 망설이지만 차에 탄 아이에게 안전벨트를 해주는 부모들이 그렇지 않은 부모들보다 더 '위험하다'거나 '분별력이 없다'고 생각하지는 않습니다.

더군다나 저는 낙인을 찍는 것은 결코 의사다운 태도가 아니라고 생각합니다. 백신을 조심스럽게 대하는 사람들에게 손가락질하는 것을 용납해서는 안 됩니다. 아이에게 사용하는 제품의 특성을 두고 의료계, 국가, 제조업체를 향해 누구나 질문을 할 권리가 있으니까요.

모든 약에는 부작용이 따릅니다. 백신도 마찬가지입니다. 저는 1980년대에 의학 전문 저널 〈프레스크리르〉와 함께 일하면서 '신약'에 매우 비판적인 태도를 취하게 되었습니다. 백신은 의약품입니다.

백신은 백신을 이용해서 피할 수 있다고 여겨지는 질병의 심각성을 놓고 장점과 위험을 저울질하면서 신중하게 실험을 거쳐야 합니다. 모든 백신을 필수로 맞아야 하는 것은 아닙니다. 항생제를 처방하는 것이나 심혈관계 질환 위험이 없는 사람에게 콜레스테롤 약을 처방하는 일이 필수가 아닌 것과 마찬가지입니다.

천연두 백신은 심각한 부작용을 일으켰습니다. 천연두 발병 횟수보다 백신 때문에 발생하는 사고가 더 많다는 것이 알려지자 천연두 백신 사용이 중단되었습니다. 경구용 소아마비 백신도 대대적으로 예방 접종을 하는 이점보다 백신이 일으키는 사고 위험이 더 커지자 사용이 중단되었습니다. 백신이 '아무 위험이 없다'는 말은 아스피린이 전혀 위험하지 않다는 이야기만큼이나 어리석고 기만적입니다. 아스피린은 알레르기가 있는 소수 사람들에게 매우 위험합니다. 그러므로 백신을 두려워하는 것은 우스꽝스러운 일도 아니고 근거 없는 주장도 아닙니다. 백신을 두려워하는 이들을 이해해야 합니다.

또 다른 사례도 있습니다. 몇몇 사람들이 홍역 예방 접종을 받은 직후 부작용을 호소했고, 더러는 부작용 정도가 심각했습니다. 종종 들려오는 이야기처럼 홍역 백신이 자폐증이나 다발성경화증을 일으킨다는 것을 증명하는 연구는 전혀 없었습니다(그렇다고 주장하던 연구들은 전부 위조였다는 게 드러났죠). 그렇지만 예방 접종을 받은 직후에 고통을 겪은 사람들의 이야기를 듣고, 이해하고, 또 이들을 치료하는 것은 마땅히 해야 할 일입니다. 백신을 거부하는 태도에 과학적인 근거가 없더라도 모든 염려는 존중받아야 합니다.

→ 만일 여러분의 아이가 예방 접종을 받고 부작용이나 특정한 반응을 보인다면 의사의 치료를 받아야 하며, 가장 가까운 약물감시센터에 증상을 보고해야 합니다. 안타깝게도 많은 의사가 이렇게 조치하지 않지요.

백신과 부작용이 관련 있다는 사실이 (또는 관련 없다는 사실이) 증명되지 않은 이상, 증상이 있을 경우 책임지고 보상하는 절차가 따라야 합니다. 보상금은 약을 생산하고 이를 통해 막대한 수익을 벌어들이는 제약사에서 지원해야 할 것입니다. 자동차 제조업체는 의도치 않게 생기는 결함을 책임집니다. 자동차에 문제가 있다는 것이 확인되면 리콜을 실시하며, 자동차 결함 때문에 고통을 겪은 사람들에게 보상을 합니다. 스마트폰 제조업체는 배터리 화재 사고가 난 모델을 시장에서 회수합니다. 그러므로 의약품 제조업체가 같은 의무를 다하지 않는 것은 이해할 수 없는 일입니다. 보험 회사는 이런 일을 하려고 만들어진 곳입니다.

2. 청소년은 인유두종바이러스(HPV) 예방 접종을 받아야 하나요?

인유두종바이러스는 피부 접촉을 통해 전염됩니다. 알려진 것만 해도 약 200가지 유형이 있으며, 현존하는 백신은 이 중 십여 개 정도만을 막아줍니다. 일부 유형은 콘딜로마를 일으킵니다. 이를 '성기 사마귀'라고도 부르는데, 생식기나 항문 주위에 발생합니다. 어떤 유형의 바이러스는 자궁 경부에 병리적 변화를 일으키는데, 이는 암으로도 발전할 수 있습니다. 또 다른 바이러스는 항문암, 구강암, 식도암처럼 아주 희귀한 암을 일으킵니다. 프랑스에서는 11살에서 14살 사이의 모든 여자아이들에게 예방 접종을 받을 것을 권장합니다. 프랑스 고등보건청은 동일한 연령의 남자아이들에게도 예방 접종을 권고했습니다. 저는 이 두 가지 모두에 반대하는데, 그 이유를 설명하겠습니다.

인유두종바이러스는 암을 '일으키지' 않습니다. 인유두종바이러스 백신에 문제가 있는 까닭은 다시 말하지만 예방 접종의 목적이 원칙적으로 박테리아나 바이러스 감염 때문에 발생하는 질병을 막는 데 있기 때문입니다. 인유두종바이러스는 심각한 질병을 '일으키지' 않습니다. 아주 드문 확률로 암으로 발전할 가능성이 있는 병리적 변화를 일으킬 수는 있지만 이런 증상은 아직 밝혀지지 않은 유전적 특질을 지닌 일부 사람들에게만 나타납니다. 또 B형 간염 바이러스라든가 헤르페스 바이러스, 클라미디아 등 다른 성매개감염병의 영향을 받았을 때만 나타납니다. 이는 별개로 봐야 하는 경우지요.

서구에서는 인유두종바이러스가 자궁 경부에 병리적 변화를 일으켜도 대부분은 경미한 수준에 그칩니다. 병변 가운데 아주 일부만 (5퍼센트) 암을 일으킵니다. 20살이 된 여성 대부분이 인유두종바이러스에 감염되었지만 건강에는 아무런 영향을 받지 않았을 것이라 봅니다.

개발도상국에서는 인유두종바이러스와 관련 있는 자궁경부암이 더 빈번하게 발견됩니다. 이 지역 여성들은 여러 바이러스의 공격을 동시에 받기 때문입니다(아프리카 사하라 이남 지역에서 사망률이 가장 높은 암 질환 1위가 자궁경부암입니다). 다시 말하지만 프랑스는 이 사례에 해당하지 않습니다.

프랑스의 자궁경부암

프랑스 국립암연구소에 따르면 매년 프랑스에서는 3천 명의 자궁경부암 환자가 새로 발생한다고 합니다. 자궁경부암 때문에 매해 1,100명이 사망하는데, 다른 암과 비교했을 때 별로 높지 않은 수치입니다.

- 유방암: 2018년 신규 여성 발병자가 58,500명이었고, 그중 12,000명이 사망했습니다(자궁경부암으로 인한 사망자보다 열 배 이상 높습니다).

- 폐암: 신규 여성 발병자가 15,000명이었고 그중 10,500명이 사망했습니다.

- 결장암: 신규 여성 발병자가 2만 명이었고, 그중 8천 명이 사망했습니다. 보다시피 여성 사망률이 가장 높은 세 유형의 암과 비교해볼 때 자궁경부 암으로 인한 사망률이 훨씬 낮습니다. 물론 자궁경부암을 예방하는 것은 필요하지만 다른 질병과 견줘볼 때 공중 보건에서 우선순위로 다뤄야 할 문제는 아닙니다.

자궁경부암은 아주 쉽게 발견됩니다. 1960년대부터는 치료하지 않으면 암으로 발전할 가능성이 있는 자궁 경부의 병리적 변화를 발견할 수 있도록 여성들에게 자궁 경부 세포진 검사를 권하고 있습니다. 통증 없이 표본을 채집하는 작은 '솔'을 자궁 안에 집어넣어 세포를 채취해 특수한 배양액에 담그는 검사입니다. 그리고 나서 실험실로 보내면 세포병리학자라고 불리는 특별한 생물학자가 세포를 검사합니다. 비정상적인 세포가 발견되면 질 확대경 검사, 생체 조직 검사 같은 다른 검사를 추가로 받아야 합니다.

더군다나 이제는 인유두종바이러스가 어떤 감염을 일으키는지 찾아내고, 자궁경부암 발병 가능성도 예측할 수 있는 방법이 있습니다. 질 분비물을 채취하는 간단한 생체 검사로 이뤄지며 여성 당사자가 원할 경우 실시됩니다. 2015년부터 〈프레스크리르〉는 검사 결과가 음성일 경우 암으로 발전할 수 있는 병변이 생길 가능성이 아주 낮다고 밝혔습니다. 항체를 탐지해서 바이러스를 발견하는 이 검사법은 세포병리학자가 현미경으로 판독해야 하는 자궁 경부 세포진 검사보다 낫습니다. 인간은 실수할 수도 있고 지레짐작할 수도 있고 결론을 내리지 못하기도 하니까요. 반대로 생체 검사는 '표준화'되어 있어 언제나 신뢰할 수 있는 답을 내놓습니다.

비유하자면 이 검사법은 임신 진단 과정과 비슷합니다. 임신한 것 같다는 생각이 드는 여성은 생체 검사를 하기에 앞서 먼저 부인과에서 검사를 받고 임신 여부를 확인합니다. 임신 초기라면 의사가 검사를 할 때 실수할 수도 있습니다. 반면 생체 검사는 소변에 배아가 만들어내는 호르몬이 있는지를 찾아냅니다. 이 호르몬이 없다면 배아도 없는 것이지요.

예방 접종을 받았든 받지 않았든 자궁경부암 검사는 계속해야 합니다. 종종 의약업계의 사주를 받아 자궁경부암 치료에 성공했다며 요란스럽게 발표하는 것과는 달리 인유두종바이러스 예방 접종이 자궁경부암을 완화하거나 없애는지는 아직 밝혀지지 않았습니다. 현재 입증된 사실은 인유두종바이러스가 유발하는 병변의 일부를 백신이 줄여준다는 것이 전부입니다.

자궁 경부 세포진 검사를 저버리기에 앞서, 예방 접종을 받은 사람들을 청소년기부터 사망할 때까지 추적 조사를 해 가며 예방 접종이 자궁경부암을 없애는지 증명해야 할 것입니다. 즉 예방 접종이 60년 동안 효과를 보이는지를 말이죠. 지금으로서는 그런 연구 결과는 없습니다.

더군다나 백신이 인유두종바이러스를 얼마나 오랫동안 '막아주는지', 몇 년이 지난 후에는 다시 예방 접종을 받아야 하는지, 또는 지금은 드러나지 않은 다른 인유두종바이러스가 자궁에서 암으로 발전할 수 있는 병변을 가져올 가능성이 있는지도 제대로 모르는 상태입니다. 자궁 경부 세포진 검사를 하여 이상이 있다는 것을 발견하는 일은 간단하므로 과학계의 모든 권위자들은 자궁 경부 세포진 검사를 계속해야 한다는 데 동의합니다.

그러므로 부유한 국가의 공중 보건 당국은 인유두종바이러스 예방 접종을 모두에게 의무화하지 않아야 할 것입니다. 물론 어떤 여성은 '혹시 모르니' 예방 접종을 받는 편이 낫다고 판단할 수도 있습니다(정기적으로 자궁 경부 세포진 검사를 받는 것을 잊어버리면 암으로 발전할 수 있는 병변이 급속히 늘어날지도 모르니 말이죠). 이는 개인적인 차원에서 합리적인 태도입니다. 비행기를 타기 전에 생명 보험을 들어 두는 것과 비슷하죠. 보험 회사는 여러분이 느끼는 사고에 대한 두려움을 빌미로 삼아 아무런 쓸모도 없을 수 있는 보험 증권을 판매합니다. 그렇지만 실질적으로 비행기 사고를 예방하는 것은 국가와 민간 항공사가 엄격히 시행하는 규칙이지 보험이 아닙니다.

모든 여자아이에게 예방 접종을 받도록 권고하는 것은(또 고등보건청이 모든 남자아이에게 예상 접종을 권고하는 것은) 마치 아이가 총에 맞을 수도 있으니 방탄조끼를 입혀서 보호하라는 것과 같습니다. 프랑스 같은 나라에서는 무력 갈등에 휘말릴 확률이 아주 낮으니 말이죠. 방탄조끼를 팔면 제조업체에게는 이익이겠지만 아이와 부모에게는 헛되이 마음의 평안을 가져다주는 것이 고작입니다. 총에 맞아 죽지 않도록 막아주는 것은 방탄조끼가 아니라 무기 구입과 거래를 엄격하게 통제하는 일입니다

교육부에서 모든 아이들에게 공교육을 제공하기로 결정을 내렸다면 여러분은 교육부가 위험 부담은 최소화하면서 많은 예산을 쓸 것이며 이 예산은 교사들을 고용하거나 추운 교실에 난방을 하거나 책과 시청각 자료를 마련하는 데 유용하게 쓰일 것이라 생각할 겁니다. 모든 청소년들에게 인유두종바이러스 예방 접종을 보편적으로 제공하는 것도 같은 이치입니다. 이때 쓰는 예산은 어쩌면 여러분의 딸이 자궁경부암에 걸릴 확률을 줄이는 데 아무런 영향을 끼치지 않을지도 모릅니다. 확률이 아주 낮긴 하지만 여러분의 아들이 구강암이나 항문암으로 사망할 확률에 아무런 영향을 끼치지 않을지도 모르고요. 그런데도 훨씬 더 빈번하게 발생하는 질병에 돌아가는 예산이 줄어드는 부정적인 여파를 낳겠죠.

건강해지려면 비용을 치러야 합니다. 공공 단체에서 예방 접종 보편화를 책임지고 비용을 감당하는 것은 지나칩니다. 이런 비용은 훨씬 더 유용하게 쓰일 수 있을 겁니다. 이를테면 가난한 여성들이 예방 목적으로 자궁 경부 세포진 검사를 받도록 하는 데 쓰일 수 있지요. 이 여성들은 한 번도 자궁 검사를 받아보지 못했고, 자궁경부암

을 발견하지 못하고 치료도 하지 못해 주된 희생자가 되곤 합니다. 또 그 비용을 가정 폭력에 맞서는 데 쓸 수도 있겠죠. 가정 폭력은 여성 살해(femicide)뿐만 아니라 자살, 그리고 그 영향력을 헤아릴 수조차 없는 지속적인 트라우마의 원인이니까요. 2013년 잡지 〈레 트리뷘 드 라 상테(Les Tribunes de la santé)〉에 실린 칼럼 "여성에게 가해지는 폭력: 정의와 주요 수치, 공공 정책"에 따르면 매년 프랑스에서는 여성 201,000명이 배우자나 전 배우자가 가하는 물리적 폭력, 그리고(또는) 성폭력의 희생자가 되는 것으로 추산되며 129명이 배우자에게 살해당하는 것으로 나타났습니다. 특히 2019년에 살인 사건이 많이 일어났는데, 프랑스 AFP 통신사가 '확인하고 보고받은' 사건만 126건이었습니다.

자궁경부암 발병 빈도는 여성들에게 일어나는 폭력의 빈도와 비교해보면 월등히 낮습니다. 인유두종바이러스 예방 접종을 보편화하는 일은 공중 보건 차원에서 다룰 문제가 아닙니다. 이는 특히 제약업체와 그 주주들에게 이익을 가져다줄 뿐 여성에게는 아무런 도움을 주지 않습니다.

따라서 지금으로서는 모든 여자아이에게 인유두종바이러스 예방 접종을 하는 일은 합당하지 않다고 단언하겠습니다. 남자아이들에게도 마찬가지입니다. 인유두종바이러스가 구강과 인후에 암이 발병할 가능성을 높일 수 있기는 합니다. 그렇지만 흡연을 하고 술을 많이 마시는 남자아이라면 암을 유발하는 주된 원인은 담배와 알코올이 될 것입니다. 항문암에 가장 큰 영향을 끼치는 요인은 흡연, 인유두종바이러스 감염, 장기 이식 수술 후 면역 억제제를 복용하는 일입니다. 따라서 구강암과 인후암, 항문암은 인유두종바이러스 외에 다른 요인 때문에 발생하며, 소수의 사람들만 발병합니다. 25살 이전에 거의 모든 인구가 인유두종바이러스에 노출되며, 대부분 자연적으로 치유된다는 사실을 고려한다면 말이죠.

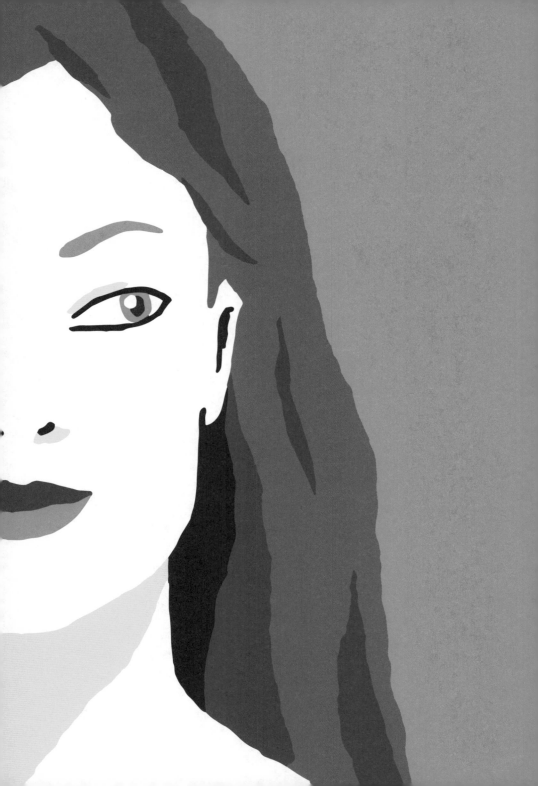

아랫도리에 생기는
소소한 걱정거리

외음부와 질은 자정 능력이 있습니다.
세정제로 문질러 닦을 필요가 없습니다(해롭기도 하고요).
이와 다른 말을 하는 사람들은
당신에게 뭔가를 팔려고 그러는 겁니다.

질 관리법

1. 어떻게 질을 세정해야 하나요?

아무것도 사용하면 안 됩니다. 비누도요. 질은 신체의 다른 구멍과 마찬가지로 스스로 알아서 잘 방어합니다. 분비물과 질 내에 서식하는 미생물 덕분입니다. '위생적'이라고 알려진 질을 '씻는' 목적으로 만든 비누와 세정제는 질 균형을 깨고 염증이나 감염을 유발할 수 있습니다.

성기의 외부(대음순의 외부)는 피부로 덮여 있습니다. 다른 피부와 마찬가지로 이 피부는 비누로 씻고 헹궈도 괜찮습니다. 그렇지만 소음순을 포함한 성기 내부는 비누와 접촉하면 좋지 않습니다. 비누가 성기 내부를 건조하게 만들거나 점막을 자극할 수 있기 때문입니다 (비눗물로 입을 헹구면 자극받는 것이나 마찬가지입니다).

→ 마트나 약국에서 질 세정제를 구입하지 마세요. 질 세정제는 아무 소용이 없으며, 질 내부 환경을 뒤바꿀 수도 있습니다. 질 내에 자연스럽게 서식하는 박테리아성 미생물이 문제없이 자라도록 가만히 내버려 둬야 합니다.

→ 성매개감염병에 걸렸을까 봐 걱정된다면 검진을 받고 (결과가 양성으로 나왔을 경우에는) 적절한 치료를 받으세요. 성기를 씻는다고 달라지는 건 없습니다.

마지막으로 혹시나 반대로 알고 계실까 봐 덧붙입니다. 피임을 하지 않고 성관계를 맺은 뒤 정액이 '배출되기를' 기대하면서 질 안에 물을 집어넣는 것은 효과가 없습니다. 정자가 자궁 경부와 접촉하면 그 즉시(즉 사정이 일어나는 순간) 정자 수백만 마리가 몇 초 안에 자궁 경부를 통과합니다. 정자는 그런 목적으로 만들어진 것이니까요. '질 내부를 씻는 것'은 피임 효과가 전혀 없으며 질 내부 점막을 약하게 만듭니다. 또 성매개감염병(매독, 임질, 인유두종 바이러스, 클라미디아 감염증)에 걸릴 위험이 높아지고 세균성 질증이 발생하기 쉽습니다.

2. 세균성 질증은 무엇인가요?

질 내에는 본래 박테리아와 유산균이 있습니다. 유산균은 젖산을 분비해서 질 내 산성도(pH)를 3.5~4.5 사이로 유지하며, 질 내에 필요치 않은 박테리아와 바이러스를 막아줍니다. 이를테면 피부나 소화 기관에 있는 박테리아처럼요. 세균성 질증은 정상적인 질 내 미생물의 균형이 깨졌을 때 나타납니다. 유산균이 젖산을 분비하지 않거나 다른 박테리아들(가드네렐라균, 마이코플라스마 등)이 그 자리를 차지할 때 생겨납니다.

세균성 질증은 질염(질에 발생하는 염증) 증상으로 나타납니다. 평소보다 많은 분비물(색이 있을 수도 있고 없을 수도 있습니다), 불쾌한 냄새, 질 내부나 외음부 주변의 피부가 자극을 받는 것이 주요 증상입니다. 세균성 질증의 특징적인 증상으로는 피임을 하지 않고 이성애적 성관계를 맺은 직후 마치 '생선 비린내' 같은 냄새가 나는 것입니다. 이런 냄새는 정액과 질 내 미생물이 만나 발생합니다.

많은 여성이 살아가면서 종종 세균성 질증을 겪습니다. 살정제 사용, '질 내부 세척', 니코틴 중독, 장기간 항생제 복용, 월경혈의 양이 아주 많고 몇 주 내내 이어지는 경우처럼 질 내 균형을 깨뜨리는 원인은 많습니다. 이런 증상이 나타났을 때 (에스트로겐이 함유된) '복합' 피임약을 복용하면 세균 감염을 막는 효과가 있는 것으로 보입니다. 에스트로겐은 유산균이 생성되는 데 도움을 주거든요.

질증 자체는 심각한 질병이 아니긴 하나 질 점막을 약하게 만들며 성매개감염병에 취약해지게 합니다. 따라서 최대한 빨리 치료하는 것이 중요합니다.

→ 질 표본을 채취하고 분석해 진단을 받은 다음 메트로니다졸이나 클린다마이신처럼 쉽게 구할 수 있는 항생제와 항기생충제를 처방받아야 합니다. 질염이 재발할 경우 4~6개월 정도 장기적으로 치료를 받아야 합니다.

→ 질염 치료 중에는 월경컵을 사용하지 않는 편을 추천합니다.

3. 프로바이오틱스를 쓰면
질의 균형을 '되찾을' 수 있나요?

프로바이오틱스는 항생제 치료를 받으면서 파괴되거나 취약해진 (내장이나 질의) '미생물을 회복해준다'고 알려져 있습니다. 하지만 제약업체가 홍보하는 내용과 달리 프로바이오틱스가 정말로 내장이나 질에 있는 미생물의 회복 효과를 증명하는 과학적 연구 결과는 매우 적습니다.

대다수의 경우 항생제 치료는 개인이 본래 지니고 있는 미생물을 파괴하지 않습니다. 미생물은 감염으로부터 우리를 아주 잘 보호하고 별 문제 없이 재생됩니다. 그렇지 않다면 치료를 받은 사람은 치료를 받기 전보다 상태가 악화될 겁니다. 물론 이런 일이 일어나긴 하지만 아주 드뭅니다. 그리고 대개는 항생제를 복용해서가 아니라 면역 반응이 억제되었거나 취약해서인 경우가 많습니다.

프로바이오틱스의 주된 효과는 여러분의 지갑을 가볍게 하고 제약회사가 이익을 보게 하는 데 있습니다. 질 내부 환경에는 아무런 도움도 주지 않습니다.

4. 가장 좋은 월경 용품은 무엇인가요?

생리대와 탐폰은 오랫동안 위험하지 않다고 여겨져 왔습니다. 그렇

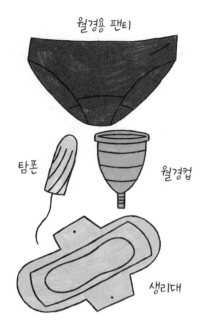

월경용 팬티

탐폰

월경컵

생리대

지만 여성들은 거기에 어떤 성분이 들어 있는지 점점 더 합리적인 우려를 보이고 있습니다. 2018년 7월 식품환경노동위생안전청은 프랑스에서 판매되는 생리대와 팬티라이너에 살충제 성분이 함유되어 있다는 사실을 알게 되었습니다. 다이옥신이 검출된 것이지요. 2018년 7월 18일 〈르몽드〉에 실린 스테판 망다르(Stéphane Mandard)의 기사에 따르면 식품환경노동위생안전청은 "제조 원료에 관한 자료가 제대로 보고되지 않았으며, 제조업체 청문회에서도 정확하게 밝혀지지 않았다"고 발표했습니다.

부인과 의사 제니퍼 건터가 《질 건강 매뉴얼》에서 말했듯이 먹는 것부터 시작해서 온갖 곳에 다이옥신이 들어 있는데 탐폰에서 다이옥신이 검출되었다는 것은 별로 놀랄 일도 아니긴 합니다.

➡️ 안심하고 쓸 수 있는 친환경적인 월경 용품을 찾으신다면 지금으로서는 월경컵, 다회용 면 생리대, 월경 팬티 사용을 권합니다.

5. 월경컵은 어떻게 고르면 되나요?

두세 종류 정도를 골라 시도해보세요. 월경컵은 라텍스나 실리콘 또는 열가소성 엘라스토머로 만듭니다. 탐폰은 쓰고 싶지 않고 생리대는 불편하다고 느끼는 여성들이 대안으로 택할 수 있습니다. 월경컵이 질염이나 요로감염증을 유발하지는 않는 것으로 보입니다.

혹시나 해서 덧붙이자면 IUD를 시술한 여성들도 얼마든지 월경컵을 쓸 수 있습니다(188쪽을 참고하세요).

6. 생식기의 털을 제모하면 위험한가요?

음모는 아무 이유 없이 우연히 난 게 아닙니다. 대음순과 외음부를 외부 자극으로부터 보호하죠. 민감도와도 관련이 있습니다. 음모를 제거하면 미적인 측면에서는 좋을 수도 있으나(음모가 없는 편을 선호하는 사람의 경우라면 말이죠) 건강에는 도움이 되지 않습니다. 성기의 음모를 뽑거나 깎아 없앴다고 해서 그렇지 않은 성기보다 더 '청결한' 것은 아닙니다. 음모는 '더러운' 게 아니니까요. 겨드랑이나 정수리 또는 다리에 난 털이 더럽지 않은 것과 마찬가지입니다.

오히려 음모를 제거하는 데 사용하는 방법은 음모를 제거하는 부위의 조직에 외상을 입힐 수 있습니다. 면도를 하면 피부에는 곪을 수 있는 미세한 상처가 납니다. 제모를 해도 마찬가지입니다. 흔히 다리에 붉은 반점이 났을 때 이런 상처를 어렵지 않게 볼 수 있습니다. 염증이나 표피 낭종 때문에 붉어지는 경우가 많죠. 이런 일이 대음순에서 벌어진다면 문제가 조금 더 커집니다. 대음순은 예민한 부위이기 때문입니다. 그렇지만 제모가 '위험하다'고 단언하는 건 과장입니다.

> 여러분이 선호하는 방식대로 하세요. 여러분의 선택을 아무도 나무랄 수 없으니까요. 이 문제도 각자의 취향과 선호도, 그리고 각자 어떻게 받아들이는가에 달렸습니다.

7. 섹스토이를 사용하면 위험한가요?

상식적으로 알려진 사실과 기존에 나와 있는 몇몇 연구에 따르면 윤활제를 알맞게 사용하고(수성 윤활제는 안전하고, 침도 마찬가지입니다), 물에 세척하고, 헹구고, 사용 후 건조시켜서 먼지가 앉지 않게 보관한 매끈매끈한(외음부나 질의 점막에 상처를 입히지 않을 만한) 상태의

섹스토이라면 위험하지 않다고 합니다. 또 플라스틱을 손상시키는 직사광선과 열을 피해 보관하는 편이 좋겠죠. 섹스토이를 친구들과 나누어 쓰는 것은 권하지 않습니다. 설령 여러분이 성관계를 맺은 여자친구라 해도 말입니다. 세균성 질증 발병 위험이 높아질 수 있기 때문입니다. 그 밖에도 섹스토이 때문에 신체 일부가 불편하거나 아프게 느껴진다면 사용하지 않는 편이 좋습니다.

8. 질 안에 절대 삽입하면 안 되는 건 무엇인가요?

몸속에 집어넣으면 안 되는 것들의 목록입니다. 여기 언급한 것만이 전부는 아니지만요.

- 앞서 언급한 '질 세정제': 질은 일반적인 박테리아와 정액 분비물을 아주 잘 처리합니다. 5백만 년 동안 진화를 거치며 완벽해졌으니까요. 여러분의 질을 믿으세요.

- 해면(천연 해면과 인공 해면 모두): 월경혈을 흡수하는 용도로 질 내에 해면을 집어넣는 경우가 종종 있습니다. 문제는 해면이 질 내 생태계 입장에서 완전히 이질적인 박테리아를 함유하고 있는 경우가 많다는 것입니다. 이 박테리아를 멸균하기는 아주 어려워서 독성쇼크증후군을 일으키기 쉽습니다(346쪽을 참고하세요). 어떤 웹사이트에서는 피임법으로 레몬즙에 적신 해면을 사용해 '질을 산성 상태로 만들라'고 권하기도 합니다. 이런 방법은 의학적으로 전혀 말이 안 되고,

효과를 증명한 연구도 없습니다. 게다가 질은 레몬즙을 방어할 만한 준비를 갖추고 있지 않으므로 위험한 방법이기도 합니다.

　- 마늘, 채소, 과일, 향신료, 유제품, 에센셜 오일: 상당수의 '민간요법'에서 이런 것들을 이용해 질염이나 가벼운 염증을 치료하라고 권합니다. 하지만 질은 입이 아닙니다. 질 분비물과 달리 침에는 음식을 미리 소화시키는 효소가 들었습니다. 따라서 질 안에 음식이 들어가면 자극을 줄 수 있고, 질 내부를 부패시킬 수도 있으며, 질 내부의 산성도에 변화를 일으키고, 감염에 취약하게 만듭니다(세균성 질증에 관한 더 자세한 내용은 330쪽을 참고하세요).

　일부 여성들이 외음부나 질에 가벼운 염증이 생겼을 때 마늘 한 톨이나 요구르트 한 술을 질 안쪽에 넣어 치료했더니 염증이 개선되었다고 말하는 걸 들어보셨을지도 모릅니다. 물론 정말 염증이 나아졌을 수 있고, 그런 방법을 택하는 것은 그들의 자유입니다. 그렇지만 그들의 질 내부 환경과 여러분의 것은 다릅니다. 신중을 기하려면 그 방법은 쓰지 마세요. 한 여성에게 좋은 방법이 꼭 모든 여성에게 좋은 것은 아닙니다. '천연' 식품이라 해서 해롭지 않은 것도 아닙니다.

'아래쪽' 질환

1. 진균증은 어떻게 해야 제대로 치료할 수 있나요?

진균증은 피부나 점막(입이나 질의 내벽처럼 몸 내부와 연결된 촉촉한 조직) 표면이 미세한 균류에 감염되는 것입니다. 대개는 증상이 가볍지만 재발하는 경우가 많습니다. 감염을 일으키는 균이 피부에 항상 존재하기 때문입니다. 이 균류는 피부의 주름진 부위(발가락 사이, 서혜부, 외음부, 음순 구석진 곳 등)에 분포하며, 원칙적으로는 '항균제'라고 불리는 약물을 이용해서 쉽게 치료할 수 있습니다.

외음부 또는 외음질에서 발생하는 진균증은 대음순과 소음순뿐만 아니라 성기 주변의 피부, 또 많은 경우 항문 주변까지 염증과 강도 높은 가려움증을 일으킵니다.

외음부에 재발하는 진균증 때문에 괴로워하는 여성이 많습니다. 보통 처음에 발생한 염증을 치료하고 몇 주가 지나면 염증이 재발합니다. 그러면 연이어서 치료를 받고 증상이 완화되는 것 같다가 쓰라리고 가려운 증상이 다시 나타나는 악순환이 시작됩니다. 몇 번 진료를 받고 나면 일부 의사들은 '기분 탓'이라고 하면서 더는 해줄 수 있는 게 없다고 말하기도 합니다.

하지만 반복해서 치료를 받으면서도 오히려 증상이 지속되는 경우가 많습니다. 설명을 하자면 간단합니다. 질 진균증은 대개 '일회성 치료법'으로 치료합니다. 질좌약을 한 번 넣거나 사흘에 걸쳐 세 번 넣습니다. 하지만 균을 치료했다 하더라도 염증이 발생한 부위는 며칠 동안 염증 상태가 뚜렷하게 지속됩니다. 조금이라도 염증 부위에 마찰이 생기거나 자극을 받으면 다시 진균증에 감염된 것이 아니라도 통증이 되살아날 수 있습니다. 그래서 증상이 재발하지 않았는데도 의사들이 새로운 치료법을 처방하고, 이 치료법이 다시 피부를 자극하는 일이 빈번하게 일어나는 것입니다.

또 아주 국소적인 부위가 균에 감염되어도 따가울 수 있습니다(이를테면 음순에 있는 주름처럼요). 음순은 대단히 예민해서 '감염 부위'가 딱 한 군데만 있어도 가려울 수 있고 진균증이 재발했다고 느낄 수도 있습니다. 감염된 부분을 질좌약이 아닌 연고로 치료하는 편이 효율적인 경우가 많습니다.

진균증이 생겼을 경우 질 안에 약을 넣는 것 외에 아기들 엉덩이가 빨갛게 부었을 때 바르는 연고처럼 산화아연이 함유된 액체 연고를 외음부 주변 피부에 바르는 게 좋습니다. 이는 피부가 자극받지 않도록 막아주는 보호용 연고인데 자극이 확산되지 않도록 해주고, 염증이 생긴 사람이 고통을 느끼지 않도록 해줍니다. 이 연고는 치료가 끝나고 며칠 뒤부터 자극이 치료될 때까지 써도 안전합니다.

진균증은 성매개감염병이 아닙니다. 전염성이 없습니다. 그러므로 파트너에게 증상이 없는데 치료를 강요하는 건 의미 없는 일입니다. 파트너도 진균증을 앓고 있다면 그건 우연일 뿐입니다.

마지막으로 성기가 쓰라리거나 간지러운 원인이 전부 진균증과 감염에 있는 것은 아닙니다. 외음부는 아주 예민한 부위입니다. 위생 용품(쓰지 않도록 권하는 질 세정제처럼요)과 피임 기구에 들어 있는 살정제, 탐폰이나 생리대에 함유된 물질, 데오도란트(땀 억제제)와 제모 때문에 자극을 받는 일이 잦습니다. 간단히 액체 연고를 바르는 것만으로 쓰라리거나 간지러운 증상이 해결되는 경우가 일반적입니다.

외음부 통증 때문에 쓰라리거나 가려울 수도 있습니다(122쪽을 참고하세요). 액체 연고를 며칠 발라도 증상이 계속된다면, 진료를 받으러 가는 편이 좋습니다.

2. 방광염이 계속 발생하는데, 성관계와 관련이 있나요?

이 질문에는 답할 길이 없습니다. 일단 염증의 일종인 방광염과 감염의 일종인 요로감염증을 구분해봅시다. 이 둘은 화장실에 자주 가고 싶게 만들고 방광과 요로가 욱신거리는 증상을 일으킵니다. 그렇지만 요관(방광에서 외음부로 이어져 클리토리스와 질 입구 사이로 나오는 관)이나 방광에 반복적으로 또는 만성적으로 생기는 일시적인 염증인 방광염은 세균 때문이 아니더라도 발생할 수 있습니다.

방광염이 발생하는 데는 많은 요소가 영향을 끼치는 것으로 보입니다. 요관의 해부학적 구조, 방광염에 걸린 사람의 호르몬 상태(방광염은 완경 시기부터 더 빈번하게 발생합니다), 호르몬 피임법 사용, 임신

뿐만 아니라 스트레스와 신체 활동도 영향을 끼칩니다.

　원칙적으로 방광염과 성생활은 아무런 관련이 없습니다. 많은 남녀가 살아가면서 다양한 시점에(청소년기에, 젊은 시절에, 또 그 뒤에 새로운 애정 관계가 시작될 때) 성관계를 맺는데, 연달아서 반복적으로 성관계를 할 경우 자극을 받습니다. 설령 염증이 생긴 게 아니더라도 말이죠. 더군다나 대개 염증은 가만히 놔두면 알아서 치유됩니다.

　어떤 여성들은 방광염 때문에 주기적으로 고통받습니다. 이는 요로 감염을 동반하기도 하고 동반하지 않기도 하죠. 또 어떤 이들은 방광염을 전혀 겪지 않습니다. 방광염이 있는 여성들이 진료를 받으러 가면 의사는 검사를 해보자고 권합니다. 비뇨기 살균제나 항생제로 치료해야 할지 아닐지를 결정하는 데 필요한 과정이지요. 상당수의 연구에서 일시적인 방광염은 치료 없이도 낫거나 '일시적으로' 치료를 받으면 낫는다는 것을 보여줍니다. 적절한 살균제를 딱 한 번 투여한 치료로 말이지요. 그렇지만 세균을 금방 없앤다 하더라도 요관에 발생한 염증은 이삼 일 정도 이어질 수 있습니다. 치료하고 며칠 후에 성관계를 하고 나서 새로운 감염이 일어나지 않더라도 염증이 '재발하는' 경우도 종종 있습니다. 아직 완전히 낫지 않은 부위에서 나타나는 특징입니다. 피부에 난 상처나 건염이나 입속의 예민한 부위처럼요. 염증이 완전히 사라지지 않은 상태에서 이런 부위를 건드리면 고통이 되살아납니다. 그렇다고 해서 새로운 염증이 다시 생겼다는 뜻은 아닙니다. 그저 그 부위가 아직 예민한 상태일 뿐인 겁니다.

반대로 방광 위쪽의 상부 요로계가 감염되는 신우신염은 언제나 몸에 명확한 이상이 있을 때 발생합니다. 유년기나 청소년기와 같이 이른 시기에 신우신염이 발생하는 이유는 요도(신장과 방광 사이의 관)가 기형이거나 요도 안에 '결석'이 들어 있기 때문입니다. 이는 좀 더 심각한 질병이어서 고열, 등이나 배 아래쪽의 통증, 구토 따위를 동반합니다. 장기적인 항생제 치료가 필요하지만 역시 신우신염도 성생활과는 아무런 관련이 없습니다.

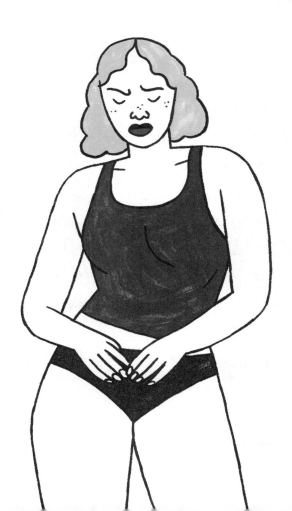

다만 특정 성매개감염병 때문에 비뇨기가 쓰라리다고 느낄 수는 있습니다. 임질의 원인인 임균이 특히 그렇고, 클라미디아증도 많은 경우 쓰라림 증상을 일으킵니다(성매개감염병에 관해 더 알고 싶다면 125쪽을 참고하세요). 이런 경우 대개는 그 증상이 강력해서 거의 항상 느껴지는 수준이며, 단순히 쓰라린 증상으로만 그치지 않습니다. 이와 같은 질병을 앓는 여성들은 평소와는 다른 유색 분비물이 나오고, 아랫배에 통증을 느끼며, 열이 나는 경우가 많고, 특히 질 내에 삽입하는 성관계를 맺을 때 통증을 느낍니다.

3. 탐폰이 패혈증을 일으키는 경우가 많은가요?

프랑스 식품환경노동위생안전청의 2020년 1월 보고서에서는 '독성쇼크증후군'이 탐폰이나 월경컵 사용과 관련된 주요한 건강 위협 요인이라 명시하고 있습니다. 다행히 이 질병은 위험하다고 단정 짓기에 앞서 섬세하게 따져봐야 합니다. 독성쇼크증후군은 일반적으로 외과 수술이나 사고(화상, 개방 골절 등)를 겪고 나서 발생하는 감염성 질병입니다. 황색포도상구균이라는 박테리아 때문에 발생하는 경우는 드뭅니다. 백만 명 중에 세 명꼴이거든요. 프랑스 국립자료원에 따르면 월경으로 인한 독성쇼크증후군이 프랑스에서는 1년에 평균 20건 발생합니다.

황색포도상구균은 아무런 징후도 드러내지 않은 채 질 안에 있을 수 있습니다. 그리고 그중 아주 일부가 독성쇼크증후군을 일으키는 독소를 배출할 수 있습니다. 이 독소는 주요 기관(신장, 간, 폐)을 공격해서 쇼크 상태에 빠뜨립니다. 그렇게 되면 급히 입원을 해야 하죠.

1970년대에는 박테리아 증식에 도움을 주는 물질을 함유하고 있던 특정 탐폰(P&G에서 판매한 릴라이 탐폰)이 수백 건의 독성쇼크증후군 사건을 일으켰습니다. 미국에서 인기가 아주 많았던 이 탐폰은 시장에서 철수되었고, 이후 사고 발생 빈도는 현저히 떨어졌습니다.

이론적으로는 흡수력이 아주 좋은 탐폰을 오랫동안 사용하면 독성쇼크증후군이 발생할 수 있습니다. 2013~2016년 사이에 프랑스 서부 지역 페이드라루아르에서 일어난 사례 다섯 건 가운데 네 건이 탐폰을 밤새 착용해서 벌어진 일이었습니다. 즉 여덟 시간 이상 탐폰을 사용해서 생긴 문제였죠. 탐폰 포장지에 사용 시간을 명시하고부터는 이런 사례가 사실상 사라졌습니다. 탐폰을 최소 세 시간에서 최대 여섯 시간마다 한 번씩 교체해준다면(월경컵은 최대 여덟 시간입니다) 사고 위험은 없습니다.

오늘날 독성쇼크증후군은, 특히 면역 결핍 질환을 앓고 있거나 특정 황색포도상구균이 지닌 해로운 독소에 더 예민하게 반응하는 남성과 여성에게 일어납니다.

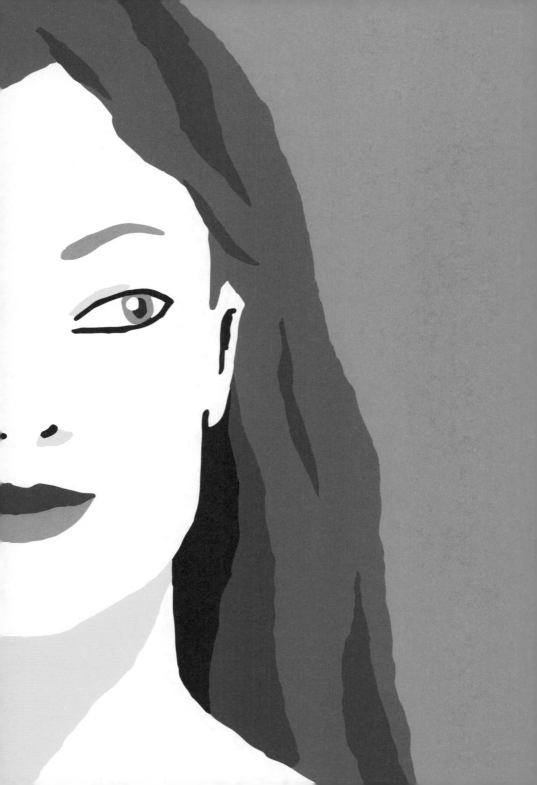

8장

완경, 열나고 땀나는 생애 전환점

임신과 마찬가지로 완경은 질병이 아닙니다.
그렇지만 완경을 한 여성에게는
보살핌과 지지가 필요한 경우가 많습니다.

완경 증상

1. 완경은 어떻게 진단하나요?

완경(말 그대로 '월경 주기가 멈추는 것')은 저마다 다양한 나이에 벌어지는 생리 현상입니다. 다만 주로 45~54세 사이에 일어나지요. 난소가 더는 난모 세포를 배출하지 않는 현상이며(월경 주기를 일으키는 배란도 멈춥니다), 특히 여성 호르몬도 적게 분비됩니다. 그렇게 해서 혈액을 통해 순환하는 호르몬이 감소하면 우리 몸에 다양한 영향을 끼칩니다. (피부, 점막) 조직은 물론이고 뼈와 뇌에도요(월경전증후군이 사라지고, 이로 인한 두통도 사라집니다).

모든 여성들이 완경 증상을 동일하게 겪지는 않습니다. 어떤 여성들은 완경 증상에 크게 영향을 받기도 하고, 또 어떤 여성들은 그렇지 않습니다. 아시아에서는 기분이 오락가락하고 갑작스레 열이 오르는 증상이 북미나 서유럽보다 드물게 발생하는 것 같습니다. 아마도 유전적인 요소가 영향을 끼친 것이겠지요.

임신하지 않았고 외부적인 요인(예를 들면 의학적 치료나 외과 수술처럼)이 없는 상태에서 최소 열두 달 이상 월경을 하지 않을 경우 완경을 한 것으로 여깁니다. 한 달이나 몇 달 정도 월경이 없는 일은 살아가면서 언제든 일어날 수 있습니다. 일시적으로 월경이 중단되는 것은 완경도 아니고 '완경 전조 증상'도 절대 아닙니다.

모든 여성들이 똑같은 방식으로 완경을 겪지는 않습니다. 어떤 이들은 '완경 전조 증상'(불규칙한 월경 주기, 갑자기 열이 오르는 것)을 몇 달 동안 겪습니다. 또 어떤 이들은 별다른 증상 하나 없이 월경이 바로 멈춥니다. 혹시 완경을 한 건지 의문을 품으면서도 확신하지 못할 정도입니다. 완경을 전후로 아무런 차이를 못 느끼기 때문이죠.

→ 완경을 확인하고자 의사가 호르몬제를 처방하려 할 수도 있습니다. 이를 위해 여러분의 FSH(난포 자극 호르몬) 수치를 확인하려 할 겁니다. 이 호르몬은 뇌에서 분비되는데, 난포를 자극해서 배란을 유발하는 역할을 합니다. 여성이 나이가 들수록 난포는 에스트로겐을 점점 더 적게 만들어냅니다. 그러면 제니퍼 건터의 표현대로라면 뇌는 마치 "옆방에 있어서 소리가 잘 안 들리는 사람에게 말을 하려고 목소리를 높이듯이" FSH 분비를 증가시키죠. 이제 난소는 더는 에스트로겐을 충분히 분비하지 않으며, 제 뜻을 관철하려는 고집 센 뇌는 FSH를 점점 더 많이 만듭니다. FSH 수치가 밀리미터 당 30나노그램보다 높으면 완경의 증거라고 봅니다.

→ 아무튼 45세가 지나서 최소 1년 이상 월경이 전혀 없다면(열이 오르는 증상이 있든 없든) 완경을 했다는 가장 신뢰할 만한 증거입니다.

2. 완경의 원인은 무엇인가요?

완경은 수천 년 전부터 인간의 유전자에 입력되어 있었습니다. 우리 인간 종에게만 있는 현상으로 보입니다. 우리와 가장 가까운 영장류 친척인 침팬지, 보노보, 고릴라 암컷들은 완경을 겪지 않습니다.

완경은 '진화하며 획득한 장점'이라고 할 수 있을 겁니다. 진화 과정에서 유전자 돌연변이 때문에 40세나 45세 이후에 월경이 멈춘 여성들은 계속 월경을 하는 여성보다 더 오래 살았던 것입니다. 그리고 이 돌연변이 유전자를 후손에게 물려준 것이죠.

실제로 여성이 50세가 넘어서도 임신이 가능하다면 나이를 먹으면서 훨씬 더 커지는 위험을 떠안아야 합니다. 늦은 나이에 임신을 하면 혈관계 상태가 바뀌어 사망할 위험이 있습니다. 게다가 시간이 흐르면서 여성의 난모 세포와 남성의 정자가 노화하면 태아가 기형이 될 위험도 높아집니다. 따라서 완경은 기형 태아를 막아주는 역할도 하지요.

일부 연구자들은 '할머니 가설'을 공식화하기까지 했습니다. 내용은 간단합니다. 가장 가까운 영장류들(침팬지, 고릴라)과 달리 인간은 혼자서 이동할 수도 없고 음식을 구할 수도 없는 미성숙한 아기를 낳습니다. 이런 아기의 두뇌가 성숙하려면 여러 해 동안 타인의 도움을 받아야 합니다. 사고력을 관장하는 뇌 부위인 대뇌피질만 하더라도 25세는 되어야 완전히 성숙한다고 여겨집니다. 그래서 인간은 수년 동안 타인과 함께하면서 오랫동안 교육을 받아야 합니다. 나아가 이런 사실은 암컷 혼자서 어린 새끼를 돌보는 침팬지와 달리 인간이 일부일처제를 기꺼이 따르는 이유를 설명해줄지도 모릅니다. 어머니 말고 보호자가 한 명 더 있으면 아이의 생존을 보장할 수 있으니까요. 여성이 아직 건강한 연령대일 때 벌어지는 환경은 이 여성이 자신의 딸을 도와 아이를 키울 수 있게 합니다.(이를테면 아버지가 없을 경우라도 말이죠. 물론 이런 경우가 생기지 않을 수도 있지만요.) 바로 여기서 '할머니 가설'이 나온 거죠!

3. 피임약이 배란을 중단시켜서 완경 시기를 늦추기도 하나요?

사춘기 무렵에 여성은 난모 세포를 40만 개쯤 지니고 있다고 봅니다. 여성이 13세에 배란을 시작해서 54세에 완경을 한다고 치면 난모 세포를 한 달에 한 개씩 배출하는 꼴이니, 난모 세포 총 800개를 '사용했다'는 뜻이 되죠. 그러고도 아직 수십만 개가 더 남아 있는 겁니다! 그러니 완경은 여러분의 몸에 더는 쓸 만한 난모 세포가 없다는 의미가 아닙니다. 그저 노화를 하면서 나타나는 여느 징후들과 마찬가지로 배란을 끝내는 것도 유전자에 새겨져 있다는 뜻일 뿐이죠. 호르몬 피임약을 복용하든 임신을 하든 배란을 중단한다고 해서 달라지는 건 없습니다.

4. 여성의 완경 시기가 점점 늦춰진다던데, 사실인가요?

한 세기쯤 전부터 서구에서는 사춘기가 앞당겨지고 완경이 늦춰져 왔습니다. 제가 의학계에서 일하기 시작한 1983년에는 42세나 45세쯤에 처음으로 월경이 불규칙해지고 갑자기 열이 오르기 시작했다는 여성들을 종종 만나고는 했습니다. 그리고 20년이 지나 피임법을 요청하는 45세 여성들을 맞이하게 되었습니다. 더러는 아직 임신을 할 수 있을지 묻기도 했죠. 프랑스 국립보건의학연구소에 따르면 오늘날 프랑스 여성 가운데 83퍼센트가 50~54세 사이에 완경을 합니다. 그 이전에 완경하는 비율은 7퍼센트, 그 이후에 완경하는 비율은 10퍼센트입니다.

프랑스에서 여성의 건강 수준은 20세기 중반 이래 상당히 발전했습니다. 이런 점이 여성의 임신 가능한 연령에 영향을 끼쳤다 하더라도 놀라울 건 없죠. 만성 질환, 영양 불량, 고된 노동 환경 따위가 아마도 출산에 영향을 끼쳤을 겁니다. 덜 아프고 음식은 더 잘 섭취하니 사람들의 평균 신장도 증가했죠. 생활 환경이 전반적으로 향상되면서 모두의 건강에 긍정적인 영향을 주었습니다. 그러니 사회경제적 수준 역시 완경 연령에 영향을 끼칩니다. 열악하고 취약한 환경에 놓인 여성에게는 완경이 더 일찍 찾아옵니다.

5. 몇 살부터 피임을 완전히 멈출 수 있나요?

중요한 질문입니다. 많은 여성이 던지는 질문이죠. 안타까운 사실은 당사자인 여성에게 가장 좋은 답을 내놓지 않는 의사들이 종종 있다는 겁니다. 이런 의사들은 여성이 43~45세 무렵에 월경 주기가 불규칙해지면 "이제 임신 위험이 없다"고들 생각합니다. 제가 가족계획 센터에서 25년간 배운 바로는 사실이 아닙니다. 제가 막 의사 자격을 취득했던 1980년대에도 사실이 아니었습니다. 제가 의사를 그만두었던 2008년에는 사실과 더더욱 달랐습니다. 그동안 여성들의 건강 상태가 좋아졌고 완경이 늦게 찾아오기 때문이죠.

여성들이 아직도 임신을 할 수 있느냐고 질문할 때면(대개는 임신을 할까 봐 두려워서인지 아니면 하고 싶어서인지 단박에 명확히 밝히곤 했습니다) 저는 사실대로 답했습니다. 완경이 아니라면 임신을 할 위험은 존재한다고요. 아마 확률이 낮긴 하겠지만 그렇다고 가능성이 전혀 없는 건 아닙니다.

만약 40~45세 이후에 임신을 막고 싶다면 몇 가지 선택지가 있습니다.

– 나팔관 결찰술을 요청할 수 있습니다. 그러면 완경을 할 때까지 피임에 신경 쓰지 않아도 됩니다. 안타깝게도 나팔관 결찰술에 반대하는 외과 의사들이 아직 널리고 널렸지만요(140쪽을 참고하세요).

– 구리 IUD를 삽입할 수 있습니다. 이 방법은 아주 신뢰할 만하고

(25세 이상이라면 더더욱요), 월경 주기에 영향을 끼치지 않으며, 월경은 그대로 나오기 때문에 주기를 감추지도 않습니다. 또 자궁암을 방지해주는 것으로 보입니다(왜 그런지는 확실히 모르지만요). 그리고 완경 때까지 교체하지 않아도 됩니다. 나팔관 결찰술 다음으로 가장 편한 방법이라고 할 수 있을 정도죠. 거기다 구리 IUD는 시술받을 때 입원할 필요도 없습니다!

– 만약 흡연을 하지 않고 다른 위험 요인이 없다면 50세까지는 에스트로겐과 프로게스틴을 이용한 피임법('복합' 경구 피임 제제)를 사용할 수 있습니다. 반대로 위험 요인이 있다면 에스트로겐이 함유된 피임약 복용은 강하게 반대합니다. 프로게스틴을 이용한 피임법은 가능합니다. 나이가 들어 임신 능력이 감소하는 것을 고려한다면, 프로게스틴이 '극소량' 함유된 피임약의 효과는 30세일 때보다 월등히 좋을 것입니다. 그렇지만 호르몬을 이용한 피임법을 사용하면 월경이 멈춰 주기가 감춰진다는 불편한 점이 있으며(49쪽을 참고하세요), 갑작스레 출혈을 유발하기도 해서 많은 여성이 불편해하고 심지어 참을 수 없을 지경이라고 호소하기도 합니다.

– 호르몬 IUD를 선택할 수도 있습니다. 특히나 월경을 하고 싶지 않다면 말이죠. 5년 동안 쭉 사용할 수 있습니다.《피임법, 질문에 답해 드립니다》라는 책에서 영국인 의사 존 길리바드(John Guillebaud)와 앤 맥그리거(Anne MacGregor)는 에스트로겐을 활용한 호르몬 IUD는 완경 증상을 치료하는 데 도움을 줄 수 있다고 말합니다. 완경

이 가까워질 무렵 월경혈의 양이 많아진다면 자궁내막증식증이거나 (너무 많이 발달하는 것이죠) 자궁 내막에 용종(경미한 종양)이 있어서일 수도 있습니다. 이 두 가지 경우에는 호르몬 IUD를 사용해 완경 때까지 월경혈의 양을 줄이거나 월경을 중단할 수 있습니다. 완경이 되면 난소의 활동이 줄어들면서 용종과 자궁내막증식증도 사라지거든요.

6. 월경과 관련된 것 외에
또 다른 완경 증상에는 무엇이 있나요?

목록을 적어 두겠습니다. 그렇지만 모든 여성에게 해당되는 건 아니라는 점을 명심하세요. 증상의 강도나 기간도 다양할 수 있습니다. 발생할 가능성이 있는 증상이라는 거지, 반드시 겪어야 한다는 뜻이 아닙니다.

– 갑자기 열이 오르는 느낌: 일반적으로는 얼굴과 가슴 윗부분이 붉어지는 증상이 따르며, 갑자기 심하게 땀이 나는 경우도 많습니다. 어떤 원리로 이 현상이 일어나는지 확실하게 알 수는 없습니다. 여성들마다 강도나 빈도가 제각각 다르게 나타납니다. 이런 증상이 시작되면 언제 끝날지 가늠하기 어렵습니다.

– 밤에 땀이 나는 증상: 한밤중에 잠이 깨고 수면을 취하기 어려운 경우가 많습니다.

– 비뇨기증후군(폐경생식비뇨기증후군): 상당수 여성이 에스트로겐

이 부족해 살이 빠지고 질 점막의 탄력이 떨어집니다. 윤활 기능이 떨어져 질이 건조해지고 비뇨기에 문제가 생기죠(방광염이 반복해서 생긴다거나 요실금을 겪는 경우도 잦습니다). 성관계를 맺는 게 고통스러워질 수 있고 아예 불가능해지는 일도 많죠. '계속 사용되는(!) 질은 젊음을 유지한다'는 단단히 굳은 남성 중심적인 낭설과는 반대로 이렇게 질이 변하는 것은 성생활이 부족해서가 아니라 호르몬 결핍 때문입니다. 비뇨기증후군에 가장 효과적인 치료법은 호르몬 대체 요법입니다(368쪽을 참고하세요).

  – 인지 장애: 완경 시기에 접어든 많은 여성이 피로감, 기억력 감퇴, 과민함 등으로 고통을 호소합니다. 이런 증상이 완경 때문에 나타나는지는 확실치 않습니다. 완경을 할 무렵의 나이가 되면 우리 몸이 지칠 만한 이유가 차고 넘치니까요. 밤에 땀이 나서 숙면을 취하기 어려운 것도 이유가 될 수 있지만, 경제적인 문제나 가족 문제로 걱정이 많다거나 배우자나 다른 사람들과 갈등이 있는 것처럼 45~55세 사이 여성들에게 자주 일어나는 일들도 기운을 빼는 건 마찬가지죠.

  – 체중 증가와 안드로겐 과다(남성 호르몬 과잉): 이를테면 입술 위쪽이나 턱 또는 가슴에 체모가 나는 것처럼요.

  다시 한번 말씀드리지만 증상은 사람마다 다르며, 이 중에 아무것도 겪지 않을 수 있습니다.

7. 완경을 하면 성욕이 떨어지는 게 '정상'인가요?

이 책에서 내내 살펴봤듯이 섹슈얼리티에 '정상'이란 없습니다. 그렇지만 완경 무렵이 되어 성욕이 떨어지는 것은 아주 많은 여성이 겪는 증상입니다. 이는 성욕이 우리가 성관계를 맺어 재생산을 하도록 자극하는 충동이라는 점과 관련 있습니다. 재생산 기능이 사라지면 호르몬 변화를 통해 자극받던 성욕이 줄어들 수 있습니다. 남성도 마찬가지입니다. 나이를 먹을수록 남성의 성욕은 줄어듭니다. 어떤 남성들은 발기가 어려워 비아그라 같은 약물을 복용합니다.

완경 무렵에 성욕이 줄어드는 까닭은 완경이 하필 50세 무렵에 일어나서일 수도 있습니다. 이 연령대는 여성들이 사적인 삶에서나 공적인 삶에서나 여러 영역에서 의문을 품으면서 전환점을 지나는 때니까요. 아이들은 가족의 품을 떠나고, 부모님이나 가까운 이들이 세상을 뜨거나 위중한 병을 선고받기도 합니다. 새로운 방향으로 나아가려 할 수도 있고, 은퇴 준비를 하거나 이사를 할 수도 있죠. 이 책에서 몇 번 되풀이했습니다만 성욕은 단순히 호르몬의 문제가 아닙니다. 외부에서 벌어지는 숱한 사건이 성욕에 영향을 끼칠 수 있습니다. 걱정을 불러일으키는 사건이건 관계의 수준을 결정짓는 사건이건 말입니다. 호르몬이야 어떻게 되든 완경을 했는데 성욕이 왕성하다면 마음껏 누리세요!

8. 갑자기 열이 확 오르는 증상은
어떻게 치료하면 좋을까요?

어떤 연구자들은 열이 오르는 증상의 원인이 혈관계가 아닌 신경계에 있다고 말합니다. 배란이 멈추면 뇌가 반응해서 신경 호르몬을 다량 분비한다는 것이죠. 꼭 난소를 다시 '가동'하기라도 하려는 것처럼요. 이런 신경 호르몬의 양이 상당한 수준에 이르면 열이 오르는 증상을 일으킵니다. 호르몬 수치가 낮아지면 축 처진다고 느낄 수 있습니다.

→ 기적 같은 치료법은 없습니다. 호르몬 대체 요법(368쪽을 참고하세요)을 쓰면 증상이 사라집니다. 하지만 치료를 멈추면 열이 오르는 증상이 다시 나타날 수 있습니다. 그리고 이 대체 요법을 끝없이 받을 수는 없습니다. 완경을 한 뒤에도 열이 오르는 증상이 오랫동안 계속되는 여성들에게는 확실히 아주 고통스런 일이죠.

→ 다른 약물을 권하기도 합니다. 특히 향정신성 약물(항우울제, 신경안정제)을요. 그렇지만 이 역시 효과가 증명되지 않았으며 부작용이 많습니다. 테스토스테론 복용은 절대 반대합니다. 심혈관계 질환 위험을 높일 수 있기 때문이죠.

→ 특정 식물에서 추출한 '식물성 에스트로겐'은 효과가 검증되지 않

았습니다. 어떤 여성들은 효과가 좋다고 하며 이를 쓰는 게 금지된 건 아니라고 하죠. 그렇지만 세 달 이상 사용했는데 증상을 개선해주지 않는다면 여러분에게는 효과가 없는 것입니다.

완경은 질병이 아니다

1. 완경 시에는 꼭 의료 조치를 취해야 하나요?

다시 한번 말씀드리지만, 완경은 임신이나 사춘기와 마찬가지로 자연스러운 생리 현상입니다. 그렇지만 생애 주기의 한가운데에서 겪는 사건이고, 여성의 임신 능력을 끝맺는 현상이기에 상징적으로 중요한 전환점이 됩니다. 특히 임신 능력이 없으면 여성이 아니라고 치부하는 사회에서는요.

완경은 여러 문화권에서 긍정적인 단계로 바라봅니다. 충분히 이해가 가는 일이죠. 현대 이전에는 완경에 이른 여성을 임신하고도 목숨을 부지했으며 인생 경험이 많은 사람으로 받아들였으니까요. 어느 시대건 매한가지이긴 합니다만 프랑스를 비롯해 수많은 서구 여성들에게는 생리학적인 완경과 함께 '사회적인 완경'도 동시에 찾아옵니다.

사회학자 세실 샤를랍(Cécile Charlap)이 《만들어진 완경》에서 말한 것처럼 말이죠. "여성이 45세 즈음이 되면, 설령 아직 생리학적으로 임신 능력이 있는 여성이더라도 사회적으로 완경을 하고 만다." 암묵적으로, 나아가서는 무의식적으로 주변 사람들에게 완경을 한 여성 취급을 받는 것이죠. 아직 실제로 완경을 하지 않았더라도 말입니다. 마치 가임기 여성은 '아프고' '연약하다'는 취급을 받는 것처럼요. 두말할 것 없이 부당한 일이죠.

그래서 꼭 필요하지도 않은 치료를 여성들에게 권합니다(또는 강요하죠). 완경 증상을 겪는 여성들에게 호르몬 대체 요법이 도움을 주더라도 골다공증 약은(371쪽을 참고하세요) 아무런 도움을 주지 않으며 과도하게 처방되는 경우가 많습니다.

노화와 마찬가지로 완경은 모든 여성에게 똑같은 방식으로 찾아오지 않습니다. 그동안의 삶의 방식, 식습관, 노동 환경, 흡연 여부, 체중, 신체 활동, 유전적 특성, 사회경제적 지위까지 모두 완경에 영향을 끼치죠.

완경 증상 때문에 고통스러운 여성이라면 당연히 보살핌을 받아야 합니다. 아무런 고통도 겪지 않는 여성이라면 치료를 받아야 한다는 의무감에 시달리지 말아야 합니다.

2. 호르몬 대체 요법은 무엇인가요?

호르몬 대체 요법은 완경 때문에 괴로운 증상을 겪는 여성들에게 부족한 호르몬을 제공해줍니다. 바로 에스트로겐(갑자기 열이 오르는 증상과 비뇨기증후군에 도움을 줄 수 있습니다)과 프로게스틴입니다. 프로게스틴은 단기적으로는 에스트로겐이 심혈관계에 악영향을 끼치는 것을 막아주고, 장기적으로는 암의 유발을 막는 데 꼭 필요합니다 (에스트로겐은 유방암과 자궁내막암을 유발할 수 있습니다).

호르몬은 알약 형태로 섭취하거나 피부에 붙이는 패치 또는 피임용 질 내 고리를 통해 몸에 흡수시킬 수 있습니다. 그러면 호르몬이 혈액으로 들어가 몸속의 모든 기관에 영향을 끼치죠. 또 질에 바르는 연고를 통해서도 호르몬을 흡수할 수 있습니다. 질 건조증 증상만 나타나는 경우라면요.

대체 요법으로 알약을 쓰는 경우에는 피임약을 복용할 때와 같이 연속적으로 치료를 합니다(한 달에 2~3주 복용합니다). 그래서 약을 중단하는 기간에는 질에서 출혈이 일어날 수 있습니다. 이는 월경이 아니라 '호르몬 결핍으로 인한 출혈'입니다(49쪽을 참고하세요).

호르몬 IUD(미레나가 있습니다)를 사용하는 것만으로도 필요한 양의 프로게스틴을 취할 수 있습니다. 그렇지만 호르몬 IUD를 사용하고 4년이 지나면 교체를 해야 합니다. 그 이후가 되면 IUD에서 나오는 프로게스틴의 양이 호르몬 대체 요법으로는 불충분하거든요.

→ 호르몬 대체 요법을 제안할 수는 있지만 강요해서는 절대 안 됩니다. 호르몬 대체 요법을 받을 필요가 없다면(불편하거나 고통스러운 증상이 없다고 말하는 여성이 많습니다) 받아봐야 아무런 도움도 안 됩니다. 호르몬 대체 요법을 받고 '여성성을 회복해야 한다'는 말은 절대 용인하지 마세요. 성차별적이며 아무 의미 없는 말입니다.

→ 만약 완경을 했고 호르몬 대체 요법을 받는 게 아닌 경우에 생식기 부위에서 출혈이 있으면 의사에게 진료를 받아야 합니다. 이와 같은 출혈은 자궁 경부에 염증이나 감염이 일어났거나 자궁

내부에 상처가 났다는 뜻일 수 있습니다. 적절한 치료를 받아야 합니다.

3. 호르몬 대체 요법을 원하는 만큼
   오래 받을 수는 없다고 하던데, 왜인가요?

에스트로겐을 복용하면 몇몇 질병의 발생 위험이 높아지기 때문입니다. 에스트로겐은 경색이나 혈관계 관련 증상을 유발하거나 잠재되어 있던 유방암을 자극할 수 있습니다. 분명히 해야 할 것은 호르몬 대체 요법이 유방암을 '유발하지' 않는다는 점입니다. 최초의 암세포가 생겨난 뒤에 유방에서 감지될 수 있는 덩어리로 커지기까지는 평균 30년이 걸립니다. 55세 여성에게서 유방암이 발견될 경우 대체로 이 암은 오래전부터 성장해 온 것입니다. 호르몬 대체 요법을 시작하기 훨씬 전부터 말이죠. 그렇지만 연구 결과를 살펴보면 여성 호르몬이 기존에 존재하던 유방암을 빠르게 진행시키는 것으로 보입니다. 그리고 50세 이전에 유방암을 앓은 여성의 딸은 그렇지 않은 여성의 딸과 비교했을 때 유방암 발생 위험이 훨씬 더 높기 때문에, 유방암 가족력이 있을 경우에는 호르몬 요법을 강하게 만류하고 싶습니다.

호르몬 대체 요법을 장기간 이용하면 알츠하이머병 발생 위험을 높인다고 추정됩니다. 핀란드에서 여성 85,000명을 대상으로 실시하여 2019년 3월 〈영국의학저널(British Medical Journal)〉에서 발표한 조사 결과에 따르면, 10년 이상 에스트로겐을 (알약이나 패치, 피임용 질 내 고리를 통해) '계획적으로' 복용한 여성들은 알츠하이머병 발병 위험이 다소 높은 것으로 나타났습니다. 하지만 오로지 질을 통해서 에스트로겐을 흡수한 경우에는 위험이 높아지지 않았습니다.

달리 말하자면, 호르몬 대체 요법을 쓰는 여성들은 이 요법을 몇 년 동안 계획적으로 활용한 후 국소적인 치료법으로 넘어가면 됩니다. 알츠하이머병 발병 위험을 높일 걱정 없이 말입니다.

4. 골다공증 예방 요법은 갱년기 여성에게 추천할 만한가요?

아니요. 이는 상당수 의사들이 으레 하는 얘기와 반대라는 것을 저도 잘 압니다. 그렇지만 제가 골다공증 예방 요법에 반대하는 확실한 논거가 있습니다. 프랑스 의학계에서 권위 있는 독립 간행물인 〈프레스크리르〉에 나온 것처럼요.

에스트로겐은 뼈 조직으로 칼슘이 침투하도록 돕습니다. 완경을 하고 에스트로겐이 줄어들면 뼈가 약해지지요. 나이 든 남성에 비해 나이 든 여성에게서 골절이─대퇴골 경부, 손목, 척추 부위에─더 자주 일어납니다. 고꾸라지면서 골절이 일어나는 경우가 제일 많지요.

그래서 제약회사에서는 여성들의 뼈를 '단단하게' 만들고 이와 같은 골절을 예방하는 목적으로 다양한 요법을 시장에 내놓았습니다.

30년 전 제약업계에서는 골밀도 검사라는 것을 홍보했죠. 방사선 검사로 뼈의 밀도를 측정하여 골절 '위험'이 있는지를 찾아낸다는 것이었습니다. 이론적으로는 그랬습니다. 1990년대 이래 〈프레스크리르〉는 이 검사가 골절을 '예측'할 만큼 신뢰할 만하지 않다고 밝혀 왔습니다.

> ➡️ 만약 의사가 '예방' 목적으로 골밀도 검사를 제안한다면 거부하세요. 쓸모없는 검사입니다. 이미 골절을 입은 경우가 아니라면요. 그저 예방 요법을 판매하려는 게 목적이며, 제약업체의 배를 불리는 것 그 이상도 이하도 아닙니다. 이른 나이에 검사를 시작할수록 제약업체에는 더 이익이 되니까요.

골절을 예방하는 데에는 시중에 나와 있는 방법 가운데 딱 네 가지만 효과가 있다고 보입니다.

─ 호르몬 대체 요법을 몇 년 동안 받은 여성 1천 명 가운데 세 명이 골절을 예방했습니다. 특히 혈관계 질환을 앓는 것처럼 약물 투여나 치료를 금지해야 하는 경우를 고려한다면 비교적 낮은 수치죠.

─ 골절을 예방한다며 제약업계에서 잔뜩 홍보하는 약물인 디포스폰산 중 딱 한 종류만 효과가 증명됐습니다. 바로 알렌드론산입니다. 알렌드론산은 이미 골절을 입은 여성이 새로운 골절을 입지 않도록 예방하는 데에만 효과가 있습니다. 그렇지만 예측할 수 없는 심각한 부작용이 있으며(턱뼈 괴사, 식도 궤양, 근육통) 사용 후 5년이 지나면

장점보다 부작용이 더 많이 나타납니다.

　- 비타민D와 칼슘은 시설에서 지내는 70세 이상 노인에게만 효과가 있습니다. 자기 집에서 지내며 규칙적으로 낮에 햇빛을 쬐고(햇빛은 피부를 통해 비타민D 합성을 촉진합니다) 식사를 제대로 하는 사람에게는 필요가 없습니다.

　더군다나 70세 이상 모든 여성이 골다공증 때문에 골절 위험이 있는 것은 아닙니다. 골절 위험은 다음과 같은 이유로도 높아집니다.

　- 과거에 겪었던 골절

　- 자주 넘어지는 것

　- 장기간의 코르티코이드 치료

　- 대퇴부 경부 골절 가족력

　- 흡연

　그러니 골절을 예방할 수 있는 주된 방법은 고꾸라지는 일을 막는 겁니다. 딱 봐도 약을 복용하는 것보다 덜 요란스러우면서 돈도 덜 드는 일이죠.

　그리고 명심하세요. 의사가 예방 요법을 권할 경우 전혀 서두를 필요가 없습니다. 얼마든지 따져볼 시간이 있습니다. 겁을 준다면 의사가 여러분에게 뭔가를 팔려는 것입니다.

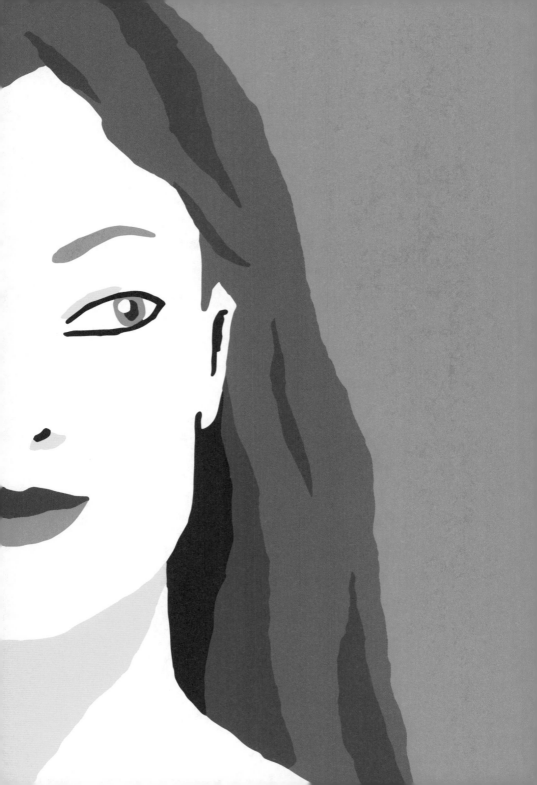

9장

어떤 의사를
찾아가야 할까?

의료 전문가의 임무는
여러분이 더 잘 지내도록 도우며,
그 어떤 순간에도 여러분의 정체성과
자율성, 신체, 관점, 가치관, 선택을
존중하는 것입니다.

산부인과 고르기

1. 적절한 의료진은 어떻게 알아볼 수 있나요?

돌봄이란 고통스러워하는 사람을 맞이해서 그 사람이 나아지거나 덜 아파하도록 무언가를 해주는 것입니다. 이렇게 말하면 쉬운 일처럼 들리지요. 하지만 말처럼 수월하게 풀리지만은 않습니다. 많은 의료진이 아주 폭력적인 방식을 취하는지라—말이나 행동으로요—의사를 만나고 나면 더 아프다는 느낌을 받을 정도니까요.

그렇지만 돌봄을 이렇게 정의내리는 편이 제게는 가장 합당해 보입니다. 돌봄의 본질은 돌봐주는 사람의 의도가 아니라 돌봄을 받는 사람의 입장에 바탕을 둡니다. 돌봐주겠다는 의욕을 품고 해를 끼칠 수도 있으니까요. 이와 같은 돌봄의 정의는 돌봄이 사회적 지위나 전문 교육이 아니라, 특히 구체적인 태도의 문제라는 것을 전제로 삼습니다. 바로 힘을 불어넣고 위로하고 안심시키는 태도지요. 돌보는 데 학위가 필요하지는 않습니다. 이러한 정의는 돌봄을 진단(질병을 파악하는 것)이나 치료(그렇게 파악한 질병에 적합한 모든 구체적인 절차)와 구분합니다. 진단을 내리거나 구체적인 치료를 하지 않고도 사람을 돌볼 수 있습니다. 이는 돌보는 일이 여러 사람의 합작이라는 사실을 뜻하기도 합니다. 한 사람이 아프거나 병이 들면 의료 전문가와 주변 사람들이 함께 돌봅니다.

돌보는 사람이란 아주 명확한 윤리적인 원칙을 존중하는 사람입니다. 이 원칙은 제가 만들어낸 것이 아닙니다. 콕 짚어 말하자면 미국 윤리학자 톰 비첨(Tom Beauchamp)과 제임스 칠드레스(James Childress)가 쓴《생명의료윤리의 원칙들》에 그 원칙이 명확하게 나와 있습니다. 이 책은 의학계에서 국제적으로 권위를 인정받는 저작이지요. 여러분과 함께 상의하는 영광을 안을 의료진을 고르는 데(그리고 다른 이들을 후보에서 제외하는 데에) 보탬이 되길 바라는 마음에서 여기 그 원칙을 소개합니다.

제1원칙: 환자가 고통스럽다고 할 경우, 의사는 그 말을 믿어야 합니다.

이유는 간단합니다. 기쁨, 괴로움, 배고픔, 목마름, 우리의 정체성(성별 정체성이나 젠더 정체성)은 우리 자신이 인식하는 것입니다. 이런 인식은 어느 누구도 반박할 수 없습니다. 많은 의사들이 환자가 얘기하는 내용을 '핀셋으로 다루듯 꼼꼼히 따져보고 걸러내야' 한다고 생각합니다. 이런 식으로 환자의 말에 의심을 품는 의사들은 권력을 부당하게 휘두르며 누구의 말을 신뢰할 수 있고 누구의 말을 신뢰할 수 없는지 결정하는 셈입니다. 바로 이런 이유로 고통을 치료할 때 인지 편향이 개입하는 것이지요. 즉 머릿속에서 만들어진 인지 편향에서 비롯된 환상이 끼어드는 것입니다. 대부분의 의사들은 다음 네 가지 편견을 자주 드러냅니다.

첫 번째 편견은 고통을 표현하는 방식과 관련이 있습니다. "환자가 아무 말도 하지 않으면 고통스럽지 않은 것이다. 환자가 비명을 지른다면 그건 엉터리로 꾸며낸 것이다."라는 편견입니다. 그렇지만 고통을 표현하는 방식은 개인적입니다. 인식이 개인적으로 이루어지는 것과 마찬가지로요. '얼마나' 아픈지를 얘기하는 건 아파하는 당사자의 몫입니다. 의료진이 아니라요. 이런 편견은 섬유근육통이나 자궁내막증처럼 오늘날 완전하게 파악된 질병이 어째서 오랫동안 무시되거나 경시되었는지를 설명해줍니다. 예전 의사들은(오늘날에도 많이들 그렇고요) 그저 '생각 없는 여자가 투덜대는 것' 정도로 여겼을 뿐인 거죠.

두 번째 편견은 젠더, 성적 지향과 관련 있습니다. 남자는 '솔직하고' '믿음직하다'고 여기고, 여자는 '민감하고' '요구가 많다'고 여기고, 동성애자나 트랜스젠더는 경계나 두려움의 대상이라 여기죠.

세 번째 편견은 민족적 출신과 관련 있습니다. 프랑스에서는 지중해 지역 출신 사람들이 고통을 표현할 때 '과장한다'고 의심합니다. 이런 점을 이용해 의료진이 '지중해 증후군'이라는 인종차별적 표현을 쓰고는 합니다.

네 번째 편견은 외모, 언어, 사회경제적 지위와 관련 있습니다. '옷을 제대로 갖춰 입지 않은' 사람, '프랑스어를 제대로 할 줄 모르는' 사람, '가난'하거나 '정신 나간' 것처럼 보이는 사람은 곧바로 '의심쩍다'거나 대하기 '힘들다'는 취급을 받습니다.

이와 관련하여 여성이 고통을 드러낼 경우 남성에 비해 덜 신뢰받고, 또 덜 정확하게 측정된다는(고통의 종류와 수준 모두) 점을 여러 연구가 보여주고 있습니다. 해당 여성이 트랜스젠더거나 레즈비언이거나 이주자거나 가난하거나 프랑스어를 잘 구사하지 못할 경우 이런 편견이 훨씬 더 강하게 작용합니다.

　이런 선입견은 꼭 남성만 지니는 것이 아닙니다. 의사든 아니든 여성들도 이런 편견을 품고 있습니다. 2017년 12월 29일 오전 11시, 나오미 무센가라는 흑인 여성이 몸이 너무 아프다며 프랑스 스트라스부르 응급 구조대에 연락했지만 콜센터 직원이 이 여성의 외국인 억양을 조롱하며 구급대를 보내지 않겠다고 답한 사건이 있었습니다. 이 사건에서 나오미 무센가를 조롱했던 직원은 여성이었습니다. 나오미는 같은 날 오후 5시 30분에 숨졌습니다. 이 사건에서는 성차별적인 편견과 더불어 인종 차별적인 편견도 작용했을 것입니다.

　더군다나 같은 증상이나 질병을 겪는데도 여성은 남성보다 치료와 지원을 덜 받습니다. 월경으로 인한 고통이 충격적인 사례에 해당하죠. 현재 프랑스에서는 많은 의사가 피임약을 쉬지 않고 이어서 복용하는 걸 금하고 있습니다. 여성들의 건강과 안락함에 대단히 좋은 영향을 끼치는데도 말이죠(49쪽을 참고하세요). 의사들은 월경혈의 양이 많으며 IUD를 사용하는 여성에게는 소염제를 처방해주지도 않았습니다(176쪽을 참고하세요). 의사들은 피임약 복용을 중단하는 일주일 동안 나타나는 월경전증후군 증상은 개인적인 '기분'에 불과하다며 고집스럽게 단정 지었습니다.(70쪽을 참고하세요) 게다가 피임약을 복용해서 질이 건조해지는 것은 '심리적인 문제'일 뿐이라 일축했습니다(166쪽을 참고하세요). 이렇게 가해지는 모든 제재는 편견일 뿐이지

과학적으로 입증된 지식에 바탕을 둔 것이 아닙니다.

이와 같은 의사들은 돌봄의 가장 중요한 원칙 하나가 '특히 해를 입히지 말 것'이라는 점을 전혀 모르는 것 같습니다. 그런데 피해를 끼치지 않으려면 돌봄을 받는 사람의 처지와 의견을 존중하는 것이 필수입니다.

이 원칙은 이렇게 귀결됩니다. 누군가가 느끼는 불안이 그저 '심리적인 것'이라 단정 짓는 것은 의사의 직업 윤리에 어긋납니다. "그저 머릿속 걱정일 뿐입니다." "기분 탓입니다." "무의식 때문입니다." 같은 말들이 너무나 만연합니다. 이런 말들은 윤리에 어긋나는 데다가 의사의 눈에 띄는 원인이 없는 고통이라면 분명 비정상적이고 심지어 상상에 사로잡혀 생겨난 현상이라 생각하도록 만듭니다.

두뇌는 다른 장기들과 다를 바 없는 기관입니다. 뇌가 만들어내는 감각은 분명한 현실이며 존중받아 마땅합니다. 게다가 뇌에서 일어나는 모든 일은 몸의 다른 부분에 증상을 일으킬 수 있습니다. 두려우면 심장이 빠르거나 느리게 뜁니다. 걱정이 생기면 눈물이 나고, 화가 나면 반응이 거칠어지며, 배가 고프면 위장이 아파 옵니다. 또 반대로 고통을 느끼면 걱정이 생기고, 전염병은 어마어마한 피로감을 주며, 열이 오르면 간질 발작이나 환각이 일어날 수도 있습니다.

두뇌와 몸은 하나입니다. 더군다나 신경계는 복잡한 체계로 이루어져 있습니다. 그래서 증상이 나타나는 근본적인 원인과는 아주 동떨어진 증상을 일으키는 경우도 많습니다. 신진대사와 연관된 질병이 만취 상태처럼 보이게 만들 수도 있으며, 신장통이 고환에 통증을 유발할 수도 있고, 때로는 경색이 구토를 일으키기도 합니다.

환자가 '과도하게 엄살을 부린다'고 취급하는 의사는 도덕적인 의무를 위반하고 자신을 우월한 존재로 여기며, 다른 사람이 어떻게 생각하고 느끼는지 자신이 안다고 여깁니다. 이는 사실과는 완전히 다른 데다 극심한 자만심에서 나오는 태도이기도 합니다. 바로 이를 두고 가부장적이라고 일컫는 것이죠.

이런 태도는 누군가를 돌보는 데 제약이 되기도 합니다. 치료를 하며 맺는 모든 관계는 신뢰와 상호 존중을 바탕으로 합니다. 환자가 의사를 신뢰하면 의료진도 신뢰로 답하는 것이 의무입니다. 다른 사람을 믿지 않는 것은 가부장적인 데다 비생산적이기도 합니다. 이는 돌봄의 윤리에 어긋납니다.

그런데 인지과학이 보여주듯 모든 부정적인 말과 도덕적인 평가는 상처를 줍니다. 의사의 말은 돌봄이 필요한 사람의 인식, 안녕, 불안에 직접적으로 영향을 끼칩니다. 좋은 말은 좋은 영향을 끼칩니다(플라시보 효과를 내는 것이죠). 불쾌하거나 상처를 입히는 말은 나쁜 영향을 끼칩니다(노시보 효과입니다). 전자와 후자는 병이 어떻게 발전하고 또 치료가 얼마나 힘을 발휘하는지에서 차이를 보입니다. 의사가 기계적이고 냉정한 태도로 모르핀 주사를 놓으면 같은 주사를 따뜻하고 공감 어린 태도로 놓았을 때에 비해 진정 효과가 더 느리게, 그리고 더 약하게 나타납니다.

제2원칙: 진단 검사나 치료를 제안하기에 앞서, 의사는 환자의 이야기를 사려 깊게 들어야 합니다.

의사라는 직업이 의사 혼자서 완전히 통솔하는 '기술'을 발휘하는 일이라 생각하는 의사들은 이렇게 관심을 기울이고 경청하는 일이 직관과 완전히 어긋난다고 느낄 것입니다. 그렇지만 경청하는 건 당연한 일입니다. 모든 진단은 아픈 사람이 설명하는 증상과 그 사람의 이야기에 바탕을 두고 내려집니다. 그런 다음에 의사가 관찰할 수 있거나 혈액 검사, 방사선 검사, 초음파 검사 등으로 측정한 증상으로 확인하는 것입니다.

폐렴을 진단하려면 먼저 환자가 기침을 하고 숨 쉬기가 불편하다며 괴로움을 호소해야 합니다. 그러면 의사가 청진기로 소리를 듣고, 혈액 검사를 하고, 엑스레이로 폐를 촬영해서 현재 우리가 폐렴에 관해 알고 있는 지식을 활용해 진단을 내린 다음 치료를 제안합니다. 돌보고 치료하려면 그 어떤 경우에도 고통받는 이가 얘기하려는 것을 그냥 지나쳐서는 안됩니다.

보시다시피 제1원칙과 제2원칙은 짝을 이룹니다. 한 사람을 제대로 돌보고 도와주려면 그를 믿으며 그의 이야기를 귀중한 정보의 원천으로 받아들여야만 합니다. 안타깝게도 항상 이 원칙이 실현되지는 않죠.

이 두 가지 원칙은 현재 의학계의 전형적인 모습과 어긋납니다. 무엇이 정상이고 비정상인지, 또 생리학적인지 병리학적인지는 의사가 규정하는 것이 현실이거든요.

이를 보여주는 일화가 있습니다.

어느 월요일 홀로 사는 나이 든 여성이 원인을 알 수 없는 열이 나서 입원을 합니다. 이 열 때문에 여성은 많이 힘들어하지만 그 밖에 다른 증상은 전혀 없습니다. 의사들은 열의 원인을 파악하지 않은 채 검사를 잔뜩 시킵니다. 금요일이 되자 아무 이상도 발견하지 못했으니 주말이 지나서 다시 정밀 검사를 하겠다고 얘기합니다. 여성은 이렇게 말합니다. "월요일에는 집으로 돌아가야 해요." 의사들은 그럴 수 없다고 대꾸하고는 병실을 떠납니다. 한 의대생이 당황한 채 병실에 남아 환자 곁에 앉습니다. "월요일에 왜 댁으로 가셔야 하는 거예요?" 여성이 답합니다. "월요일에 같은 층에 사는 이웃이 아이들을 데리고 여행을 간다고 해서 그 집 앵무새를 제가 돌봐줘야 하거든요." "자주 그렇게 돌봐주시나요?"라고 학생이 물었습니다. "그럼요. 못해도 한 달에 한 번은 돌봐주죠!"

그런데 새는 전염병인 앵무병을 옮길 수가 있습니다. 이 병은 오랫동안 이유 없이 열이 나게 만듭니다. 의사들이 굳이 들으려 하지 않았던 환자의 이야기 덕분에 의대생은 진단을 내리고 환자를 돌봐줄 수 있었습니다.

이 이야기는 반드시 아픈 당사자가 결정적인 정보를 활용하지 못할 수도 있음을 분명하게 보여줍니다. 그렇지만 자기 자신에 대해서, 그리고 일상에 대해서 어느 것도 빼놓지 않고 이야기하게끔 유도한다면 환자에게 어떤 일이 일어났는지 알아낼 수 있는 확률이 훨씬 더 높아집니다. 가만히 입 다물고 있으라고 했을 때에 비하면 말이죠!

환자가 자신의 증상과 과거에 벌어졌던 사건이나 사고를 서로 무의식적으로 연관 짓는 경우가 종종 있습니다. 이들 사이에 항상 인과관계가 있는 것은 아닐 테지만, 모든 정보는 듣고 주의를 기울일 만한 가치가 있습니다. 가장 나쁜 태도는 바로 무관심입니다. '진단이라는 철창살' 안에 들어오지 않는 징후는 관심 밖에 두는 의사가 너무 많습니다. 그렇지만 의학계에는 절대적인 게 아무것도 없습니다. 열이 나지 않지만 폐렴에 걸릴 수도 있습니다. 눈에 띄는 상처 없이도 외음부에 만성적인 통증을 느낄 수도 있습니다.(이를 두고 신경병증성 통증이라고 합니다. 122쪽에서 언급했습니다.) 살이 빠지지 않지만 암에 걸렸을 수도 있습니다(또 암에 걸리지 않았어도 살이 빠질 수 있죠). 임신을 한 상태에서 월경을 할 수도 있습니다(또는 임신을 하지 않았는데도 월경을 안 할 수도 있죠). 그리고 여성이 피임약을 복용하는 걸 잊은 적이 없다고 한다면, 의사가 그 말을 믿지 않을 이유는 전혀 없습니다.

제3원칙: 좋은 의사는 돌봄을 받은 사람의 말을 바탕으로 삼아 돌봄의 질과 효과를 평가합니다.

이 원칙 역시 프랑스 의사들을 펄쩍 뛰게 만들 겁니다. 그렇지만 앞선 두 원칙과 긴밀하게 연결된 원칙입니다. 환자를 믿지 않고는, 또 환자의 말을 듣지 않고는 그를 돌볼 수 없습니다. 따라서 의사가 돌봐주고 나서 환자가 나아지지 않았다고(또는 더 나빠졌다고) 얘기하는 이유는 환자가 악의를 품어서가 아니라 의사의 돌봄이 부적절했기 때문입니다.

감염을 치료하고자 항생제를 처방할 때 항생제가 의도치 않은 효과를 불러올 수도 있습니다. 의사가 전혀 실수하지 않았더라도 벌어질 수 있는 일이죠. 환자가 의사에게 "선생님이 처방한 약을 먹으니까 배가 아프고 어지러워요"라고 한다면 그런 건 '정상적'이지 않다면서, 그러니까 그런 증상은 들어본 적이 없다거나 그저 본 적이 없다는 이유로 환자의 말을 무시할 수 없습니다.

물론 의사들은 검증된 진단법이나 치료법을 사용해야 하며 과학계가 인정하는 관습을 따라야 합니다. 그렇지만 관습을 따른다고 해서 모든 게 해결되지는 않습니다. 인간은 기계가 아니니까요.

이 세 번째 원칙은 의사가 환자의 하소연, 비난, 비판을 들어야 한다고 강조합니다. 수많은 프랑스 의사들은 아직 이럴 준비가 전혀 되지 않았습니다.

제4원칙: 의사는 환자에게 절대로 압력을 행사해서는 안 됩니다.

의사가 권위적이거나 경멸조로 말하거나, 여러분을 거짓말쟁이나 경솔한 사람 취급하거나, 모욕하거나 위협하거나 협박하거나, 여러분에게 죄책감을 심어주거나, 여러분의 말을 부정하거나, 그 밖에 다른 어떤 방법으로든 압력을 행사한다면 그는 의사로서 자격이 없습니다.

여러분이 거부한 치료법을 권하는 것도 의사로서 자격이 없는 태도입니다. 이런 태도는 여러분의 자아, 인식, 가치를 존중해야 한다는 의무를 어긴 것입니다.

마찬가지로 여러분의 무의식을 '분석'했다고 주장하며 이를 바탕으로 삼아 여러분의 생각이 어떤지 단정 짓는다면 의사로서 자격이 없습니다. 의사는 환자의 무의식을 읽을 능력이 없습니다.(의사들은 자기 무의식에서 어떤 일이 벌어지는지조차 모르는 걸요. 이 점은 439쪽에서 다시 살펴보겠습니다.) 돌봄은 절대로 권력 관계가 아닙니다. 돌봄이란 협력하며 나아가는 것입니다. 어느 한쪽이라도 권력을 지닌다면 돌봄이 성립할 수 없습니다.

제5원칙: 의사는 환자가 무엇이 필요한지 파악하도록 돕고, 환자 곁에서 이끌어주며, 환자를 지지해야 합니다. 환자가 어떤 결정을 내리든 말입니다.

이 마지막 원칙의 강제력이 가장 큽니다. 여성의 건강과 관련된 사안에서 이 원칙이 무시되는 경우가 아주 많습니다. 특히 임신하고 싶어 하는 여성들의 사례에서 가장 뚜렷하게 드러납니다. 임신 중단이나 나팔관 결찰술이 필요한 여성들, 또는 40세 이후에 임신을 하고자 의료적 도움을 구하는 여성들과 그들에게 죄책감을 심어주는 의사가 부딪치는 일이 여전히 매우 빈번하게 벌어집니다.

불치병 때문에 고통받는 사람이 수명을 연장해주지도 않고, 일상생활을 개선해주는 것도 아니며, 나아지기는커녕 더 힘들게 하는 치료를 중단해 달라고 요청할 때도 마찬가지입니다.

화학 요법을 더는 받지 않겠다거나 투석 치료나 '마지막 기회'인 치료를 거부하는 것은 당사자 입장에서는 합당한 결정일 수 있습니다. 당사자의 결정은 존중받아야 합니다. 그렇지만 항상 존중받지는 못하며 갈 길이 한참 멉니다.

   →   이 다섯 가지 원칙을 존중하는 의사인지 미리 알기가 쉽지만은 않습니다. 그렇지만 이 원칙을 지키지 않는 의사라면 금세 알아차릴 수 있을 겁니다. 그리고 전문 분야가 어떻게 되든 의료진이 당신을 존중하지 않는다면 여러분은 곧바로 그 의료진을 향한 믿음을 거둬들이고 면담을 끝낸 뒤 진료비를 지불하지 않고 자리를 뜰 권리가 있습니다. 자기 할 일을 하지 않는 사람에게는 돈을 지불하지 않는 법이니까요.

2. 여자 의사가 남자 의사보다 나은가요?

많은 여성이 여자 의사의 폭력적인 면모를 겪고 놀라거나 심지어 충격에 빠지기도 합니다. 여자 의사라면 남자보다는 자신들을 잘 이해하고 존중해줄 거라 기대했던 것이죠. 안타깝게도 의사의 태도는 성별과 상관이 없습니다. 개인의 성격, 교육 과정, 가치관, 사회 참여 정도에 따라 태도가 만들어지는 것이니까요. 이 역시 개인이 처한 사회적 환경과 관련된 경우가 많습니다. 페미니스트인 남성도 있으며 성 평등 주장을 싫어하는 여성들도 있습니다. 일반 대중들이 그러하듯 의사도 마찬가지입니다. 중요한 것은 여러분을 진료하는 사람의 성별이나 명성이 아니라 여러분이 그 사람과 어떤 관계를 맺어 나갈 것인가입니다. 이 관계가 존중을 바탕에 두고 있다면 여러분은 그 사실을 금세 알아차릴 겁니다. 그저 반복적이고 상투적인 관례로만 가득한 관계여도 이 역시 금세 알아차릴 거고요.

그렇지만 저는 의사들 가운데 여성의 비중이 높아지는 것이(보건 분야의 다른 직종은 이미 여성이 대다수를 차지하고 있습니다) 여성을 돌보는 수준이 향상하는 데 기여할 것이라 생각합니다. 의학 교육이 바뀌어서는 아니고요(교육 과정은 여전히 아주 가부장적입니다) 여성의 숫자가 늘어나면 여성이 존중을 받으려면 남자처럼 행동해야 한다고 느끼는 일도 줄어들 것이고, 권위와 권력을 행사하는 게 아니라 환자를 돌보고자 하는 의사들이 자기 일을 마음껏 할 수 있게 될 것이기 때문입니다.

《돌봄 학교》라는 제가 쓴 소설은 대부분이 여자 의사로 구성된 이상적인 병원을 그리고 있습니다. 이 책에서는 '의료진', '의사' '환자' '돌봄을 받는 사람' 등을 의도적으로 여성형 명사로 썼습니다. 남성을 가리키는 데 쓰일 때조차 말이죠. 정치적인 판단이었습니다. 이는 의료계의 직업군은 여성들의 전유물이어야 한다는 뜻이 아닙니다. 남성과 여성이 평등했으면 좋겠다는 뜻입니다. 언어 생활에서도 말이죠.

3. 여자는 1년에 한 번씩 부인과 진료를 받아야 하나요?

아니요. 예방 접종을 받으러 가거나 운동을 하기 위해 소견서가 필요할 때를 제외한다면 의사를 찾아가지 않고도 유년기와 청소년기의 대부분을 문제없이 지냅니다. 건강한 남성 대부분은 살아가면서 진료를 받으러 가는 일이 없습니다(또는 아주 드물죠). 여성들은 그렇지 않습니다. 어떤 어머니들은—아이들의 건강을 가장 먼저 책임지는 게 이들이니까요—자기 딸에게 아무런 문제가 생기지 않았는데도 앞서서 지레 걱정합니다. 자신의 경험으로 판단해서 말이죠. 성기능이나 재생산 능력을 확인하려고 어머니가 자기 아들을 비뇨기과에 데려가는 일은 없습니다. 반대로 자기 딸을 부인과에 데려가야(또는 보내야) 하는 게 아닌지 의문을 품는 어머니들은 많습니다.

그렇지만 여성이 매년 한 번씩 부인과 진료를 받을 필요는 없습니다. (성별이나 연령이 어떻든 간에) '아무 문제 없이 잘 지내고 있는지' 확인하려고 정기적으로 진료를 받으러 갈 필요가 없는 것과 마찬가지 이유죠. '1년에 한 번씩' 부인과에 가야 한다는 믿음(이것도 하나의 믿음인 게 사실이니까요)에는 아무런 과학적 근거도 없습니다.

현재 예방에 관해 전문가들이 합의한 내용에 따르면 아무런 증상이 없는 사람이라면 아주 특수한 경우 외에는(예방 접종, 정기 건강 검진……) 어떤 분야건 의사에게 진료를 받을 필요가 없습니다.

정기적으로 검사를 꼭 받아야 한다는 생각은 20세기 후반에 생긴 것입니다. 보건업계에서 부추긴 것이었죠. '아무 문제가 없는지를 확인하도록' 진료를 받는 것은 사실 건강한 사람들이 검사를 받고(엑스레이 검사, 혈액 검사……) 대개 별 필요 없는 의약품을 소비하도록 부추기는 수단이었던 것입니다.

개인이 의료 서비스를 과도하게 이용하도록 만드는 이런 경향은 특히 여성에게 영향을 끼쳤습니다(여성들에게는 결코 도움이 되지 않는 화장품을 이미 상당히 판매한 이력이 있죠). 아이들, 부모와 배우자처럼 가까운 사람들의 건강을 제일 먼저 걱정하는 사람은 여성인 경우가 많기 때문입니다.

 현재 여성의 건강에 관해 전문가들의 가장 합리적인 공통 견해는 다음과 같습니다.

- 증상이 없다면 진료를 받지 않습니다.

- 구체적인 질환이 있다거나 피임이 필요해서가 아니라면 맨 처음으로 자궁경부암 세포진 검사를 받는 25세가 되기 전에는 진료를 받으러 갈 필요가 없습니다.

- 피임법을 처방받을 때(159쪽을 참고하세요) 쓸모가 있는 유일한 검사는 혈압을 측정하는 것뿐입니다.

- 증상이 없는 경우 의사가 '골반 검진'을 하거나 가슴을 검사하는 것은 진단에 아무런 도움이 되지 않으며 불필요합니다(그리고 선을 넘는 부당한 행동입니다).

- 증상이 없는 경우 골반에 초음파 검사를 하는 건 불필요할 뿐

더러 심지어 하지 말라고 권하는 행동입니다(406쪽을 참고하세요).

남성이 여성보다 돌봄을 덜 받지는 않습니다. 어떤 경우에는 심지어 남성을 더 잘 돌봐주기도 합니다. 그렇다고 해서 보건 관련 기관에서 13세 이상 남성에게 매년 체계적으로 고환을 검사하고, 비뇨기 검진을 하고, 전립선 초음파 검사를 하라고 권장하는 일은 없습니다.

반대로 여성들은 많은 경우 사춘기에 접어들면서부터 정기적인 진료를 종용받습니다. 이는 그저 여성이 임신 능력이 떨어지거나 병에 걸리는 일을 두려워하도록, 또 여성의 성생활을 통제하고 여성이 진료받고 검사하고 의약품을 소비하도록 등을 떠미는 행동 그 이상도 이하도 아닙니다.

여성들이 자기도 모르는 사이에 질병에 걸릴 수도 있다고(또는 임신 능력에 해를 끼칠 만한 이상이 생길 수도 있다고) 생각하게끔 만들면서 여성의 몸에서 벌어지는 일은 여성 당사자보다 의사들이 더 잘 안다는 인식과 여성들은 의사의 감독과 처방에 따라야 한다는 인식은 군건해집니다. 이는 그저 가부장적이고 자본주의적인 담론에 불과합니다. 매년 부인과 진료를 받아야 한다거나 딸이 사춘기에 이르면 부인과에 데려가야 한다고 부추기는 것은 프랑스 극작가 쥘 로맹(Jules Romains)의 희곡 《크노크》 속 대사에 깔린 사고방식에 바탕을 두고 있습니다. "건강한 사람이란 사실 자기가 환자인 것을 미처 깨닫지 못한 환자다"라는 대사죠. 그런데 이보다 틀린 말도 없습니다. 잘 지내며 아무 통증도 없는 사람이 미처 진단하지 못한 병에 걸려 있을 확률은 극히 적습니다. 실제로 병을 진단하려면 증상이 나타나야 하니까요.

불편한 증상이 전혀 없으며 아무런 통증도 느끼지 않는 여성은 당연히 아프지 않은 것이며 의사를 보러 갈 필요가 없습니다.

저는 이런 말을 심심찮게 듣습니다. "그렇지만 사춘기 아이들이 부모한테 다 얘기하지는 않는걸요. 아이가 잘 지내는지 어떻게 알 수 있겠어요?" 아이에게 먼저 물어보고 아이 말을 믿으면 되겠지요. 아이를 신뢰하지 않는다는 것은 아이가 스스로 존중받을 자격이 없다고 여기게 만드는 셈입니다. 절대로 믿음을 얻을 수 없다고 말이죠. 이렇게 얘기해볼 수도 있겠죠. "네가 전부 다 얘기하고 싶지 않을 수도 있다는 것을 알아. 그렇지만 언젠가 건강이 걱정된다면 내가 널 도와줄 거야."

어머니라면 걱정이 될 수도 있다는 생각이 듭니다. 그렇지만 안심을 하고자 사춘기 아이를 부인과에 데려가는 것은 최선의 방법이 아닐 겁니다. 이렇게 하면 아이는 부모와 의사가 여성인 자신의 몸을 감시할 권리가 있다고 생각하게 될 테니까요. 또 생산적이지 못한 행동이기도 합니다. 아이가 직접 선택하지 않은 사람에게 신문을 받게 하고, 아무 의미도 없이 신체적 침해를 받게 하고, 아이가 원치 않는 검사를 받도록 강요하는 것은 아이가 정말로 필요한 순간이 되었을 때 의사를 찾아가는 것을 주저하도록 만들 위험이 아주 큽니다.

많은 여성이 유년기와 청소년기를 지나면서 몸무게와 가슴, 엉덩이의 모양과 크기, 체형이나 옷차림, 피어싱이나 타투를 두고 이러쿵저러쿵 군소리를 늘어놓는 의사에게 모욕을 받습니다. 진료를 받을 때마다 불쾌한 평을 듣고 자신을 향한 가치 판단이나 명령을 접한다면 진료를 받으러 가고 싶은 마음이 들지 않을 겁니다.

 아이의 건강이 걱정된다면 차라리 다음 예방법을 활용하는 편을 권합니다.
- 어린 여자아이에게 월경이 일어난다는 것을 미리 알려주고 필요 이상으로 과장하여 받아들이지 않게끔 해주세요.
- 여성의 해부학적 구조를 우호적인 태도로, 또 온전히 설명한 책을 사주세요(클리토리스를 자세하게 표현하지 않은 책이라면 사주지 마세요).
- 청소년기 아이에게 월경이 너무 고통스럽거나 월경혈의 양이 너무 많을 경우 얼마든지 이야기하라고 해주세요. 검사를 받을 필요 없는 간단한 처방법이 있다고 알려주세요.
- 아이에게 피임법을 알려주거나 피임에 필요한 것을 설명해주는 사이트나 교육적인 자료를 아이가 접하게 해주세요.
- 아이의 감정이나 두려움은 존중받아 마땅하며, 절대로 부정당하거나 평가절하되어서는 안 된다는 확신을 심어주세요.
- 아이의 사생활을 존중해주세요(딸이 여러분의 사생활에 간섭한다면 달갑지 않으시겠죠).
- 아이가 필요하다고 하거나 원하는 시점이 되면 스스로 의료진을

고를 수 있도록 도와주세요. 아이 혼자서 병원에 가든 누군가와 함께 가든 아이가 원하는 대로 할 수 있도록 해주세요.

- 마지막으로 본인이 원치 않는데 의사가 아이 몸을 건드리도록 놔 두어서는 절대로 안 된다는 점을 명심하게 해주세요. 원칙적으로 의사가 제안하는 모든 행위는 미성년자건 성인이건 간에 진찰받는 사람의 명시적인 동의가 있어야만 가능합니다. 이는 수없이 되풀이 얘기해도 마땅할 만큼 중요한 점입니다.

만약 아들을 두고 있다면 위와 똑같이 행동하세요. 내 몸은 오로지 내 것이라고 얘기해주세요. 그러면 여성의 몸은 오로지 여성 자신의 것이라는 사실을 이해할 수 있을 겁니다.

4. 진료를 받을 때마다 꼭 유방 검사를 해야 하나요?

프랑스 국립암연구소에서 다음과 같은 권고를 내놓은 것이 그저 한탄스러울 따름입니다. "25세 이상이 되면 개인의 질병 발병 위험 수준과 상관없이 (촉진을 이용한) 유방 검사를 1년에 한 번 받을 것을 권고한다. 신속하며 통증이 없는 이 검사를 통해 잠재적인 이상을 발견할 수 있다."

제가 의사 일을 시작했던 초기에는 피임법을 처방받으러 찾아온 환자들의 가슴을 관례적으로 검사했습니다. 그렇게 하라고 배웠기 때문입니다. 아무런 증상이 없는데도 검사를 하는 것이 불편했고, 또 불편해하는 환자들을 보는 게 불편했으며, 이 불편한 순간을 짧게 줄이려고 점점 더 빨리 검사를 했습니다. 유방암을 '발견'한 적은 한 번도 없습니다. 반면 가슴에 종기가 났다는 구체적인 이유로 진료를 받으러 온 여성들은 많이 만났습니다. 그 가운데 얼마 안 되는 이들만 유방암이었죠. 대부분은 가벼운 종기였으며, 또 여성들이 스스로 발견한 것이었습니다.

그러던 어느 날, 이렇게 관례적으로 여성의 가슴을 검사하는 게 정말로 소용이 있는지 알아보기 시작했습니다. 그와 동시에 남성의 고환 검사에도 의문을 품기 시작했습니다. 당시 운동 때문에 진료를 받으러 온 청소년들에게 강력하게 권고하던 검사였습니다.(고환암은 발생 빈도가 낮습니다. 전체 암 가운데 1퍼센트 이하입니다. 그렇지만 20~35세 사이의 남성에게 특히 많이 발생합니다.) 관례적인 검사를 해서 고환암을 발견한 적은 한 번도 없었습니다. 고환에 종양이 있던(모든 종양이 암으로 발전할 만한 것은 아니었습니다) 남성들은 스스로 이런 증상을 발견했습니다.

그렇다면 아무것도 밝혀내지 못한다는 게 명백한 검사를 젊은 여성과 남성에게 강요하는 것이 의미가 있을까요? 차라리 이렇게 말하는 편이 합리적이지 않을까요? "혹시나 걱정스러운 일이 생긴다면 당신은 그 얘기를 하러 진료실에 찾아올 수 있고 그 일은 당신과 의사 둘 사이의 일임을 명심하세요. 당신이 요청하는 대로, 또 오로지 당신이 요청할 때에만 검사를 할 것입니다. 여러분을 함부로 대하는 일 없이 말입니다"라고요.

곰곰이 생각해보고, 학술 논문을 읽고, 저와 똑같은 의문을 품고 있던 동료들과 이야기를 나누고 나서 저는 아무것도 요청하지 않는 여성들과 남성들을 검사하는 일을 멈췄습니다. 오늘날 학계에서 합의된 내용은 분명합니다. '관례적인' 부인과 검사는 의미가 없습니다. '관례적인' 고환 검사도 마찬가지고요.

아무것도 요청하지 않은 여성과 남성의 성기를 검사하는 것은 폭력입니다. 폭력을 행사하는 사람이 의사라고 해서 폭력성이 줄어드는 것은 아닙니다. 의사가 "여자들이 부인과 검사를 폭력적으로 느끼다니 유별난 일입니다. 부인과 검사는 의료 행위지, 성적인 행위가 아닌데 말이죠"라고 말한다면 이는 의사 입장에서만 생각하고, 여성들의 입장은 절대로 고려하지 못한다는 걸 내보이는 셈입니다. 그러므로 이러한 행위를 강요하지 않고, '필수적인' 일인 양 포장하지 않고, 함부로 벌이지 않는 것이 아주 중요합니다. 물론 환자의 성기를 검사하는 것이 의사에게 도움이 될 때가 있습니다. 그렇지만 검사를 하려면 당사자의 동의를 얻어야 합니다. 신중하게 검사를 요청하고 당사자가 동의하는 만큼 검사도 신중하게 해야 합니다. 만약 의사가 부드럽게 요청하지 않는다면, 또는 어조에서 환자를 존중하는 마음이 느껴지지 않는다면 이는 나쁜 징조이며, 여러분은 의사의 요청을 거절할 권리가 있습니다.

유방암: 젊은 여성들에겐 드문 질병입니다.

유방암은 40세 이하 여성들에게 드물게 발병합니다. 프랑스 유방질환연구 및 유방병리학협회(SFSPM)의 2010년 보고서에는 이렇게 나옵니다. "35세 이하 여성의 유방에서 전이성 암이 발병한 횟수는 2005년 823건으로 추산된다. 이는 같은 해 발생한 유방암 49,814건 가운데 1.7퍼센트에 해당한다. 35~39세 사이의 여성이 새로 유방암을 진단받은 건 총 1,565건이었으며(전체 유방암 가운데 3.1퍼센트), 40~49세 사이 여성의 경우는 8,211건이었다(전체 유방암 가운데 16.5퍼센트)."

이런저런 암 발병률이 증가하고 있다는 얘기가 들려올 때면, 물론 그게 사실일 수도 있지만 걱정부터 하기 전에 먼저 상대적인 비율이 아닌 절대적인 수치를 확인해야 한다는 점을 명심하세요. 40세 이하 여성의 암 발병률이 5퍼센트 증가했다고 할 경우, 이를 절대적인 수치로 따져보면 여성 10만 명 가운데 암 발병 건수가 100건에서 105건으로 증가했다는 의미인 겁니다.

또 여러 종류 암의 발생 빈도를 비교하는 것도 중요합니다. 이를테면 고환암은 청소년과 35세 이하 남성에게서 특히 많이 발생합니다. 신규 발병 건수가 1년에 2,002건입니다. 35세 이하 여성이 유방암에 걸리는 수치보다 두 배 높죠.

그렇지만 발병 빈도와 의무가 비례하지는 않습니다. 모든 젊은 남성이 매년 고환 촉진 검사를 받으러 가지는 않으니까요. 남성에게 강요하지 않는 검진을 왜 여성에게는 강요하는 건가요?

40세 이하 여성에게서 진단되는 유방암은 전체의 5퍼센트 이하입니다. 그러므로 40세 이전에는 여러분이 바라거나 필요하다고 느끼지 않는 한 의사가 '관례적으로' 유방 검사를 하도록 허락할 이유가 전혀 없습니다.

→ 40세 이하인데 가슴이 뭔가 평소와 다르게 느껴진다면 섬유선종일 수 있습니다.(가벼운 종기이고 비교적 단단한 편이며 형태가 분명하게 잡혀 있습니다. 암으로 발전하지 않으며, 나중에 모유 수유를 하기로 결정하더라도 아무런 악영향을 끼치지 않습니다.) 또 둥글고 단단한 종기인 낭종이거나(안에 액체를 담고 있습니다), 비교적 말랑한 편인 지방종일 수도 있습니다(지방이 들어 있습니다). 모든 종기는 대체로 통증을 일으키지 않는 편입니다. 종기가 난 부위를 아주 강하게 누르지만 않는다면 말이죠. 치료는 전혀 필요하지 않습니다. 임신을 했거나 수유를 하는 여성이라면 유방 농양일 가능성도 있습니다. 유방 농양은 통증이 있고, 피부가 붉게 변하고 화끈거려서 눈치를 챌 수밖에 없습니다. 항생제로 치료하거나 농양을 빼내는 (아주 간단한) 외과 수술로 치료합니다. 그렇지만 농양은 아주 경미한 문제입니다.

→ 40~50세 사이라면 아직은 증상이 있을 때만 유방 검사를 하면 됩니다. 유방암 가족력이 있다거나(어머니, 자매, 이모가 50세 이전에 유방암을 겪은 경우) BRCA1과 BRCA2라 일컫는 특정한 유전자 변이가 발견되었다면 유방 검사를 요청할 만한 이유가 있습니다. 그렇지만 (증상이 없을 때) 관례적으로 받는 검사는 진단에 적절하지 않다는 것을 명심하세요. 의사가 실수를 할 수도 있습니

다. 40~50세 여성에게 가장 효과가 있는 검사 방법은(가족력에 따른 위험 요인이 있을 경우) 손으로 하는 촉진 검사가 아니라 유방 촬영 검사입니다.

→ 프랑스에서는 50세 이상부터는 2년에 한 번씩 유방 촬영 검사를 무료로 받을 수 있습니다.* 보건부, 암 연구소, 의료 보험에서 권하는 검사입니다.

검사를 하는 목적은 암을 조기에 진단해서 더 효과적으로 치료하는 데 있습니다. 그렇지만 과잉 진단을 할 가능성이 있다는 점은 위험합니다. 검사 과정에서 발견한 병변 가운데 10~20퍼센트 정도는 질병으로 발전하지 않으며, 여성 당사자에게 전혀 위험하지 않습니다. 이런 경우에도 유방암이라고 잘못 판단하고는 불필요한 치료를 하면서 '아무런 이유 없이' 환자에게 고통을 줄 수도 있겠죠.

5. 어떤 의사들은 자궁 경부 세포진 검사를 매년 해야 한다고 주장하던데, 왜 그런가요?

자궁 경부 세포진 검사는 암 발생 몇 달이나 몇 년 전에 전조 증상으로 나타나는 병변을 찾아내는 역할을 합니다. 국제적으로는 25세에 첫 검사를 하라고 권하고 있습니다. 25세 이전에는 이상이 발견되더라도 경미하거나 스스로 치유되는 경우가 대부분입니다. 이상이 없을 경우 65세가 될 때까지 3년에 한 번씩 자궁 경부 세포진 검사를 실시하면 됩니다.

25세 이전에 자궁경부암을 진단받는 경우가 있기도 합니다. 그렇지만 자궁 경부 세포진 검사를 일찌감치 하거나 매년 한다고 해도 자궁경부암을 발견하는 경우는 드뭅니다. 자궁경부암은 고작 몇 달 만에 아주 빠르게 발달하는 암이기 때문입니다. 자궁경부암을 진단하는 건 대개 여성 당사자 본인입니다. 평소와 다른 출혈을 감지하기 때문이죠.

이처럼 자궁경부암이 드물게 발생한다는 사실은 검사를 더 이른 나이에 하거나 더 자주 할 이유가 없다는 것을 보여줍니다. 자궁 경부 세포진 검사는 가능한 한 많은 여성에게 제공될 때만 효과가 있습니다. 하지만 자궁경부암을 앓는 여성들은 세포진 검사를 받을 여력이 되지 않을 만큼 가난하거나 건강이 좋지 않은 경우가 많습니다. 이미 검사받을 능력이 있는 여성들을 더 많이 검사한다면 가장 열악한 환경에 놓인 여성들이 검사를 받기가 한층 더 어려워질 것입니다. 25세 이하 여성들이 자궁 경부 세포진 검사를 받게 하거나 검사를 반복적으로 받게 하는 것은 시간과 비용을 허비하는 일이며, 불평등을 심화하는 폭력적인 처사이기도 합니다. 무의미한 검사니까요. 자궁 경부

---

* 한국은 국가암검진사업을 통해 만 40세 이상 여성들에게 2년에 한 번씩 유방암 검사(유방 촬영)를 실시하고 있습니다. 의료급여수급권자, 건강보험료 하위 50퍼센트에 해당되는 경우에 무료로 검사받을 수 있습니다.

세포진 검사를 매년 받도록 강요하는 데에는 의사들이 스스로 안심을 하고 '뭔가를 놓치지 않으려는' 의도가 있습니다. 그렇지만 의사의 역할은 여러분을 안심시키는 것이지, 의사 자신이 안심하겠다고 여러분에게 매년 검사를 강요하는 일이 아닙니다. 게다가 단순히 진료 일지를 장식하는 정도의 안일한 의도로 검사를 해서는 더더욱 안 됩니다. 불필요한 자궁 경부 세포진 검사로 진료 기록을 다 채우다가는 가장 도움이 필요한 여성들에게 검사를 제공할 만한 시간이 없을 겁니다.

의사와 차별: 비난받는 부인과 의사들

전문의협회에서 부인과 의사의 수를 줄이는 것은 "여성들의 건강을 위험에 빠뜨리는 일"이라고 목소리를 높였는데, 여기서 짚고 넘어가야 할 것이 하나 있습니다. 전문의협회가 얘기하는 여성은 도시에 거주하며 우호적인 환경에 있는 여성들이라는 점이죠. 실제로 일부 전문의들은 가난한 여성은 돌보지 않겠다며 딱 잘라 거절하기도 합니다. 2018년 프랑스 시민권리보호관은 취약 계층과 외국인 환자를 향한 차별적인 문구를 온라인 예약 플랫폼에서 삭제할 것을 요청했습니다. 보편적 의료 보장 제도의 지원을 받는 사람들을 향한 차별은 모든 분야의 의사들 사이에서 만연하며, 부인과 의사도 해당됩니다. 2019년 10월 발표된 시민권리보호관 보고서는 부인과 의사의 11퍼센트가 극심한 취약 계층 여성의 진료를 거부했다는 점을 확인했습니다. 이는 단순히 직업 윤리와 도덕에만 반하는 게 아닙니다. 이는 범죄입니다.

2000년대 초 르망병원 가족계획센터에서는 일정한 거주지가 없는 집시 여성들을 정기적으로 진료했습니다. 집시 여성들이 신뢰하던 사회복지사가 미리 예약을 잡아 여러 명이 같은 날 오후에 진료를 받을 수 있도록 했습니다. 그들은 일반 병원 부인과 의사에게 진료를 받은 적이 없었습니다. 의사들은 이 여성들을 진료할 만한 "시간이 없다"고 하거나 "매년 진료를 받으러 오지 못한다면 한 번만 진료해봐야 의미가 없다"는 말을 심심찮게 덧붙였습니다. 이는 사실과 달랐으며 부당한 행동이었습니다. 집시 여성들은 매년 검진을 받으러 병원에 가지 않아도 되며, 또 의사가 언제나 자신들을 진료할 만한 시간이 있다는 사실을 알고는 아주 기뻐했지요.

6. 레즈비언 여성도
자궁 경부 세포진 검사를 받아야 하나요?

물론입니다. 앞서 이야기했듯 인유두종바이러스는 자궁경부암을 일으킬 수 있는데 이 바이러스는 이성애적 성관계의 전유물이 결코 아닙니다. 손가락으로 접촉해도 감염이 되며, 어떤 형태든 성생활을 하는 모든 사람에게 감염될 수 있습니다.

게다가 자궁경부암의 원인은 다양합니다. 유전적 요인, 흡연, HIV나 헤르페스와 같이 다른 성매개감염병(이 역시도 이성애자들만 관련이 있는 게 아닙니다) 등이 자궁경부암을 일으킬 수 있습니다.

원칙적으로는 성생활 방식이나 성적 지향, 젠더와 상관없이(아직 자궁을 지니고 있는 트랜스남성도 해당된다는 뜻입니다) 자궁을 지닌 모든 사람은 자궁경부암에 걸릴 수 있습니다. 모두 자궁경부암을 예방하는 태도를 지니고, 또 편견 없이 동등한 돌봄을 받아야 마땅합니다.

7. 진료 때마다 초음파 검사를 권하는 부인과 의사들이 있는데, 왜 그런가요?

초음파 검사는 초음파를 이용해서 신체 내부를 볼 수 있는 특수 의료 촬영 기술입니다. 골반 초음파로 골반 부위를 검사하면 난소, 자궁, 방광을 볼 수 있습니다.

> 별다른 증상 없이 단순히 피임법을 바꾸거나 자궁 경부 세포진 검사를 하러 부인과에 찾아갔다면 골반 초음파 검사를 하는 것은 의학적으로 아무런 도움이 되지 않습니다.

모든 검사와 마찬가지로 증상이 없는 상태에서 골반 초음파 검사를 하면 오류가 생길 수 있습니다. 이런 오류를 두고 의사가 무언가 비정상적이라는 판단을 내릴 수도 있습니다. 사실은 그렇지 않은데도 말이죠. 예를 들면 난소 낭종이 그렇습니다. 아랫배에 통증이 있는 여성이 진료를 받으러 병원에 갑니다. 의사가 초음파 검사를 하고는 난소 낭종을 발견합니다. 그리고 이것 때문에 통증이 느껴지는 것이라 결론을 내립니다. 하지만 아주 드문 경우를 제외하고 이는 전혀 근거 없이 병명을 단정 짓는 일입니다. 난소 낭종은 여성에게 자주 발생하며 대개는 가벼운 증상에 그칩니다. 난소 낭종 대부분은 난모 세포를 배출하지 않은 난포이며, 단순히 '물이 담긴 주머니'일 뿐입니다. 통증을 일으키지 않고 아주 많은 경우 저절로 사라집니다.

복부 초음파 검사를 받아야 할까요, 질 초음파 검사를 받아야 할까요?

난소와 자궁을 초음파로 검사할 때는 두 가지 방법을 쓸 수 있습니다. 복부를 이용하거나(초음파 기기로 배 위를 문지릅니다) 질을 이용하는 방법입니다.(내시경을 윤활제를 바른 보호 필름으로 덮고 질 안으로 집어넣습니다. 질 내부는 자궁 경부와 맞닿아 있으며, 난소와 더 가까운 부위니까요.)

질 초음파 검사의 신뢰도가 조금 더 높지만, 그렇다고 해서 모든 여성에게 질 초음파 검사를 강요해서는 안 됩니다. 여러분은 질 초음파를 거부할 권리가 있으며, 대신 복부 초음파 검사를 요청할 수 있습니다.

검사에 응하도록 의사가 강제할 수 없습니다. 여러분은 검사를 거부할 수 있습니다. 의사가 여러분을 돌보기 위해서라는 구실을 들며 검사를 할 권리도 없습니다. 그렇게 한다면 권력 남용입니다. 마지막으로, 의사는 여러분이 원치 않는데도 초음파 검사를 할 권리가 명백히 없습니다. 프랑스 형법에 따르면 강요나 협박 또는 기습적으로 성기에 삽입을 하는 행동은 강간입니다(형법 제 222-23조).

> 질 초음파 검사를 받을 때 의사가 여러분을 아프게 한다면 그 즉시 검사를 중단할 수 있습니다. 그리고 감염 우려가 있어 검사를 멈추라고 요구했는데도 의사가 폭력적으로 대응한다면 의사를 고소할 수도 있습니다.

마찬가지로 초음파 검사 후 '난소에 낭종이 많은 것'을 보고 의사가 '다낭성난소증후군'이라 할 수도 있습니다. 다낭성난소증후군은 여성들에게 아주 흔하게 일어납니다. 불임을 유발할 수 있는 요인이며, 당뇨병처럼 신진대사와 관련된 질병을 유발할 수도 있습니다. 그렇지만 이는 위험 요인이며 질병 소인일 뿐 다낭성난소증후군을 앓는다고 반드시 병에 걸린다거나 불임이 되는 것은 아니며, 당뇨병이나 심혈관계 질환이 꼭 따르는 것도 아닙니다. 다낭성난소증후군을 앓는 여성은 월경 주기가 긴 경우가 많고(배란이 1년에 여덟 번 이하로 일어납니다) 임상적으로나(여드름이나 체모가 많이 납니다) 생물학적으로(혈액 중 안드로겐 수치가 아주 높은 경우) 안드로겐 과다라는 진단을 받을 수 있습니다. 또 초음파 검사를 통해 난소에 어떤 특징이 발견될 수 있는데, 그 특징만으로 다낭성난소증후군이라고 진단을 내리기엔 불충분합니다. 이를테면 난모 세포를 많이 보유하고 있는 여성 청소년의 경우 통증이 있거나 병을 앓지도 않고 심지어 위험 요인조차 전혀 없는데도 '초음파 검사로 봤을 때 다낭성난소증후군으로 보이는 특징'이 드러날 수도 있습니다.

마지막으로 초음파로 봤을 때 '자궁 바닥에 딱 붙어 있지 않아서'

의사가 IUD를 제거했다고 말한 여성들이 몇 명이나 되는지는 굳이 세어보지도 않겠습니다.

8. 초음파 검사를 하기 전에는 꼭 물 1리터를 마셔서 방광을 채워야 하나요?

질 초음파 검사라면 아닙니다. 배 위에서 초음파 기기를 문지르는 복부 초음파 검사라면 물을 마시는 게 자궁과 난소를 더 잘 보는 데 도움이 됩니다. 내장에 든 공기가 영상을 흐리게 만들거든요. 꽉 찬 방광은 내장을 밀어내기 때문에 초음파를 또렷하게 보기가 훨씬 좋습니다. 방광이 꽉 차 있지 않더라도 대개는 초음파 검사를 하는 의사가 알아서 자궁과 난소를 잘 봅니다.

진료실 안의 폭력

1. 동의란 무엇인가요?
환자가 거부할 수 있는 치료는 무엇인가요?

동의라는 개념은 아주 간단합니다. 저는 이 개념이 많은 전문가에게 문제가 된다는 사실에 항상 놀라고는 하죠. 그렇지만 프랑스 의사 직업윤리법에 명료하게 규정되어 있습니다. 이 법은 공중보건법에 들어 있으며, 온라인에서도 손쉽게 내려받을 수 있습니다.

> **공중보건법에 들어 있는 동의의 개념**
>
> 법률 제 L1111-4조: "모든 개인은 의료 전문가와 함께, 전문가가 제공하는 정보와 권고 사항을 고려하여 자신의 건강에 관한 결정을 내린다.
>
> 모든 개인은 치료를 거부하거나 받지 않을 권리가 있다. 하지만 의사는 특히 고통을 완화하면서 환자의 질병을 추적하고 검사하는 일을 보장해야 한다.
>
> 의사는 개인의 선택이 낳을 결과와 그 심각성을 알리고 개인의 의사를 존중할 의무가 있다. 만일 모든 치료를 거부하거나 중단하겠다는 개인의 의사에 따라 목숨이 위태로워질 경우, 개인은 자신의 의사가 바뀌지 않았다는 사실을 적절한 유예 기간 안에 알리며 결정을 확인해야 한다. 개인은 다른 의료진에게 도움을 요청할 수 있다. 환자의 진료 기록에는 모든 의료 절차를 기입한다. …… 개인의 자유롭고 명시적인 동의 없이는 그 어떤 의료 행위나 치료도 할 수 없으며, 이 동의는 언제든 철회할 수 있다."

모든 의사가 철저하게 존중해야 할 이 법규는 의사에게 도움을 받는 것이 의사의 의견, 기분, 행동, 결정에 이의를 제기하지 않은 채 수동적으로 복종하는 것이 아니라는 점을 명확히 밝히고 있습니다. 돌봄을 청한 사람은 의사에게 자신의 이야기를 들려주고 조언을 구하러 온 것이지, 의사가 제멋대로나 기분 내키는 대로 구는 데 잠자코 따르려고 온 것이 아닙니다.

동의는 '언제든 철회할 수 있다'는 사실에 주의를 기울이세요. 동의는 한 번 했다고 영원히 지속되지 않으며, 그 뒤에 일어나는 모든 행동에 아무런 이의 없이 적용되지도 않습니다. 개인의 건강 문제를 의사에게 맡긴다는 것은 백지 수표를 발행하는 게 아닙니다. 여성과 의료 전문가가 나누는 모든 상호 작용에서도 마찬가지입니다. 더구나 일부 의사들의 주장과는 반대로 대학병원에 입원했다고 해서 여러분이 의대생의 교육 실습 대상이 되어야 하는 것은 전혀 아닙니다. '교육적인' 목적으로 환자가 의대생에게 검사받도록 강제하는 것은 환자를 인간답게 대우하지 않는 행동이며, 다시 한번 말하지만 직업윤리에도 어긋납니다. 공중보건법과 직업윤리법은 해당 법규가 교육받는 의대생에게도 적용된다는 것을 명시하고 있습니다. 의대생의 행동 하나하나에는 환자 당사자의 자유롭고 명시적인 동의가 필요합니다. 의대생에게 검사를 받지 않겠다고 거부한 사람을 함부로 대하는 것은 불법입니다.

2. 가슴, 엉덩이, 몸무게 등 신체를 평가하는 의사에게는 어떻게 대응해야 하나요?

지적을 멈추라고 단호하게 말하세요. 의사가 사과를 하며 같은 행동을 반복하지 않는다면 잘된 것입니다. 반대로 의사가 화를 내며 기고만장하게 군다면 그 장소를 최대한 빨리 벗어나 다시는 그 의사를 찾아가지 말고, 친구들에게 그 의사에게 진료를 받으러 가지 말도록 알리며, 망설이지 말고 소셜 미디어에 여러분이 겪은 상황에 관해 알리세요.

여러분을 깎아내리려는 목적이건 '칭찬'하려는 목적이건 간에 의사나 의료진은 여러분의 외양에 관해 언급할 필요가 없습니다. 그건 무례한 행동일 뿐 아니라 성희롱입니다. 길거리의 불특정 여성에게 휘파람을 불거나 추근대는 말을 건네고 지하철에서 여성에게 몸을 밀착하는 행동처럼요. 직업이 의사라고 해서 그렇게 행동할 권리가 생기는 건 전혀 아닙니다. 여러분의 몸은 여러분의 것이지, 의사한테 평가를 받으려고 있는 게 아닙니다.

여러분을 대하는 의사의 기본적인 태도의 바탕에는 존중이 있어야 한다는 점은 수없이 얘기해도 성에 안 찰 정도입니다. 어느 순간에건 말이죠. 존중하지 않는다면 의사 자격이 없으며 여러분은 그 의사를 향한 신뢰를 거둘 권리가 있습니다.

3. 꼭 다리를 벌리고 진료를 받아야 하나요?

아니요. 등을 대고 눕지 않아도 되고 옷을 완전히 벗을 필요도 없습니다. 유방 검사는 쓸모없는 경우가 많거든요. 부인과 검사를 요청했거나 받겠다고 했다면 아랫도리만 벗고 탁자에 올라가 앉은 자세를 한 채 골반 쪽에 천을 덮어 달라고 의사에게 요구할 수 있습니다(드라마에 나오는 것처럼요). 의사는 자세를 낮추고 조명을 밝혀야겠죠. 여러분을 존중한다는 것은 여러분의 부끄러움을 존중하는 것이기도 합니다.

마찬가지로 옆으로 누워 새우잠을 자는 자세로 진료를 받겠다고 요구할 수도 있습니다. '영국식'이라고 부르는 자세죠. 이 자세로 검경을 삽입하거나 세포진 검사를 하거나 IUD를 시술하는 것은 얼마든지 가능합니다. 이런저런 이유 때문에 등을 대고 누울 수 없는 여성들에게 저는 이렇게 하곤 했습니다. 몇 년이 지나고 나서는 모든 여성에게 이 자세를 권했지요. 여러분도 의사에게 이 자세를 요구할 수 있습니다. 의사가 무엇을 하는지는 보이지 않을 것이며(그렇지만 관례적인 자세를 취했을 때도 보이지 않는 건 마찬가지긴 하죠) 의사는 자신의 목이 결리는 일 없이 여러분을 검사하는 법을 익혀야 할 겁니다. 그건 의사의 몫이지 여러분의 몫이 아닙니다. 이 자세가 모든 여성에게 맞는 것은 아니지만 어떤 여성들은 부인과에서 '관례적으로' 취하는 자세보다 이 자세가 더 편하다고 합니다.

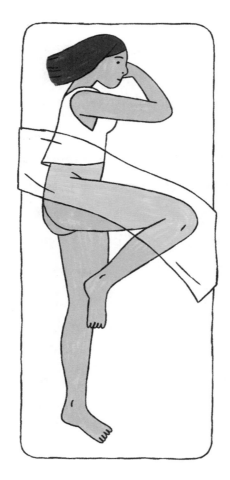

'영국식' 부인과 검사 자세

4. 성폭력이나 성추행으로 고소당할 만한 의사도 있나요?

의료계 일부에서는 이런 의사의 존재 자체를 아예 인정하지 않습니다. 의사가 강간이나 성폭행을 저지를 리 없으며, 그런 행동을 했다고 의심하는 건 의사의 명예를 훼손하는 일이라고 여깁니다.

2016년에 에세이 《흰 가운을 입은 짐승》에서 저는 의료적인 학대를 비롯해 의학계와 의료계 전반에서 벌어지는 성차별을 고발했습니다. 책이 나오자 의사협회에서는 성을 내며, 이 책이 부당하며 근거가 없다는 거짓 비방이 담긴 공식 성명을 발표했습니다.

그 뒤로 발레리 오슬렌더(Valérie Auslender)의 《병원의 암묵적 규칙》, 멜라니 데샬로트(Mélanie Déchalotte)의 《부인과 블랙북》, 세실 앙드르제예프스키(Cécile Andrzejewski)의 《수술복 아래의 침묵!》 같은 책들이 나오며 통계 자료를 근거 삼아 현실의 어두운 면을 똑똑히 확인해주었습니다. 프랑스 의학계는 성차별적이며, 여성이라면 의사건(특히 외국에서 온 의사를요) 간호사건 조산사건 의대생이건 환자건 가리지 않고 괴롭힙니다.

여성노동자들을위한반성폭력유럽협회(AVFT) 대표 마릴린 발덱(Marilyn Baldeck)은 '의료 전문가들이 저지르는 성폭력: 히포크라테스는 남성우월주의자인가?'라는 제목의 기사에서 이렇게 썼습니다.

"의사에게는 이중적인 특수성이 있다. 폭력을 드러내는 핵심적인 연결 고리이자―폭력의 희생자가 된 여성들이 가장 먼저 자신의 경험을 이야기하러 찾아가는 사람은 일반적으로 의사다―'공격적인 시스템' 속의 행위자인 경우가 너무 많다는 것이다. 아니면 의사 본인이 가해자거나."

"이는 전혀 역설이 아니다. 가해자들은 실제로 자기가 저지른 죄가 발각되는 걸 피하고자 모습을 감추는 데 혈안이 되어 있으며, 만약 자신의 죄가 들통날 경우에는 고발하는 사람이 신뢰를 얻지 못하게 만드는 데 혈안이 되어 있다. 의사라는 지위는 거의 완벽한 위장술과 같다. 의사의 업무는 영향력을 행사하고, 의료 행위와 성폭력 사이의 혼란을 고의로 지속시키며 신체에 접근하고, 가해자가 습관적으로 취하는 전략을 비롯해 의존과 조작을 만들어낼 만한 이상적인 '기회'를 제공한다."

"여성노동자들을위한반성폭력유럽협회 '문건'에 기록된 피해자들은 환자거나 의사가 고용한 직원(병원 비서, 치과 조무사 등)이었고 이 두 가지에 모두 해당하는 경우도 많았다. 우리가 보기에는 이미 직업윤리 차원에서 심각한 문제가 되는 부분이다. 어떤 피해자들은 의대생이었으며 '대학 교수이자 병원 의사인' 사람을 가해자로 고발했다. 동료 의사가 피해자인 경우도 있었다. 추측하기로는 불안정한 지위에 있는 외국 국적 의사인 경우가 많았다."

"피해자가 환자일 때는 '통상적인' 이유로 진료를 받으러 왔거나 당시 성폭력 피해자가 되어 적절한 치료를 받고자 의사를 만나러 온 경우였다. 또 어떤 경우 환자가 근친 강간, '아내' 폭력, 직장 내 성희롱의 피해자였다는 사실을 이야기하면서부터 의사가 성폭력을 저지르기 시작했다. 이제 막 아이 티를 벗은 피해자도 있었고, 청소년 피해자도 있었다. 모든 연령대와 사회적 환경에 속한 여성들이 피해자였다."

"이 가운데 사실상 대부분이라 할 수 있는 일부 여성들은 진료 주기에 따라 몇 주, 몇 달, 때로는 몇 년에 걸쳐 반복적으로 폭력에 노출되었다. 일회적인 성폭력의 피해자가 된 여성들은 일회적인 조치만이 (예를 들면 수술) 필요했던 경우에 해당했다."

"의사들은 자신의 직업이 지닌 품위, 의사로서 얻는 신뢰, 자신을 둘러싼 명망, 과학적이기에(그래서 '일반인'들은 접근할 수 없기에) 정당하다고 여겨지는 '하얀 가운'의 특권과 권위, 환자를 돌보는 데 평생을 바쳤을 것이라 짐작할 때 부여받는 신뢰 자본을 이용하여 가해를 저질렀다. 진료를 받아 해결하려는 (건강상의) '문제'가 있어 의사에게 '자신을 맡기러' 온 사람에게서 복종을 이끌어내는 데 이보다 더 효과적인 방법은 없었다."

이 기사는 세계보건기구가 2002년에 발행한 〈폭력과 보건에 관한 국제 보고서〉에서 "보건 분야에서 일어나는 성폭력에 맞설 것"을, 특히 "보건 분야 종사자들이 의료 상황에서 환자를 학대하지 않도록 고소 절차를 비롯해 규율에 따른 엄격한 절차를 …… 확립할 것"을 권고했다는 사실을 다시금 일깨웁니다.

안타깝게도 프랑스에서는 이런 절차가 운영되지 않고 있습니다. 이는 제가 한 말이 아니라, 감사원이 2019년 12월 전국의사협회의 현황에 관해 펴낸 보고서에서 밝힌 내용입니다. 특히 보고서에서 살펴볼 점은 이 부분입니다. 전국의사협회는 "의무의 상당 부분을 불완전하게 수행하는 데 그치고 있다. …… 협회는 의사들이 전문가로서 꾸준히 발전해야 한다는 의무를 다하는지, 또 직업윤리 규정을(특히나 제약업계와 맺는 관계를 놓고 본다면) 준수하는지 감시하는 데에 심각한 결함이 있다. 이제는 돌봄에 대한 접근권이 최우선 문제가 아닌 것처럼 보인다. …… 규율 측면에서 본다면 환자들의 불만을 처리하는 일은 충분히 엄격하게 보장되지 않으며, 판단을 내리는 조직이 늘 공정함을 담보하지도 못한다. 전국의사협회는 대다수의 신고를 고발로 취급하지 않으며, 이를 법원으로 넘기지도 않는다. 상당수의 경우 기소 절차가 없다는 점이 문제다. 따라서 (협회에서 법원으로 이관한 90건의 처분 가운데) 2016~2017년 사이에 내려진 처분 50여 건을 분석해보면 절차를 위반했거나 성적인 사건에 대한 고소를 성실히 처리하지 않았다는 사실이 드러난다."

사실상 나이 많은 백인 남성들이 이끌며, 자신들의 특권적인 지위를 강화하는 것이 가장 큰 관심사인 전국의사협회는 프랑스 의료계의 실상과 여전히 의료계를 지배하는 사고방식을 고스란히 보여줍니다.

일반적으로는 정신과 의사, 소아과 의사, 부인과 의사, 일반의가 환자에게 성폭력을 저지르고 기소되어 신문에 날 경우 사법 기관이 개입하기에 앞서 언론은 해당 의사가 전국의사협회와 관련된 수많은 신고나 고소의 대상이 되어 왔다는 점을 밝힙니다.

2019년 11월 의료 정보 사이트 '메드스케이프(Medscape)'에서는 '의료 환경 속 성희롱'이라는 조사 결과를 발표했습니다. 여성 의사 16퍼센트가 최근 6년 내에 동료에게 성적 괴롭힘을 당한 경험이 있는 것으로 드러났습니다. 그중 61퍼센트는 가해자도 의사였습니다. 피해자보다 위계가 높은 상사인 경우가 가장 많았습니다.

같은 직업군 안에서도 성적 괴롭힘이 이렇게나 빈번하고, 또 가해자들이 동료를 이 정도로 존중하지 않는다면 환자와 같이 취약한 위치에 있는 사람들에게는 괴롭힘의 정도가 얼마나 더 심할지 상상이 가나요? 이제는 바뀌어야 할 때입니다. 그렇지만 의사들이 변화를 일으키지는 않을 것입니다. 여성들 스스로가 나서고 남성들이 이를 지지해야 변화가 일어날 것입니다.

피임을 하고, 자발적으로 임신을 중단하고, 자발적으로 불임 수술을 할 권리와 마찬가지로 정신적으로나 신체적으로나 성적으로나 폭력을 당하지 않고 돌봄을 받을 권리는 매 순간 싸워서 쟁취해야 합니다. 모든 관계자가 모임과 시민단체를 만들고, 의사들이 저지른 성폭력의 피해자들은 목소리를 내고, 사람들은 이들의 목소리를 듣고 이들을 지켜줘야 합니다.

피임을 할 권리나
임신 중단을 선택할 권리와 마찬가지로
정신적으로나 신체적으로,
성적으로 폭력을 당하지 않고
돌봄을 받을 권리는
매 순간 싸워서 쟁취해야 합니다.

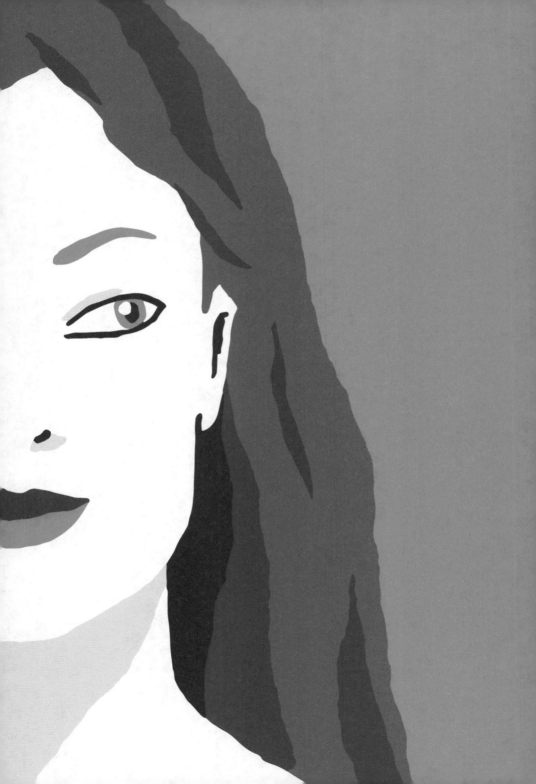

10장

편견에 둘러싸인
여성의 몸

우리 모두는 여성을 바라보는 시각을 규정하는
문화적, 사회적 편견 속에서 살아갑니다.
이런 선입견은 최근 인류학, 사회학, 생물학, 심리학 분야에서
쌓아 온 지식 덕분에 조금씩 사라지고 있습니다.

여성이 남성보다 열등하다는 편견

1. 여성은 남성보다 열등하게 타고났나요?

이 책을 쓰면서 앤절라 사이니(Angela Saini)의 저서《열등한 성 - 과학은 어떻게 성차별의 도구가 되었나?》의 도움을 받았습니다.

책 제목이 명쾌하죠. 영국 BBC의 저널리스트이자 수많은 과학 잡지에 글을 써 온 저자는 과학이 오래 전부터 여성들을 불평등하게 취급하는 것을 합리화하는 데 활용해 온 선입견을 체계적으로 탐구합니다. 오랫동안 학자의 대다수는 남성이었습니다. 이들이 연구실 가운을 걸친다거나 인문학이라는 가면을 쓴다고 해서 선입견을 떨쳐내는 건 아니었죠. '학자'는 그 시대의 산물입니다. 학자들이 백인이라는 '인종'이 다른 인종보다 우월하다고 단언하거나 남성이 여성보다 우월하다고 단언하는 것을 보면, 그들도 개인적·문화적·집단적 가치와 거리를 두기 어려울 때가 많다는 것을 알 수 있습니다.

앤절라 사이니의 책은 마치 사실처럼 받아들여졌다가 오늘날 과학적 연구를 통해 거짓으로 밝혀진 상당수의 선입견을 하나하나 살펴봅니다. 잠시 사례를 하나 살펴볼까요. 20년 전 새로운 화석이 발견되며 공룡의 해부학적 구조, 크기, 피부색이 다시 규정되었습니다. 그리고 공룡 가운데 상당수는 비늘 대신 깃털이 있었고 악어와 새의 조상이 같다는 사실을 확인했습니다. 20세기 말에는 상상할 수도 없는 지식이었죠.

마찬가지로 남성과 여성의 차이에 관한 생물학자와 심리학자 들의 견해도 20년 동안 많은 변화를 거쳤습니다. 뒤에서 언급할 과학 지식은 앤절라 사이니의 책에서 많이 가져왔습니다. 의사들이 속해 있는 우리 사회 전반에서 이런 지식을 제대로 받아들이지 못했다는 것이 안타깝습니다. 지식이 발전하면서 수많은 낭설이 격파되어 왔거든요. 이어지는 대목에서 확인해보세요.

2. 정말로 남자아이가 여자아이보다 더 튼튼한가요?

아니요, 그 반대입니다. 신생아학에 따르면 아기가 태어났을 때 남자아이보다 여자아이의 생존 확률이 더 높습니다. 출생 후 한 달 안에 사망할 확률은 남자아이가 여자아이보다 10퍼센트 높습니다. 사하라 사막 이남의 아프리카 지역에서는 살아서 태어난 아기 1천 명 가운데 95명의 남자아이와 86명의 여자아이가 5세 이전에 사망합니다. 그리고 동일한 시기까지 어머니 배 속에서 자란 태아가 조산아로 태어나는 경우, 남자아이가 여자아이에 비해 장애 정도가 더 심합니다. 또 정확한 이유는 모르지만 임신 시 아기 성별에 따라서 태반의 상태도 달라집니다. 여자아이일 경우 태아와 산모의 면역력이 훨씬 좋습니다. 태반에 고혈압과 비정상도 덜 나타나고요. 아직까지는 이런 현상이 왜 일어나는지 설명하지 못합니다.

마지막으로 여성은 언제나 남성보다 더 오래 살았습니다. 현대 의학, 백신과 항생제가 등장하기 전에도 그랬으며, 이는 스웨덴이나 방글라데시나 마찬가지였습니다. 110세 이상까지 산 사람들 거의 대부분이 여성입니다. 따라서 여자아이가 남자아이보다 훨씬 건강하지요. 나이를 불문하고 여성의 지구력이 눈에 띄게 발달해 있다는 증거는 미국 진화심리학자 세라 블래퍼 허디(Sarah Blaffer Hrdy)의 저서《어머니의 탄생》에 나옵니다. 이 인상적인 책은 어머니라는 '본성'을 해체하면서, 인류가 진화하는 과정에서 여성의 역사와 여성이 수행한 중요한 역할을 들려줍니다. 이 책은 제가 의사로 일하면서 배웠던 모든 것에 비견할 만큼 저의 시각을 근본적으로 바꿔주었습니다.

이 책에서 허디는 모든 동물종과 인간종의 '어머니 되기'를 인류학적·역사적으로 설명합니다. 그러면서 '여성이 되는' 일에 필요한 생리적 부담을 감당하려면 고도로 정밀한 생존 전략을 비롯해 때로는 가혹한 선택과 굳건한 협력이 필요하다는 것을 보여줍니다. 이 책을 읽다 보면 여성들의 고결한 공헌 덕분에 인류가 지구상에서 겪은 생존의 위협을 물리칠 수 있었다는 생각이 들 수밖에 없습니다.

3. 여성이 남성보다 병치레를 더 자주 하나요?

질문과는 반대로 여성이 남성보다 박테리아와 바이러스 감염을 더 잘 막아내는 것으로 보입니다. 그 이유는 어쩌면 임신을 감당하는 데 필요한 안정적인 면역 체계에 있을지도 모릅니다(앤절라 사이니와 세라 블래퍼 허디에 따르면 이는 어디까지나 가설입니다). 배아는 '낯선 물질'입니다. 배아의 유전자 절반은 낯선 제3자인 아버지에게서 온 것이니까요. 이론적으로라면 장기를 이식했을 때와 마찬가지로 어머니의 몸에서도 배아 거부 반응이 일어나야 합니다. 그렇지만 여성의 면역 체계는 아주 정교해서 낯선 물질(배아)에 적응하는 동시에 다른 낯선 물질(바이러스, 박테리아)에 맞서 싸울 수도 있지요. 이렇게 융통성 있는 면역 체계의 상당 부분을 여성 호르몬인 에스트로겐과 황체 호르몬이 조절합니다. 그래서 월경 주기 후반부에는(즉 배란 이후에는) 여성의 면역 세포가 더 활발해지는 것으로 보입니다. 이는 감염을 더 잘 막아내는 동시에 혹시나 일어날지도 모르는 임신을 잘 감당할 수 있도록 해줍니다.

안타깝게도 여성의 면역 체계가 정교하다는 사실은 여성이 남성에 비해 자가면역질환에 걸리는 경우가 더 많다는 사실을 어느 정도 설명해주는지도 모릅니다. 예를 들어 류머티즘성 관절염, 내장 감염 질환(크론병, 궤양성 대장염), 루푸스, 다발성경화증, 바제도병(갑상선기능항진증이라고도 합니다), 건선 등이 있습니다. 이런 질병에 걸리면 면역 체계가 인체를 공격하며, 항체가 한 개 또는 여러 개의 장기를 동시에 공격하기도 합니다.

여성들이 더 자주 병에 걸리긴 하지만 병에 걸리더라도 남성보다 여성이 더 오래 삽니다. 70세 이상 인구 가운데 여성이 남성보다 자가면역질환을 더 많이 앓는 이유는 병에 걸린 남성들이 이미 죽었기 때문입니다. 여성들은 살아 있는 반면에 말이지요.

여성의 면역 체계는 호르몬의 관점에서 연구되는 경우가 많습니다. 그렇지만 최근 연구에 따르면 남성과 여성의 차이는 유전적 요인 때문에 생기는 것으로 보입니다. 이를 확실히 입증하려면 여성들에게 생기는 모든 질병의 원인을 호르몬 탓으로 돌리는 것을 그만두고, 남성 집단과 여성 집단을 분리해서 면역 체계를 깊이 있게 연구해야 할 것입니다. 그렇게 해야만 각 젠더에 알맞은 더 효과적인 치료 방법을 찾아낼 수 있을 것입니다. 다른 분야와 마찬가지로 이 분야에서도 이제는 여성들을 고려하고 존중해야 합니다.

4. 여성이 더 쉽게 아파하고 더 투덜대나요?

이런 식의 선입견은 두 가지 근본적인 문제를 보여줍니다. 첫 번째 문제는 교육이 끼치는 영향입니다. 남자아이들에게는 아주 어릴 때부터 고통을 죄다 억누르도록 교육합니다. 그래서 남자아이는 고통을 느낄 때 무엇이, 언제, 어떻게, 왜 고통스러운지 제대로 파악하지 못하게 됩니다. 두 번째 문제는 대부분의 사람들이—의사는 물론이고요—고통과 그 원리에 관해 잘못된 지식을 지니고 있다는 겁니다. 고통은 핵심적인 정보입니다. 고통은 공격을 받을 수도 있다고 우리에게 경고하고, 우리가 스스로 보호할 수 있게 도와줍니다.

따라서 고통은 보편적인 현상이라 할 수 있습니다. 그렇지만 어디까지나 개인적인 경험에 머물지요. 고통에는 '정상'도 없고, 이를 측정하는 기계도 없고, 바깥에서는 결코 관찰할 수 없습니다(지극히 간접적인 방식 외에는 말이죠). 고통을 알아챌 수 있는 유일한 정보원은 고통을 겪는 당사자뿐입니다.(이 주제는 380쪽에서 다뤘으며, 최근에 펴낸 책《네 고통을 이해하게 될 거야》에 이 주제를 발전시킨 내용을 담았습니다. 조류학자인 알랭 가뇽Alain Gahagnon과 공저한 책입니다.)

여성은 남성보다 아플 만한 이유가 더 많습니다. 이를테면 월경이나 자궁내막증처럼 여성과 관련된 '생리학적' 이유 때문입니다. 두통이나 섬유근육통처럼 남성보다 여성에게 더 빈번하게 발생하는 만성 통증 질환도 이유가 될 수 있습니다. 432쪽에서 이야기했던 자가면역 질환도 마찬가지입니다. 여성들이 더 쉽게 투덜거리는 게 아니라 여성이 고통스러워할 만한 이유가 더 많은 것입니다.

타인의 고통에 대한 평가는 인지 편향(남자인지 여자인지, '입을 꾹 닫고 참는 것'을 높이 평가하는지 아닌지)뿐만 아니라 노출 편향이라고도 불리는 경험 편향과도 관련이 있습니다. 설령 많은 여성이 월경을 고통스럽지 않다고 여기더라도, 남성들은 월경이 일으키는 고통에 관해 말을 보탤 수 없습니다. 어떤 고통인지 모르니까요. 일부 트랜스남성을 제외한다면 말이죠. 남성들이 할 수 있는 건 오로지 여성의 고통을 귀담아듣고 존중하는 것뿐입니다. 페미니즘 슬로건처럼 "자궁이 없는 자는 말하지 말라"는 것입니다.

여성과 정신질환

1. 여성을 공격할 때 자주 내세우는 "무의식 때문이에요"라는 말은 대체 어쩌다 생겨난 건가요?

20세기 초 프랑스 의학계는 가톨릭만큼이나 여성들에게 죄책감을 안기던 새로운 사상에 빠져 있었습니다. 바로 지크문트 프로이트의 정신분석 이론입니다.

프랑스와 아르헨티나는 세계에서 드물게 프로이트 이론을 의학적으로나 심리학적으로 중요시하는 국가입니다. 다른 선진국에서는 프로이트 이론을 하나의 사조이자 역사적으로 중요한 단계로 여기기는 해도 치료 효과는 없다고 여깁니다. 정신분석은 약물 치료만큼 위험하진 않지만(정신분석 과정에서 성폭력을 겪었다는 증언이 차고 넘치긴 하지만요), 치료에 끝이 없으며 아주 비싸고 공포증이나 불안장애와 같이 뚜렷한 문제를 치료하는 효과 면에서 행동치료의 발끝에도 미치지 못합니다.

더군다나 정신분석 이론은 진단 효과도 없습니다. 프로이트가 제시한 기본 개념은(남자아이의 오이디푸스 콤플렉스부터 여자아이의 '남근 선망'까지) 아무런 과학적 실체도 없습니다. 오히려 의사들이 여러 세대에 걸쳐 여성의 오르가슴이라든가 클리토리스의 중요성에 관한 사실을(110쪽을 참고하세요) 오해하게끔 만들었죠. 또 비난받을 이유가 없는 수많은 사람들에게 낙인을 찍고 죄책감을 안기는 데에도 일조했습니다.

특히 남자아이의 동성애라든가 자폐증, 조현병이 어머니가 자식에게 가한 '해로운' 행동의 결과라고 여기게 만든 것도 정신분석 이론입니다. 오늘날 과학계는 이런 이데올로기적인 관점을 거부합니다. 동성애는 이제 질병이 아니라 다양한 성적 행동의 하나로 여겨집니다. 다른 동물종에서도 일반적으로 나타나는 행동으로 말이죠. 또 자폐 스펙트럼 장애가 나타나는 것은 배아나 태아의 신경 발달에 문제가 생겼기 때문이라는 연구 결과가 점점 더 늘어나고 있습니다. 유전적인 요인일 수도 있고 환경적인 요인일 수도 있다고 합니다.(그렇지만 예방 접종 때문에 벌어지는 일은 아닙니다. 314쪽을 참고하세요.) 조현병은 원인이 명확히 밝혀지지 않은 질환으로 남아 있습니다만, 모든 정황을 두루 살펴본다면 이 역시 유전적 요인 때문에 일어나는 것이지 부모의 행동 때문은 아니라고 생각됩니다. 그리고 최근 연구에서는 식욕 부진이 '아버지를 향한 욕망'과는 아무 관련이 없고, 탄수화물대사 장애와 관련 있다는 점을 보여주고 있습니다.

신경과학과 응용심리학 분야의 지식이 발전했는데도 오늘날 프랑스 의학계에는 정신분석의 영향이 여전히 깊게 남아 있습니다. 의사들이 '교과서에 실리지 않은' 문제 때문에 진료를 받으러 온 여성들을 대하는 태도에서 정신분석의 영향력을 확인할 수 있습니다. 막연한 통증, 피로, 두통, 만성적인 우울증, 월경 문제, 기억이 잘 떠오르지 않는 것, 성생활이나 일터에서 겪는 고통 같은 문제 말이죠. 정신분석을 들먹이지 않을 때에는 학교에 지각하는 것부터 게임을 '과도하게' 하는 것까지 아이들의 악행 때문이라고 치부하고요.

'정신분석주의'(이런 신조어를 사용해봤습니다. 우리가 이야기하는 대상이 '주의'에 불과하다는 것을 잘 설명해주기 때문이죠.)는 정신분석학자들만 사로잡은 게 아닙니다. 의사들도 사로잡았죠. 의사는 과학적으로 사고해야 마땅한 이들인데도요. 안타깝게도 의사는 우리 모두가 그렇듯이 자신이 자란 문화적 환경에 영향을 받습니다. 역사적으로는 가톨릭을 따랐으며, 보수적이고 관습적이고 '정신분석적인' 문화죠.

그래서 정신분석주의는 의사가 진료를 받으러 온 사람들에게 그들의 불행은 무의식적인 생각 때문에 생긴 것이라고 진단하는 데 힘을 실어줍니다. 진료실에서 환자를 비난하거나("피임약을 복용했는데도 임신을 했다면 당신이 무의식중에 임신을 하고 싶어 했는데도 그 욕망을 표출하지 않고 억눌렀기 때문입니다."), 환자에게 죄책감을 떠넘기거나("낙태를 하면 평생 그 대가를 치러야 할 겁니다.") 환자를 비하하거나("성매개감염병에 걸렸다는 건 당신이 자신을 별로 존중하지 않는다는 뜻입니다.") 극악무도하다고 할 수밖에 없는 말을 의사에게 들었다는 환자의 증언을 얼마나 많이 접하는지 더는 셀 수도 없습니다. 신자들을 헐뜯는 설교를 늘어놓는 가톨릭 신부처럼 정신분석주의를 입에 올리는 프랑스 의사들이 너무 많습니다. 오늘날 자신을 과학적이라고 일컫는 의료진이 자기가 돌보아야 마땅할 사람의 무의식을 추측하거나 해석하거나 평가하는 행동은 결코 용납될 수 없습니다.

→ 의료진이 여러분의 '무의식적인 동기'를 언급한다면 여러분의 생각을 추측해 달라고 의료진을 찾아온 것이 아니라 치료를 받으러 왔다는 사실을 차분하게 일깨워주세요.

2. 남성적이고 합리적인 뇌와
여성적이고 감정적인 뇌가 따로 있나요?

정말 솔직히 말하자면, 저도 오랫동안 남성과 여성의 뇌에 차이가 있을 것이라 생각해 왔습니다. 논리적으로 그럴 거라고 여겼거든요. 여성의 신체는 남성의 신체와 다르니까요(성별과 젠더를 이분법적으로 본다면요). 그렇다면 뇌도 다르지 않을까요? 이러한 관점을 바탕으로 하여 어느 한쪽이 다른 쪽보다 우월하다는 결론을 끌어내려는 것이 아니라, 제가 품고 있던 특이성에 관한 환상을 강화해 왔다는 걸 보여드리려 했다는 것을 유념하시기 바랍니다.

실제로 가장 최신의 과학 연구는 모든 뇌가 동일하게 작동한다는 사실을 보여줍니다. 심리학자이자 2002년 노벨 경제학상 수상자인 대니얼 카너먼(Daniel Kahneman)은 심리학자 에이머스 트버스키(Amos Tversky)와 함께 교환 과정에서 나타나는 인간의 행동을 연구했습니다. 그들의 공동 연구는 '합리적인' 선택이 필요한 상황에서 결정을 내릴 때, 이성과는 전혀 무관하게 주로 직감을 따르는 경우가 아주 많다는 것을 보여주었지요. 즉 인간은 감정에 따라 결정을 내린다는 것입니다.

연구에 따르면 우리 뇌는 두 가지 방식으로 작동합니다. '1번 시스템'(기민하고 직관적이고 감정적입니다)과 '2번 시스템'(느리고 성찰적이고 논리적입니다)이죠. 1번 시스템 덕분에 우리는 얼굴이나 행동에 나타나는 감정을 즉각 알아챌 수 있습니다. 우리가 상대방에게 환영받는지 거부당하는지 알아챌 수 있고, 어떤 사람이나 상황을 한눈에 평가할 수도 있죠. 2번 시스템은 우리가 덧셈이나 뺄셈을 하거나 차를 사거나 직업을 바꾸는 것과 같이 추상적인 문제에 집중할 수 있게 해줍니다.

그렇지만 1번 시스템이 '여성적'이고 2번 시스템이 '남성적'인 것은 아닙니다. 이 두 시스템은 모든 사람의 뇌에 공존합니다. 여성과 남성모두 결정을 내릴 때는 먼저 감정을 따르고 나서 이후 '합리화'하는 과정을 거칩니다. 그런데 첫인상은 언제나 그 뒤에 일어나는 합리화 과정에 영향을 끼칩니다. 1번 시스템이 만들어낸 인지 편향은 끊임없이 2번 시스템의 '분석' 기능의 발목을 잡습니다. 카너먼은 가장 빈번하게 나타나는 인지 편향을 이 한마디로 요약했습니다. "당신이 보는 것은 거기 있는 것뿐이다(그 밖에 다른 것은 볼 수 없다)."

이런 무의식적인 편향은 1번 시스템이 자신의 즉각적인 인식을 믿고, 오로지 이를 바탕으로 삼아 최종 결정을 내리도록 부추깁니다. 처음에 느낀 감각이 강력하고, 또 근원적 감정과 얽혀 있을수록 관점을 바꾸기가 어려워집니다. 설령 더 구체적이거나 미묘한 차이가 있는 정보를 접하더라도 말이죠.

편향은 유용합니다. 우리를 보호하는 것이 목적이거든요. 굳은 표정으로 제게 다가오는 사람을 경계하는 행동은 그가 저를 때리거나 죽이지 못하도록 피하려는 것입니다. 그가 그런 행동을 할 의도가 전혀 없었다면 우리는 인지 편향이 자신을 과도하게 방어했다는 것을 깨달을 겁니다. 그렇지만 필요한 만큼 방어하지 못하는 것보다야 차라리 이 편이 낫죠.

그런데 여기에 또 강력하게 영향을 끼치는 요인이 있습니다. 제아무리 이성적인 결정이라 하더라도 우리가 내리는 모든 결정은 각자가 지닌 편견, 교육, 감정, 신념, 가치관에 따라 기울게 마련입니다.

그래서 아주 어릴 적부터 대다수의 남자아이에게 '여자애처럼' 울지 말라고 명령하거나 또 대다수의 여자아이에게 '순응하는' 방식을 따르도록 한다면(결혼하고 아이를 낳아야 한다는 생각에서 시작해서) 이것들은 그들의 뇌와 그들이 앞으로 내릴 결정에, 또 주변 사람들을 바라보는 일차적인 방식에 영향을 끼칠 것입니다. '자연스러운' 결정은 하나도 없습니다. 모두 문화적으로 구성된 것입니다.

우리들의 행동은 인지 편향의 영향을 받았는데도 세상을 바라보는 편향적인 시선을 강화합니다. 또 여성의 뇌는 남성의 뇌처럼 작동하지 않는다는 생각도 강화합니다.

3. 여성들이 약물 부작용을 더 많이 꾸며내나요?

의사들은 여성이 약물 부작용에 '너무 과민하다'고 단정 짓는 경우가 많습니다. 그리고 보나마나 이런 '과민함'은 정신적인 문제에서 비롯되었다고 하겠죠. 그런 식으로 여성을 불쾌하게 만들지 마세요. 여성들은 아무것도 가짜로 꾸며내지 않습니다. 실제로 여성이 남성보다 부작용을 더 많이 겪습니다. 여기에는 적어도 두 가지 이유가 있습니다.

잘못된 처방: 전혀 의학적이지 않은 이유로 해로운 특정 약품을 여성에게 처방하는 경우가 가장 많습니다. 2010년 프랑스 서부 지역 브레스트에서 호흡기 전문의로 일하는 이렌 프라숑(Irène Frachon)은 자신의 책 《메디아토르 150: 몇 명이나 사망했는가?》에서 가장 끔찍한 최근의 사례로 메디아토르라는 약품을 꼽았습니다. 이 사건은 엠마뉘엘 베르코(Emmanuelle Bercot) 감독이 연출한 영화 〈150밀리그램스〉(2016)에도 등장했습니다.

제약사 세르비에에서 판매한 메디아토르는 '지방성' 당뇨병을 치료하는 목적으로 1976~2009년 사이에 2백만~5백만 명에게 처방되었습니다. 사실 그 약품에는 벤플루오렉스 성분의 암페타민에서 추출한 '식욕 감퇴제' 성분이 들어 있었습니다. 그런 까닭에 제약사는 이 약을 과체중 여성에게 치료제로 처방하라며 의사들에게 '팔았던' 것입니다(잘 아시다시피 남성보다 여성이 마른 몸을 지녀야 한다는 부담감에 더 많이 시달리니까요). 과거에 이와 똑같은 (나쁜) 이유로 처방되었던 성분이 같은 계열인 약물 이조메리드는 1997년에 시장에서 퇴출되었습니다.

〈프레스크리르〉에서는 2003년부터 메디아토르를 시장에서 퇴출할 것을 촉구했지만 아무 소용 없었습니다. 다른 유럽 국가에서는 이 약품이 금지되었는데도 프랑스는 아무것도 하지 않았습니다. 세르비에가 프랑스 제약사였기 때문이죠. 2009년 이렌 프라숑은 메디아토르를 복용한 사람들이 심장 판막에 심각한 손상을 입었다는 사실을 밝혔습니다. 마침내 프랑스는 이러한 위험 상황을 받아들이고 공권력을 행사해 약품 판매를 금지했습니다. 2017년 프랑스 최고재판소는 세르비에가 민법상 책임이 있다는 것을 인정했으며, 정부가 1999년부터 메디아토르의 판매를 금지했어야 한다고 판결했습니다.

최근 몇 년 동안 수많은 사람이 프랑스 국립의료사고보상청(OINAM)에 서류를 제출했습니다. 제약사 세르비에는 보상 절차를 피하거나 늦추고자 모든 수를 쓰다가 전략을 변경했습니다. 2019년 9월 파리에서 메디아토르 소송이 시작되자 세르비에는 환자 3,700명에게 약 2100억 원(1억 6천만 유로)에 이르는 보상금을 지급할 것이며, 이 가운데 약 1700억 원(1억 3천만 유로)은 이미 지불했다고 밝혔습니다. 가장 심각한 피해를 입은 피해자들에게 보상을 줘서 이들이 손해 배상 청구인으로 소송에 참여하는 걸 막으려 한 것입니다,

제약사에서 피해자들에게 보상을 해주지 않으려고 모든 수단을 사용했다는 사실은 언급할 필요도 없습니다. 피해자 대다수는 여성이었고요. 2020년 당시 메디아토르 복용 후 사망한 사람은 500~2,000명으로 추산되었고, 이를 복용하고 나서 심장에 상해를 입은 환자는 수천 명에 이르는 것으로 추산되었습니다.

약품 허가 절차: 여성이 부작용에 더 많이 노출되는 두 번째 이유는 대부분의 약품을 남성에게만 시험한다는 사실 때문입니다. 이렇게 약품을 시험하는 데 차이를 두는 건 언뜻 보면 좋은 의도처럼 보입니다. 임상 시험 과정에서 약이 건강한 여성 지원자들에게 해를 끼치거나 미래에 임신하는 데 악영향을 끼치는 걸 막으려는 것이니까요. 프랑스 당국과 제약업체, 의사들은 실제로 아주 문제가 많았던 약물 두 가지를 접한 적이 있습니다. 1960년대 초 임신한 여성들에게 입덧을 완화하고자 처방했던 독일제 약품 탈리도마이드와 유산과 조산 예방을 목적으로 처방된 디에틸스틸베스트롤(제품명은 디스틸벤)입니다.

45개 국가에서 판매된 탈리도마이드는 신생아 약 2만 4천 명의 기형 유발과 12만 건 이상의 조산과 자궁 내 태아 사망의 원인이었습니다. 1961년 독일과 영국에서는 탈리도마이드 사용이 금지되었으나 에스파냐를 포함한 몇몇 국가에서는 그 뒤로 몇 년 더 시중에서 유통되었습니다. 프랑스에서는 행정 절차가 느렸던 '덕분'에 처방된 적이 없습니다.

반대로 디에틸스틸베스트롤은 프랑스를 포함한 수많은 국가에서 1940년부터 1980년까지 유통되었습니다. 전쟁이 끝난 뒤 자궁 안에서 이 약에 노출되었던 아이들에게 성기 비정상, 불임, 암이 발생했다는 사실이 밝혀졌습니다. 뒤이어 그 다음 세대 아이들에게도 이 약이 유사한 문제를 일으킬 수 있다고 밝혀졌습니다. 영국에서는 1971년에 이 약이 금지되었지만 프랑스에서는 1977년까지 사용되었습니다. 2010년 기준 프랑스에서는 디스틸벤에 노출되었던 33~40세 사이의 여성 2만 5천 명이 생존해 있다고 추산되었고, 최소 2020년까지는 이 여성들이 임신할 수 있는 것으로 확인되었습니다.

이 두 건의 의료 참사는 임신한 여성들에게 사용하는 약품에 주의를 기울이도록 했으며, 남성들에게만 임상 시험을 하도록 이끌었습니다. 그런데 약물 치료와 약물 성분 제거에 직접적으로 관여하는 두 기관인 신장과 간은 남성과 여성의 것이 서로 다릅니다. 다시 말해 여성이 약물을 복용하면 여성의 신체에는 시험해보지 않은 물질을 받아들이게 되는 것입니다.

약품 유통 전에 발견된 부작용은 남성 지원자들의 경우를 바탕으로 삼아 설명서에 기재됩니다. 그래서 여성이 약품 설명서 주의 사항에 나오지 않은 부작용을 얘기할 때 의사가 그 말을 믿지 않는 일이 빈번합니다. 어리석은 처사지요. 내약성 시험은 기껏해야 몇백 명을 대상으로 합니다. 이런 실험으로는 가장 자주 일어나는 부작용을 발견하기가 어렵습니다. 여성이건 남성이건 각자의 경험에 따라 다른 부작용이 나타날 수 있습니다.

4. 정신 건강과 성별이 관련이 있나요?
남성보다 여성이 더 많이 '미치나요'?

사회적으로 구성된 광기: 오늘날 고전으로 여겨지는 조지 큐커 (George Cukor) 감독의 누아르 영화 〈가스등〉(1944)에는 남편에게 떠밀려 미친 사람 취급을 당한 아내가 등장합니다. 이 영화의 영어 제목인 'Gaslight'는 부부의 집에 있는 가스등을 가리킵니다. 남편은 이 가스등 불빛을 희미하게 만들어서 아내가 스스로 정신이 나갔다고 믿도록 만듭니다. 오늘날 영어식 표현 '가스라이팅'은 상대를 심리적으로 조종해서 그가 자신의 정신 건강에 의심을 품도록 만드는 행위를 가리킵니다.

페미니스트 저널리스트 모나 숄레(Mona Chollet)의 탁월한 에세이 《마녀》는 15세기와 16세기에 정도를 벗어나거나 남성을 능가할 만한 경험이나 독립심을 지녔다는 이유를 들어 퇴출시키려 했던 여성들에게 어떻게 마녀라는 혐의가 씌워졌는지를 들려줍니다.

'미친 여자'와 '마녀'라는 두 유형은 상호 보완적이면서 공통점이 있습니다. 특히 나이 든 여성에게는 이 두 유형의 특징이 동시에 부여되기도 합니다. 두 유형 모두 '일탈적'이라 여겨지거나 사람들이 멀리하는 여성에게 붙이는 꼬리표입니다. 게다가 '마녀'를 화형에 처하거나 '미친 여자'를 감금하는 것은 이들과 같은 처지가 될까 봐 두려워하는 다른 여성들에게 겁을 주고, 이들이 계속 '올바른 길'에 머물도록 만드는 효과를 냅니다.

미국 정신과 의사 토머스 새스(Thomas Szasz)는 저서 《광기를 만들어내다》에서 종교 재판과 마녀사냥, 그리고 서양 국가의 정신의학 기관 설립 사이에 놀랄 만한 유사점이 있다고 밝혔습니다. 실제로 필립 피넬(Philippe Pinel)과 그의 제자 장에티엔 에스키롤(Jean-Étienne Esquirol), 장마르탱 샤르코(Jean-Martin Charcot) 같은 19세기 프랑스 정신의학계 선구자들에 따르면 과거의 마녀들은 사실 이해받지 못한 정신질환을 지닌 환자였습니다. 토머스 새스는 종교적 권위의 자리를 국가가 차지하면서 화형대 대신 정신과 병동이 들어섰다고 설명합니다.

서양 의사들이 가장 오래전에 언급했던 '정신병' 가운데 하나로 히스테리(Hysterie)를 꼽을 수 있습니다. 이 병명은 이름에서 드러나듯이 '자궁'을 가리키는 그리스어 'hystera'에서 유래했습니다. '히포크라테스 선서'만큼이나 오래되고 지금까지도 남아 있는 용어입니다. 그렇다면 히스테리는 무엇을 가리키는 말일까요? 바로 '정신 나간' 여자를 가리킵니다.

히스테리는 아무 여성에게나 사용할 수 있는 말이나 마찬가지인 셈입니다. 여성이 자기가 부여받은 위치에서 벗어나는 즉시 말이죠. 사회가, 전반적인 환경이, 또는 구체적으로는 남성이 여성에게 부여한 것 말입니다. 아이를 낳고 싶지 않은 여성, 여성에게 끌리는 여성, 혼자서 살거나 여행을 하거나 삶을 즐기고픈 여성, 성생활을 원치 않거나 반대로 성생활을 활발하게 하는 여성, 자궁내막증에 시달리는 게 지긋지긋해서 자궁을 없애고픈 여성처럼 정해진 틀에서 벗어난 모든 여성은 히스테릭하거나 미쳤다는 취급을 받습니다.

여성과 정신질환: 여성이 남성보다 정신질환을 더 많이 겪는지 알기는 어렵습니다. 여기에는 여러 이유가 있습니다. 우선 '정신병'의 정의가 끊임없이 변하기 때문입니다. 20세기가 끝날 때까지 동성애는 정신병으로 여겨졌다가 이제 정신과 교과서에서 사라졌습니다. '성별 불쾌감'은 아직 교과서에 실려 있지요(289쪽을 참고하세요). 영미권 국가에서는 히스테리를 여성에게만 나타나는 질병으로 설명하지 않은 지 20년이 지났습니다. 프랑스 정신의학 개론서에서는 아직 완전히 사라지지 않은 상태입니다.

사실 이는 정신의학 전체에 다시 문제를 제기해야 하는 일인지도 모릅니다. 왜냐면 정신의학은 정신이 아닌 신체를 다루는 의학과 달리 객관적인 기준 또는 하다못해 누구든지 관찰할 수 있는 진단 기준을 바탕으로 삼고 있지 않으니까요.

수두, 기관지염, 결막염은 미리 정해 둔 기준에 따라 누구나 파악할 수 있습니다. 심근경색은 심전도 검사를 하면 나타나는 전기 신호를 통해 알아볼 수 있습니다. 폐렴은 일반적인 방사선 촬영 필름으로 확인할 수 있고요. 이런 기준을 바탕으로 삼아 질병을 진단하는 것입니다. 물론 이런 기준이 절대적이지는 않지만 사람들이 인식하고, 확인하고, 배우기에는 충분히 일관된 특징을 지녔습니다.

정신의학은 전혀 그렇지 않습니다. 2018년 7월 〈정신의학 연구(Psychiatry Research)〉라는 저널에 실린 논문 "정신의학 진단 분류의 혼종성"에서 심리학자 케이트 올솝(Kate Allsopp), 존 리드(John Read), 리아넌 코코런(Rhiannon Corcoran), 피터 킨더먼(Peter Kinderman)은 보기 드문 분석 결과를 보여주었습니다. 이들은 정신 질환을 설명하는 교재인 《정신질환의 진단 및 통계 편람》 최신판에 있는 다섯 개 장을 깊이 있게 분석했으며, 특히 다음의 다섯 가지 항목에 주목했습니다. 바로 조현병, 조울증, 우울증, 불안장애, 외상후스트레스장애입니다.

이들이 내린 결론에는 배울 점이 많습니다.

– 정신의학적 진단은 모두 각기 다른 규정을 바탕으로 내려집니다. 즉 이들을 통합하는 과학적인 방법론이 전혀 없다는 뜻입니다.

– 진단을 다르게 내려도 증상은 같은 경우가 많습니다. 이는 곧 '질병'을 어떻게 '진단하는가'는, 좋게 말해 논쟁의 소지가 있다는 뜻입니다. 나쁘게 말하면 자의적이라는 의미고요.

– 당사자에게 내린 거의 모든 진단은 당사자가 살아오며 겪은 상처와 사건이 해당 '질병'에 끼친 영향을 간과합니다. 즉 당사자의 상황과 일상적인 현실을 고려하지 않는다는 뜻입니다.

－《정신질환의 진단 및 통계 편람》에 나오는 진단법은 환자 개인의 특성을 고려하지 않으며, 환자를 돌보는 데 필요한 치료법을 전혀 다루지 않습니다.

논문의 주요 저자인 케이트 올숍 박사는 이렇게 선언하기에 이릅니다. "정신의학적인 꼬리표가 마치 당사자의 질환을 설명해주는 것 같은 착각을 일으킨다 한들, 이는 아무런 과학적 정당성이 없으며 본질적으로는 편견을 강화할 수 있는 낙인이 된다. 이 연구를 통해 정신의학 전문가들이 진단을 내리는 것을 넘어 더 멀리 바라볼 수 있기를, 그리고 정신적 어려움, 특히 살아가며 겪는 스트레스와 상처에 관한 다른 설명법을 고려하기를 바란다."

논문의 또 다른 저자인 피터 킨더먼 교수는 한 걸음 더 나아가 이렇게 말했습니다. "대체로 융통성 없이 '실제 질병'이라는 진단을 내리지만 이는 사실 일관성 없고, 혼란스러우며, 서로 상반된 자의적인 기준에 바탕을 둔다. 《정신질환의 진단 및 통계 편람》의) 진단 방식은 무엇이 '정상적'이고 비정상적인지에 대한 주관적인 판단이 뒤섞인 채, 모든 정신적 고통은 '질병' 때문에 발생한다며 부당한 추측을 내린다."

논문에 참여한 또 다른 연구자인 존 리드 교수는 확실히 못을 박습니다. "우리는 의학적으로 보이는 꼬리표를 통해 정신적 고통이란 무엇이며 이런 고통을 겪을 때 어떤 돌봄이 필요한지 이해할 수 있는 양

눈가림하는 것은 그만둬야 할 때에 이르렀는지도 모른다."

달리 말하자면 이 용감한 연구자들이 보기에 정신질환에 대한 '분석 틀'이란 근본적으로 존재하지 않습니다. 일관성이 없고, 자의적이며, 순전히 인위적이기 때문이죠.

이처럼 공식적인 정신의학 용어를 향한 냉엄한 비판은 완전히 새로운 시도이며, 분명 의사들 사이에 파장을 불러일으킬 것입니다. 도그마와 전문 용어에 빠져 있다 보면—왜냐면 이것 말고는 실체랄 게 없으니까요—거기서 벗어나기가 어렵습니다.

그렇지만 눈에 보이지 않는 고통을 겪는 사람들에게 부여하는 괴상한 꼬리표가 부질없다는 것을 강조하는 일은 의미가 있습니다. 남성에 비해 향정신성 의약품(신경안정제, 신경이완제, 항우울제)을 훨씬 더 많이 처방받아 '치료받는' 여성들부터 시작해서 말이지요. 이제는 이런 일을 그만두어야 합니다.

프랑스에는 건강 불평등이 분명히 지속되고 있습니다. 어떤 질병이건 병에 걸리는 가장 핵심적인 위험 요인은 사회경제적 환경입니다. 가난할수록 건강도 좋지 않은 것이죠. 물론 다른 요인도 있습니다. 유전 요인, 환경 요인(지구 온난화, 환경 오염), 행동 요인(흡연, 음주) 또는 그 밖의 것들(장애가 있거나 휠체어로 이동해야 하는 경우)입니다. 위험 요인은 병의 직접적인 원인은 아니며, 불가피한 질병을 일으키는 것도 아닙니다. 그저 위험 요인을 지닌 사람은 그렇지 않은 사람에 비해 질병에 걸릴 확률이 통계적으로 높다는 것을 나타낼 뿐이지요.

듣고 돌보고 읽고 쓰면서 40년을 보내고 나니 모든 사회 계층에 자리 잡고 있는 중요한 위험 요인을 상당히 간과해 왔다는 생각이 듭니다. 바로 여성으로 살아가는 일입니다.

여성으로 사는 것은 생리학적, 정신적, 사회적인 위험 요인입니다. 이 책의 앞부분에서 언급했던 생리학적인 부담에 더해서, 여성들은 남성보다 덜 존중받고 제대로 치료받지 못하는 현실을 어릴 때부터 마주해야 합니다. 여성은 아주 어린 시절부터 평생 동안 가정, 학교, 집 안팎에서 사적인 삶과 공적인 삶을 넘나들며 차별과 언어적 비방에, 성폭력에, 폭력과 살인에 반복적으로 또는 이따금씩 노출됩니다. 이런 모든 상황은 여성의 건강과 여성이 돌봄을 접하는 방식에 직접 영향을 끼칩니다. 그리고 이 여성이 유색 인종이거나 레즈비언이거나 트랜스젠더인 경우 위험도는 더 높아지죠.

여성으로 산다는 것은 취약한 집단에 속한다는 뜻입니다. 여기서 취약하다는 것은 '연약하다'는 뜻이 아니라 '해를 입기 쉬운 상황에 있다'는 뜻입니다. 여성은 취약하면서도 동시에 강인할 수 있습니다. 또 사실 대다수 여성은 강합니다. 죽임을 당하지 않는 한 여성들은 많은 것을 딛고 생존합니다. 남성이라면 살아남지 못하는 질병도 포함해서요.

이상적인 의사라면 모든 이들을 차별 없이 공정하고 연대하는 태도로 돌봐주어야 합니다.

이상적인 페미니스트는 여성을 비롯해 '규범적이지 않은' 모든 사람을 2등 시민으로 취급하는 고리타분한 위계질서를 철폐하는 것을 목표로 삼습니다.

제가 생각하기에 이상적인 의사와 이상적인 페미니스트는 서로 떼어놓을 수 없으며, 그들이 만들어낸 헌신도 마찬가지로 떼어놓을 수 없습니다. 저는 여성의 건강을 위한 행동은 곧 모든 이들의 안녕을 위한 행동이라 진심으로 믿습니다.

여성의 건강에 관해 가장 핵심적인 역설은 바로 이것입니다. 여성들은 돌봄을 요구할 만한 이유가 잔뜩 쌓여 있는데도 돌봄을 받으려면 가장 험난한 장애물에 맞서야 합니다. 저는 이러한 난관에서 벗어나도록 하는 해결책을 미리 마련해 둔 것도 아니며, 여성이 겪는 문제를 우선순위로 삼을 만한 정치적 용기를 품은 정부나 보건부에 제안할 만한 계획이 있는 것도 아닙니다(이를 꿈꿔볼 수는 있겠지만요).

그렇지만 몇 가지를 제안해볼 수 있을 겁니다.

- 사람을 돌보려면 의료 전문가는 편견을 옆으로 치워 두고, 당사자가 하는 말에 귀 기울이며, 당사자의 이야기와 기대와 가치에 부합하도록 그를 돌봐주어야 합니다. 그러므로 의사를 교육하는 과정은 편견에서 벗어나도록 돕는 것을 목표로 삼아야 할 것입니다. 성차별적 편견부터 시작해서 말이죠. 어떤 이들은 이를 해낼 수 있을 것이고, 어떤 이들은 해낼 수 없을 것입니다. 할 수 있는 사람들과 할 수 없는 사람들을 최대한 빨리 구분해야 할 겁니다. 자신의 선입견을 떨쳐낼 능력이 없는 사람들은 다른 사람을 돌봐주는 책임을 맡아서는 안 됩니다. 이들의 열의나 재능이 얼마나 되건 간에 다른 사람에게 해를 끼칠 것이기 때문이죠.
- 지금까지 남성이 이론을 만들고 공식화했던 건강에 관한 지식과 정보는 여성의 경험을 기준으로 삼아 다시 만들어야 합니다. 돌

봄을 요구할 뿐만 아니라 제공하며(자신의 아이, 배우자, 부모, 주변인에게요) 가장 규모가 크고 다양한 사람들로 구성된 집단이 바로 여성이니까요. 전문적이든 아니든 여성들은 모두 헤아릴 수 없이 귀중하면서도 아직까지도 충격적일 만큼 등한시되어 온 집단 경험을 지니고 있습니다. 현재와 미래의 의학은 여성들의 손으로 세워야 합니다.

• 마지막으로 보건 정책은 가장 취약한 여성들의 건강 수준을 개선하는 것을 최우선 목표로 삼아야 합니다. 가장 열악한 사회경제적 환경에 처한 여성들, 또 가장 배척받는 집단에 속한 여성들을 말이죠. 보건 정책은 이 여성들이 스스로 필요하다고 밝힌 것들을 바탕으로 삼아야 합니다. 어떻게 돌봄을 받을 것인지를 논하는 것은 돌봄을 받는 자들의 몫입니다.

건강은 정부나 행정 부처나 의사들에게 떠맡기기에는 너무도 중요한 문제입니다. 그렇다면 우리는 여성의 건강을 위해 저마다 무엇을 할 수 있을까요?

먼저 주변을 살펴봅니다. 고통받는 이들의 이야기를 듣고, 이들이 자기 이야기를 말할 수 있게끔 돕고, 이들의 말을 믿습니다. 당사자가 동의한다면 그가 들려준 이야기를 기록해서 우리 주변에 알립니다.

의료 전문가와 더불어 고통받는 이들의 여정을 지지합니다. 이들이 요청한다면, 또 가능하다면 이들과 함께합니다.

어떤 증상이 "중요하지 않다"는 말은 용납하지 않습니다.

누군가 고통받는 사람에게 해를 입히려고 한다면 막아섭니다.

의사에게 진정성 있는 답변을 요구합니다. 겁을 주지도 않고, 기만하지도 않고, 독립적인 인격체를 대하는 데 걸맞은 답변을요. 설령 우리 모두의 마음에 쏙 들지는 않더라도 감정을 뒤흔들려 하지 않고 지성에 호소하는 답변을요. 이념적인 생각이라든가 상술 때문에 하는 말이 아닌, 과학적인 근거가 있는 답변을요.

"그건 제가 잘 압니다, 절 믿으세요." 같은 말은 절대로 용납하지 않습니다. 신뢰는 쌓일 만해야 쌓이는 것입니다.

"원래 이래요, 다른 방법은 없어요." 같은 말은 절대로 용납하지 않습니다. 다른 방법은 언제나 있습니다. 결정하는 건 우리의 몫입니다.

"이건 너무 어려워서 이해 못할 겁니다." 같은 말은 절대로 용납하지 않습니다. 우리와 소통하는 자질이야말로 의사의 능력을 보여줍니다. 의사가 여러분의 말에 귀 기울이지 못하고 명확하고 효과적인 방식으로 여러분에게 설명하지 못한다면 능력 있는 전문가가 아닌 겁니다.

"기분 탓이에요." "무의식 때문이에요." 같은 말은 절대로 참지 않습니다. 듣는 사람의 명예를 깎아내리려고 내뱉은 이런 말은 실제로는 그저 이렇게 말한 사람의 신용을 떨어뜨릴 뿐입니다.

전문가의 말에만 얽매이지 마세요.

의사의 답변을 하염없이 기다려야 한다거나 대답이 만족스럽지 못하다면 다른 의사에게 답을 구하러 가세요. 정보는 시중에 많이 유통되며, 그중에는 믿을 만한 것도 있고 아닌 것도 있습니다. 늘 그래 왔듯 말이죠. 다만 오늘날 달라진 점이 있다면 정보를 직접 얻을 수 있는 가능성이 생겼다는 점입니다. 그러려면 노력과 연습이 필요합니다. 많이 읽고, 정보를 대조하고 선별해서 받아들이고, 비판적으로 볼 줄 알아야 합니다. 항상 현실에 발을 딛고 말이죠. 1971년 보스턴 여성들이《우리 몸 우리 자신》을 펴내면서 했던 것이 바로 이런 일이죠. 인터넷이나 소셜 네트워크가 등장하기 한참 전에 말입니다.

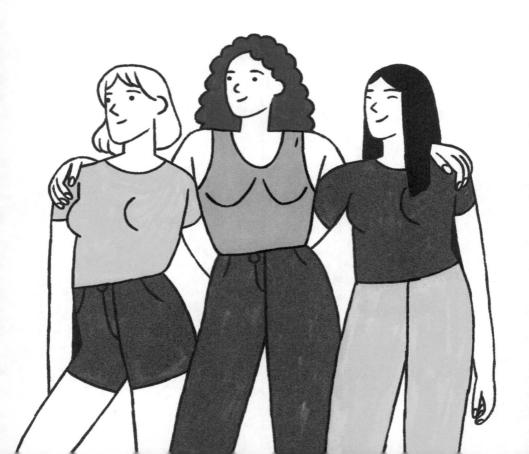

정보를 대조하고 선별해서 받아들이면 스스로 배우게 됩니다. 이는 누구든지 할 수 있는 일입니다. 구급상자를 열어서 안에 든 약을 꺼내 주의 사항을 전부 읽어보세요. 여러분이 섭취하는 성분에 관한 정보를 모아보세요. 여러분의 부모님과 친구들과 함께 해보세요.

의사에게 진료받은 경험을 공유하세요. 인터넷으로만 공유할 것이 아니라 직접 만나서 여러 사람과 나누세요. 진료 경험의 좋은 점과 나쁜 점을 평가하세요.

건강에 관한 책을 읽는 모임을 만드세요. 다큐멘터리를 보고 기사를 읽으세요. 거기에 나오는 정보와 주장, 저자의 입장을 다 같이 비판하세요. 물론 제 책도 포함입니다.

의심과 불안을 나누세요 그리고 지식과 신념과 격려를 나누세요.

매일매일 소박한 생각을 지켜 나가세요. 건강은 우리 모두의 목표이며, 고귀한 탐구라고 말이죠.

| 감 사 의 말 |

이 책은 제가 처음으로 병원에서 인턴 생활을 시작했던 1977년부터 접한 질문을 바탕으로 삼아 쓰였습니다. 그때 병원에서 만났던, 이 책의 시작 부분에서 언급했던 환자의 이름은 안타깝게도 기억이 나지 않습니다(만약 기억이 났더라면 당연히 그냥 넘어가지 않았겠지요). 그 환자는 제가 지식을 나누는 갖은 활동을 하는 데에 여러모로 영감을 주었습니다. 그분께 고맙다는 말을 직접 전할 수가 없으니 이 책을 그 환자분께 바칩니다.

아울러 제가 쓴 책에 이메일을 적어 둔 후부터 저를 믿고 자신들의 이야기를 써서 보내준 수많은 여성들에게도 고마움을 전합니다.

martinwinckler@gmail.com

| 찾 아 보 기 |

장한라

서울대학교에서 인류학과 불어불문학을 전공했으며, 서울대학교 인문학연구원에서 그리스·로마 고전을 읽고 비평했다. 옮긴 책으로는《에데나의 세계》《그림으로 만나는 인간에 대한 모든 이야기》《내 글이 구린 건 맞춤법 때문이 아니다》《버진다움을 찾아서》《파리지엔의 자존감 수업》등이 있으며, 저서로《게을러도 괜찮아》(공저)가 있다.

나는 여자고, 이건 내 몸입니다

2022년 4월 22일 초판 1쇄 발행

- ■ 지은이 ──────── 마르탱 뱅클레르
- ■ 옮긴이 ──────── 장한라
- ■ 펴낸이 ──────── 한예원
- ■ 편집 ──────── 이승희, 윤슬기, 양경아, 김지희, 유가람
- ■ 본문 조판 ──────── 성인기획
- ■ 펴낸곳   교양인
  우 04020 서울 마포구 포은로 29 202호
  전화 : 02)2266-2776 팩스 : 02)2266-2771
  e-mail : gyoyangin@naver.com
  출판등록 : 2003년 10월 13일 제2003-0060

* 잘못 만들어진 책은 바꾸어드립니다.
* 값은 뒤표지에 있습니다.